全国医药高职高专护理类专业"十二五"规划教材

病理学

主编　游晓功

U0206891

中国医药科技出版社

内 容 提 要

　　本书是全国医药高职高专护理类专业"十二五"规划教材之一，依照教育部教育发展规划纲要等相关文件要求，紧密结合卫生部护士执业资格考试特点，根据《病理学》教学大纲的基本要求和课程特点编写而成。

　　全书共分 18 章，主要分为病理学的总论和各论。在编排上，每章前提出学习目标和案例导入，加强了课堂的互动性，让学生主动参与课堂教学，章末辅以实训或实验，突出实用性和可操作性。

　　本书适合医药卫生高职高专、函授及自学高考等护理类专业相同层次不同办学形式教学使用，也可作为医药行业培训和自学用书。

　　图书在版编目（CIP）数据

病理学/游晓功主编 . —北京：中国医药科技出版社，2013.7
全国医药高职高专护理类专业"十二五"规划教材
ISBN 978 - 7 - 5067 - 6226 - 7

Ⅰ. ①病…　Ⅱ. ①游…　Ⅲ. ①病理学—高等职业教育—教材　Ⅳ. ①R36

中国版本图书馆 CIP 数据核字（2013）第 123642 号

美术编辑　陈君杞
版式设计　郭小平

出版　中国医药科技出版社
地址　北京市海淀区文慧园北路甲 22 号
邮编　100082
电话　发行：010 - 62227427　邮购：010 - 62236938
网址　www.cmstp.com
规格　787 × 1092mm $\frac{1}{16}$
印张　19 $\frac{1}{4}$
字数　382 千字
版次　2013 年 7 月第 1 版
印次　2013 年 7 月第 1 次印刷
印刷　大厂回族自治县德诚印务有限公司
经销　全国各地新华书店
书号　ISBN 978 - 7 - 5067 - 6226 - 7
定价　39.00 元

全国医药高职高专护理类专业"十二五"规划教材建设委员会

编委会 / 《病理学》

主　编　游晓功

副主编　商战平　郭静芹　王立伟

编　委　（按姓氏笔画排序）

王立伟（通辽职业学院）

田娇美（泰山护理职业学院）

刘新华（北京卫生职业学院）

关　鑫（泰山护理职业学院）

杜丽娟（北京卫生职业学院）

杨先梅（菏泽家政职业学院）

郭静芹（泰山护理职业学院）

商战平（泰山医学院）

舒文环（滨州职业学院）

游晓功（泰山护理职业学院）

编写说明

当前，我国医药高等职业教育教学已步入了一个新的发展阶段，教育部门高度重视，依托行业主管部门规范指导，各学术团体和高等院校也开展了更加深入的医药高等职业教育教学改革的研究。为贯彻落实《国家中长期教育改革和发展规划纲要（2010～2020年）》和全国医学教育工作会议精神，结合我国"十二五"规划关于医疗卫生改革的战略和政策，适应最新颁布的护士执业资格考试新大纲的要求，推动高质量教材进课堂，2012年9月，在卫生计生委人才交流服务中心的指导下，中国医药科技出版社联合中华预防医学会公共卫生教育学会职教分会，在总结"十一五"期间教材建设经验的基础上，组织泰山护理职业学院、广西卫生职业技术学院、北京卫生职业学院、廊坊卫生职业学院、通辽职业学院、济南护理职业学院等十余所院校，启动了全国医药高职高专护理类专业"十二五"规划教材的编写工作。

《国家中长期教育改革和发展规划纲要（2010～2020年）》提出当前我国职业教育应把提高质量作为重点，到2020年，我国职业教育要形成适应经济发展方式转变和产业结构调整要求、体现终身教育理念、中等和高等职业教育协调发展的现代职业教育体系。作为重要的教学工具，教材建设应符合纲要提出的要求，符合行业对于医药职业教育发展的要求、符合医药职业教育教学实际的要求。根据全国医药行业的现状和对护理高技能型人才的需求，医药高职高专教学公共核心知识体系和课程体系的建立、精品课程与精品教材的建设，成为全国医药高职高专院校护理类专业教学改革和教材建设亟待解决的任务。

在编写过程中我们坚持以人才市场需求为导向，以技能培养为核心，以医药高素质实用技能型人才培养必需知识体系为要素，规范、科学并符合行业发展需要为该套教材的指导思想；坚持"技能素质需求→课程体系→课程内容→知识模块构建"的知识点模块化立体构建体系；坚持以行业需求为导向，以国家相关执业资格考试为参考的编写原则；坚持尊重学生认知特点、理论知识适度、技术应用能力强、知识面宽、综合素质较高的编写特点。

本套教材根据全国医药高职高专院校护理类专业教学基本要求和课程要求进行编写，涵盖了护理类专业教学的所有重点核心课程和若干选修课程，可供护理及其相关专业教学使用。欢迎广大读者特别是各院校师生提出宝贵意见。

全国医药高职高专护理类专业"十二五"
规划教材建设委员会
2013年6月

前言 / PREFACE

本教材是在全国医药高职高专护理类专业"十二五"规划教材建设委员会的指导下，为适应护理专业教学内容改革的要求和人材培养方式的需要编写而成。

本教材编写的指导思想是紧贴培养高素质技能型护理专门人才的目标，紧扣护士执业资格考试大纲，紧密联系临床需要，充分考虑护理专业的特点，强化病理学与临床护理的联系，体现基础课程的内容为专业课程服务。突出教材的适用性和针对性，形成体现护理特色的专科教材。

本教材适用于三年制专科护理学教育。编写坚持体现"三基"（基本理论、基本知识、基本技能）、"五性"（思想性、科学性、先进性、启发性、适用性）和"三特定"（特定学制、特定专业方向、特定对象）的要求，突出教材精炼、准确、实用、规范的特点。注重教材的整体优化，淡化学科意识，减少不必要的内容重复，压缩病理学中纯形态学内容和发病机制阐述，削减病理变化的镜下描述，突出病理与临床护理的联系，使病理学内容更加贴近护理专业，为学习护理专业的后续课程打好基础。

全书共18章，第1～12章为病理学的总论部分，第13～18章是病理学的各论部分。每章由学习目标、引导案例、正文和目标检测四部分组成。"学习目标"明确了各章学习要求，利于学生在学习前把握重点；"引导案例"可以吸引学生的目光，激发学生学习病理学的兴趣，引导学生思考，提高学习的积极性和主动性；"正文"力求简洁明了，重点突出，适当介绍新知识、新进展等内容，以拓宽学生知识面，开阔学生的视野，培养学生自学能力；各章末的"目标检测"用于检测学生对知识点的掌握情况，以达到掌握知识的目的，案例分析题引导学生用学到的知识分析和解决临床实际问题，培养学生的分析能力和思维能力。

本教材在编写过程中，得到了泰山护理职业学院以及各编者所在院校各级领导的大力支持，得到了中国医药科技出版社的精心指导和帮助，在此一并表示诚挚的感谢！

尽管本书的编者在编写过程中投入了极大的热情和努力，但由于时间紧迫和水平有限，不当或不足之处在所难免，恳请各位同道与读者给予批评指正。

编者
2013 年 3 月

目录 / CONTENTS

第十五章　消化系统疾病 / 212

绪　　论

学习目标

掌握：病理学的概念、任务及内容。
熟悉：病理学的研究方法。
了解：病理学在医学中的地位、学习方法及发展简史。

引导案例　患者，女，45 岁。1 周前无意中发现左侧颈部肿物，随吞咽上下移动，无疼痛及触痛，无饮水呛咳，无吞咽困难，无声音嘶哑，无心悸易怒，无食欲亢进。

查体：T 36.2℃，P 91 次/分，R 18 次/分，BP 105/75 mmHg，颈软，气管居中，左侧甲状腺可触及一约 3 cm×2 cm 的肿物，质硬，表面光滑，无压痛，右侧甲状腺未触及肿块。

彩超显示：甲状腺左侧叶混合性占位，性质待定；双侧颈部未见肿大淋巴结。

讨论题：

1. 为明确诊断，你认为患者首先应做何种病理学检查？

2. 结合本病例，谈一谈病理学检查在临床工作中的地位。

病理学（pathology）是研究疾病发生、发展规律的一门科学。它的主要任务是研究疾病的病因、发病机制、病理变化（包括形态结构、功能、代谢方面的各种变化）及转归，并探索其内在联系，从而揭示疾病的本质，为诊断、治疗、护理和预防疾病提供科学的理论依据。

一、病理学的内容

病理学包括病理解剖学和病理生理学两大部分。病理解剖学侧重从形态、结构变化的角度来研究疾病，而病理生理学则侧重从功能、代谢变化的角度来阐明疾病的发生发展规律。在疾病的发生发展过程中，机体的形态、功能及代谢的变化是相互联系、互相影响的。因此，本教材将病理解剖学与病理生理学的内容融为一体，分为总论和各论两部分。从第一章到第十二章为总论部分，主要阐述疾病发生发展过程中普遍的、共同的规律和基本病理变化。从第十三章到第十八章为各论部分，主要阐述各系统疾病的特殊规律。总论与各论之间存在密切的内在联系，是共性与个性之间的关系。总论是学习各论的基础，学习各论又会加深对总论的理解。

二、病理学在医学中的地位

病理学是一门重要的医学基础学科，也是沟通基础医学与临床医学之间的桥梁课程。学习病理学必须以解剖学、组织胚胎学、生理学、生物化学、寄生虫学、微生物学与免疫学等为基础。其中，解剖学、组织胚胎学、生物化学、生理学所学习的正常人体形态结构、功能和代谢方面的知识，是研究和认识患病机体形态结构、功能和代谢变化的基础。而寄生虫学、微生物学与免疫学则是了解病因不可缺少的知识。同时，病理学所揭示的疾病发生、发展的规律，又为学习临床各科疾病的临床表现、诊断、治疗护理措施等奠定了基础。因此，病理学在基础医学与临床医学各学科之间起到承前启后的作用。

病理学在临床工作中也具有重要地位。虽然随着医学科学的发展，临床医学的诊断手段日益增多，如影像学诊断技术、内镜检查、实验室各种检查等，但很多疾病的诊断仍然必须依靠病理学才能最后确诊。临床常用的活体组织检查、细胞学检查、尸体剖检等病理学检查方法，对正确诊断疾病、指导疾病的治疗及预后判断等方面起着十分重要的作用。病理学检查最能为临床提供准确诊断，病理诊断在临床工作中最具权威性，也是临床上的宣判性诊断。病理医生也是临床医生最好的咨询者和协作者，国外将病理医生称为医生的医生。另外，病理学的研究结果也不断促进了临床医学及临床护理的发展，因此，病理学也是一门实践性很强的学科。

三、病理学的研究方法

目前广泛应用于临床的病理学研究方法有以下几种。

1. 尸体剖验

尸体剖验（autopsy）简称尸检，是对死者的遗体进行病理学解剖的检查方法，是病理学的基本研究方法之一。通过对尸体解剖，进行大体观察和组织学观察，全面检查各器官、组织的病理变化，并结合各种临床资料，确定疾病诊断，查明死亡原因，为验证临床诊断和治疗是否正确提供依据。从而总结经验教训，指导以后的临床诊断和治疗，提高临床工作质量。另外，通过尸检，可及时发现各种传染病、地方病和职业病等，为制订正确的防治措施提供依据。再者，尸检可为法医鉴定提供重要的科学依据。尸检还可积累大量的病理资料和教学标本，为科研、教学和临床服务。

2. 活体组织检查

活体组织检查（biopsy）简称活检，是指通过穿刺吸取、内镜钳取或者局部手术切除等方法，取出患者活体病变组织进行病理检查，以确定诊断的检查方法。这是被临床广泛采用的病理检查方法。对活检标本经肉眼及镜下观察，作出病理诊断，有助于临床及时准确地诊断疾病、制订治疗方案、评价治疗效果及分析疾病预后，尤其是对良、恶性肿瘤及某些疑难疾病的鉴别诊断具有决定性作用。活检时应注意部位准确，切忌挤压组织。镜下观察病理切片常规采用石蜡切片法，即将病变组织用 10% 甲醛或 95% 的乙醇固定后，经过脱水、透明、浸蜡、包埋等一系列过程制成切片；一般需 3 ~ 5 日完成。此方法程序繁杂，但准确率高。还可根据手术治疗需要，于术中采用快速冷冻切片法，即对术中的病人进行快速定性，以决定手术的方式和范围，要求在 30min 内对新鲜的病变组织作出病理诊断。所以，活检对于临床诊断、治疗和预后都具有十分重要的意义。

3. 脱落细胞学检查

脱落细胞学检查简称细胞学检查（cytology），是通过各种途径和方法采集人体病变组织的细胞，制成涂片、印片、刷片、刮片等，染色后进行显微镜观察，作出细胞学诊断。常用的方法有以下一些。①涂片细胞学检查：脱落细胞学检查如痰涂片、尿沉渣涂片、阴道分泌物涂片等；穿刺细胞学检查见于肝穿刺、乳腺穿刺、淋巴结穿刺、胸水、腹水及各种液体病变组织等涂片。②印片细胞学检查：如体表溃疡等，用玻璃片直接粘取病变细胞进行检查。③刷片、刮片细胞学检查：如宫颈刮片、支气管内镜刷片等。这种方法简便，痛苦小，易被患者接受，适于健康普查和肿瘤的早期诊断。

4. 组织培养与细胞培养

组织培养与细胞培养（tissue culture and cell culture）是指将人体或动物某种组织或细胞分离出来，在体外用适宜的培养基进行培养，以观察细胞、组织病变的发生发展过程。如肿瘤的生长、病毒的复制等。这种方法周期短、见效快、研究条件易于控制。但因体外环境相对孤立，与体内整体环境不同，故不能将研究结果与体内过程等同看待。此方法主要应用于实验研究。

5. 动物实验

动物实验（animalex periment）即用人工的方法在动物身上复制某些人类疾病的模型，有针对性地研究疾病的病因、发病机制、病理变化及转归等。动物实验可以弥补人体观察的不足和局限性。但动物与人之间毕竟存在着差异，不能将动物实验结果简单地直接运用到人体，而只能将实验结果作为参考。

6. 病理学常用的观察方法

（1）大体观察（肉眼观察） 主要通过肉眼、各种衡量器具对所检标本的大小、形态、色泽、重量、质地、表面及切面等进行细致的观察和检测。有经验的病理及临床工作者往往能够通过对标本的大体观察，可初步确定病变性质。

（2）组织学观察（镜下观察） 将病变组织制成厚约数微米的组织切片，经不同方法染色后，用光学显微镜观察其微细结构。到目前为止，组织学观察仍然是最基本、最可靠、最常用的病理学研究和诊断方法。

（3）超微结构观察 运用透射、扫描电子显微镜对细胞的内部及表面超微结构进行观察，即从亚细胞（细胞器）和大分子水平上了解细胞的病变。

（4）组织化学和细胞化学观察 是利用某些能与细胞或细胞外基质中的特殊成分相亲和的化学染料进行染色，根据显示的颜色来鉴定组织中的某些特殊物质（如蛋白质、核酸及糖类等）。组织化学和细胞化学观察对一些代谢性疾病和肿瘤有一定的诊断价值。

（5）免疫组织化学 免疫组织化学是利用抗原与抗体特异性结合的原理，通过化学反应使标记抗体显色，确定组织细胞内抗原（多肽和蛋白质）是否存在，并对存在的抗原进行定位、定性及定量研究。

病理学研究的新方法、新技术层出不穷，如放射自显影技术、显微分光光度技术、流式细胞技术、图像分析技术、多聚酶链反应技术、分子原位杂交技术、生物芯片技术、克隆技术等一系列分子生物技术，标志着病理学的研究已经进入了快速发展时期。

四、学习病理学的指导思想与方法

学习病理学，必须坚持辩证唯物主义的世界观和方法论，用对立统一的观点去认识疾病，用运动、发展的观点看待疾病，善于对具体情况进行具体分析，每个护理专业学生在学习时一定要结合本专业的特点，为此，在学习过程中必须注意以下几个方面。

1. 用运动、发展的观点认识疾病

任何疾病在发生和发展的不同阶段，其病理变化和临床表现各不相同。我们所观察的大体标本和组织切片，往往是典型阶段的病变，只是疾病的某一阶段，并非是疾病的全貌。另外，任何疾病都是变化、发展的，绝非固定不变的。因此，在认识疾病时，必须以运动的、发展的观点去观察疾病发生发展的全过程，这样才能比较全面地认识其本质。

2. 注意局部与整体的关系

人体是由各系统和器官组成的有机整体，局部的病变常常影响全身，而全身的状态也影响着局部病变的变化。局部与整体之间互相联系、相互影响。因此，在认识和治疗疾病时，既要注意局部又要重视整体。

3. 注意形态、功能与代谢三者之间的关系

疾病过程中，机体表现为形态、功能和代谢三方面的改变。代谢改变常常是功能和形态改变的基础，功能改变又往往影响代谢和形态变化，形态改变必然影响功能和代谢的改变。三者之间是互相联系、互相影响和互为因果的。在学习时，要注意三者之间的关系，全面认识疾病。

4. 正确认识外因和内因的关系

任何疾病的发生、发展，都有外因和内因两个方面的因素。外因是指外界环境中的各种致病因素，内因是机体的内在因素。没有外因就不会引起相应的疾病，但是外因作用于机体后，并不一定引起疾病发生，只有在机体防御能力下降时，才会发生疾病。因此要辩证地认识外因与内因在疾病发生和发展中的关系，要对具体疾病进行具体分析。

5. 注意病理变化与临床护理的联系

在学习病理学时，充分注意把病理学知识与护理实践相结合，应由病理变化推导与临床护理的联系，将病理变化与临床护理紧密地结合在一起。充分考虑护理专业的特点，使病理学内容更加贴近护理专业，为学习护理专业的后续课程打好基础。

五、发展简史

1761 年，意大利医学家莫尔加尼（Margani）通过 700 多例尸体解剖，创立了器官病理学（organ pathology），标志着病理形态学的开端。到 19 世纪中叶，德国病理学家魏尔啸（Virchow）借助显微镜通过对病变组织、细胞的深入观察，首创了细胞病理学（cytopathology），他认为细胞的演变和功能障碍是一切疾病的基础，并指出形态改变与疾病过程和临床表现之间的关系。魏尔啸不仅对病理学而且对整个医学科学的发展都做出了具有历史意义的、划时代的贡献，至今他的理论和技术仍然对医学科学的发展产生着影响。在 19 世纪中叶，法国学者克劳德·伯纳德（Claude Bernard）首先倡导在动物身上复制人类疾病的模型，用实验的方法来研究疾病发生的原因、条件以及疾病过程中功能、代谢的动态变化，为病理生理学的发展奠定了基础。

病理学的发展与基础科学的发展和技术进步有着密切的联系，如细胞生物学、分子生物学、免疫学、细胞遗传学等学科的兴起和发展，对病理学的发展产生了深刻的影响。随着分子病理学、免疫病理学、遗传病理学、超微病理学等学科分支的出现，标志着病理学研究已进入形态与功能代谢相结合的新阶段，这些新的研究手段和方法，使人们能够更加深入的了解疾病的发生发展规律，极大地推动了病理学的发展。

我国很早就有关于病理学知识的相关记载，大约在周秦时期的《黄帝内经》中就有关于疾病的发生和尸体解剖等记载。隋唐时代巢元方的《诸病源候论》对疾病的病因和症候有较详细的记载。南宋时期著名法医学家宋慈的《洗冤集录》对尸体解剖、伤痕病变、中毒以及烧灼等病变都有较为详细的描述，是最早的一部法医学著作，对病理学和解剖学的发展做出了重大的贡献。

我国的现代病理学研究始于 20 世纪初，在数代病理学家的不懈努力和带领下，我国病理学从无到有，从小到大，得到了很大发展。病理学家们在病理学的教学、科研、病理诊断、人才培养、学科建设等方面都做出了巨大贡献，使我国病理学有了长足的进步，在队伍和条件的建设上得到了显著的发展。我国是一个幅员辽阔、人口和民族众多的大国，疾病谱和疾病的种类都有自己的特点，开展好病理学的研究，能有力促进我国医学科学的发展和疾病的防治，同时也是对世界医学的贡献。我们要根据我国的实际情况，充分利用各种途径吸收国外先进的科学技术，在病理学研究工作中不断开拓与创新，使我国病理学研究达到或超过国际先进水平，为人类医学事业的发展做出更大的贡献。

目标检测

一、名词解释

1. 病理学
2. 活体组织检查

二、填空题

1. 病理学是研究疾病_____、_____规律的一门科学。

2. 病理解剖学侧重从_____的角度来研究疾病的发生发展规律，病理生理学则侧重从_____的角度来阐明疾病的发生发展规律。

3. 病理学总论主要阐述疾病发生发展过程中_____规律，各论主要阐述各系统疾病的_____规律。

三、单项选择题

1. 病理学是

　　A. 研究病理变化的科学　　　　　　　　B. 研究疾病经过与转归的科学

C. 研究疾病发生、发展规律的科学 　　　D. 研究疾病病因的科学

E. 研究疾病代谢变化的科学

2. 通过穿刺吸取患者活体病变组织进行病理检查的方法是

A. 尸体剖检 　　　　　　　　　　　B. 细胞学检查

C. 活体组织检查 　　　　　　　　　D. 组织培养

E. 动物实验

3. 下列哪项不是尸体剖验的重要意义

A. 确定疾病诊断 　　　　　　　　　B. 查明死亡原因

C. 及时发现各种传染病 　　　　　　D. 为法医鉴定提供依据

E. 进行脱落细胞学检查

4. 下列哪项不是病理学的研究方法

A. 尸体解剖检查 　　　　　　　　　B. 活体组织检查

C. X 线检查 　　　　　　　　　　　D. 脱落细胞学检查

E. 动物实验

四、简答题

1. 病理学在医学中的地位如何？

2. 病理学的主要研究方法有哪些？

3. 尸体剖检的意义是什么？

五、案例分析题

患者，男，67 岁。咳嗽、痰中带血丝 4 个月，加重 1 周。4 个月前患者咳嗽、痰中带血丝，自服抗生素，未见明显好转。1 周前咳嗽加重，感胸痛、胸闷、气短。遂入当地县医院就诊。患者既往有 30 年的吸烟史。

查体：T 37.6℃，P 90 次/分，R 28 次/分，BP 110/80 mmHg，患者面色苍白，呼吸急促，右肺呼吸音减弱，可闻及湿啰音。

化验：中性粒细胞占 78.0%，血红蛋白 100 g/L。癌胚抗原 2.5 μg/L。

X 线检查：胸片示右侧胸腔中等量积液。经胸腔穿刺抽取 800 ml 草黄色清亮胸水，病理学检查未发现癌细胞。

当地医院初步诊断为肺结核，并给予常规抗结核治疗。治疗 2 周后病情无明最好转，患者进行性消瘦，又出现胸水，第 2 次抽取 500 ml 血性胸水。抽取胸水后再次行 X 线胸片检查，右肺肺门区见局限小斑片状阴影，边缘不清。随后行纤维支气管镜活检，病理报告提示为低分化鳞癌。

试分析：

1. 你认为患者首先应做何种病理学检查？

2. 你认为患者确诊的依据是什么？

3. 针对该患者，谈一谈如何运用病理学检查尽量避免误诊的发生？

4. 谈一下病理诊断在临床工作中具有怎样的地位？

（游晓功）

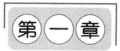

疾病概论

引导案例 患儿，女，9岁。患儿3天前淋雨，1天前自感乏力、畏寒。7 h前出现鼻塞、打喷嚏、流清水样鼻涕，伴有咽干、咽痛、声音嘶哑和轻度咳嗽。

查体：发育正常，营养中等，T 37.6℃，P 96 次/分，R 24 次/分，BP 115/80 mmHg。鼻黏膜充血、水肿、有分泌物，咽部轻度充血，喉部充血水肿。双肺呼吸音清，未闻及干、湿性啰音，心律齐，心音有力，心脏未闻及杂音。胸部X线检查未见异常。

化验：红细胞 $4.3 \times 10^{12}/L$，血红蛋白 105 g/L，白细胞 $11.1 \times 10^9/L$，淋巴细胞42%。

讨论题：

1. 患儿发病的诱因及原因可能是什么？

2. 该患儿显示了疾病发展过程的哪几个时期？

3. 你判断患儿可能患何种疾病？

健康与疾病在生命过程中无绝对明显的界限，可以相互转化。医护人员的根本任务就是防治疾病和增进健康。正确理解健康与疾病的概念，熟悉疾病的原因和发生发展过程中的一般规律，对于临床疾病的防治与护理有十分重要的意义。

第一节 健康、疾病和亚健康状态的概念

一、健康

世界卫生组织（World Health Organization，WHO）关于健康（health）的概念是：

"健康不仅是没有疾病或病痛，而是一种身体上、心理上和社会上的完好状态。"因此，健康不仅要拥有健全的身体，而且还需要良好的心理状态和较强的社会适应能力，能在所处的环境中进行有效的活动和工作。换言之，健康的人应该是身体健康，心理也健康，而且还必须具有进行有效活动和劳动的能力，能够与环境保持协调关系。

二、疾病

疾病（disease）是指机体在一定致病因素的作用下，因自稳态调节紊乱而发生的异常生命活动过程。在此过程中，机体发生一系列的损伤与抗损伤反应，组织、细胞发生代谢、功能和形态结构的异常变化，从而表现出各种症状、体征和社会行为的异常，对环境的适应能力降低，劳动能力减弱甚至丧失。

症状是指患者主观上的异常感觉，如畏寒、头痛、恶心、乏力等。体征是指对患者进行体格检查所获得的客观征象，如肺部啰音、心脏杂音、肝肿大等。社会行为是指劳动、人际交往等一切作为社会成员的活动。

病理过程（pathological process）是指存在于不同疾病中有共性的代谢、功能和形态结构的异常变化。如发热、炎症、休克、充血等都是病理过程。不同的疾病可以出现相同的病理过程，如肺炎、胃炎、肝炎等不同疾病都存在炎症这一病理过程。一种疾病可出现几种不同的病理过程，如大叶性肺炎时可出现炎症、发热、缺氧等病理过程。

三、亚健康状态

亚健康状态（subhealth）是介于健康与疾病之间的一种状态，又称"第三状态"，通常患者经检查无明显器质性病变，却自感不适，活力下降，适应能力减退。亚健康状态的表现多种多样，如心情烦躁、忧郁焦虑、情绪低落、食欲减退、记忆力下降、嗜睡、失眠、头痛、头晕、胸闷、心悸、乏力等。亚健康状态既可以恢复到健康状态，也可以发展成为各种疾病。提高对亚健康状态的认识，从心理、行为、生活方式等方面及早采取预防措施，就会有助于促进健康和预防疾病。

第二节　疾病的原因和条件

任何疾病都是由一定的致病因素引起的，这些致病因素称为病因（etiology）。病因包括疾病发生的原因和条件。

一、疾病发生的原因

疾病发生的原因是指能引起疾病并决定该疾病特征的必不可少的因素。任何疾病的发生都是有原因的，没有原因的疾病是不存在的。认识和清除疾病发生的原因，对疾病的预防、诊断和治疗都具有重要意义。引起疾病的原因很多，大致可分为以下几类。

1. 生物性因素

是最常见的一类致病因素，包括各种病原微生物（如细菌、病毒、立克次体、支原体、螺旋体、真菌等）和寄生虫等。致病特点是：①通过一定的途径侵入体内，并作用于一定的部位；②引起具有一定特异性的病变；③机体是否发病，除与致病微生物的数量、侵袭力及毒力有关外，还与机体的功能状态、免疫力有关。

2. 物理性因素

包括机械力、高温、低温、电流、电离辐射、大气压的改变等。致病特点是：能否引起疾病以及疾病的严重程度，主要取决于物理性因素的强度、作用部位和持续时间的长短。

3. 化学性因素

包括无机毒物（如强酸、强碱、一氧化碳、氰化物、有机磷农药等）、有机毒物（如甲醇、四氯化碳等）和生物性毒物（如蛇毒、蜂毒等）等。致病特点是：①毒物必须达到一定的剂量或蓄积到一定浓度才能致病；②毒物对机体的作用部位大多有一定的选择性，例如，四氯化碳主要引起肝细胞损伤，巴比妥类药物主要作用于中枢神经系统。

4. 营养性因素

营养缺乏和营养过剩都可以引起疾病。如长期过量摄入高热量、高脂肪食物可引起肥胖症、高脂血症和动脉粥样硬化等；蛋白质缺乏可引起营养不良；食物中缺碘可引起甲状腺肿等。

5. 遗传性因素

遗传因素对疾病的作用主要有两方面：①遗传物质基因突变或染色体畸变引起遗传性疾病，如血友病、唐氏综合征等；②遗传易感性，某些家族成员由于遗传上的缺陷，具有易患某种疾病的倾向，并在一定的条件下发病，如原发性高血压、糖尿病、精神分裂症等。

6. 先天性因素

是指能够损害正在发育的胚胎和胎儿的有害因素。由先天性因素引起的疾病称先天性疾病。如妊娠早期患风疹时，风疹病毒可损害胚胎或胎儿而引起先天性心脏病。

7. 免疫性因素

某些机体的免疫系统对一些抗原刺激产生异常反应，导致组织、细胞的损伤和功能障碍。可见于：①机体免疫功能严重不足或缺乏时，可引起免疫缺陷病，如获得性免疫缺陷综合征（艾滋病）；②异常强烈的免疫反应可引起变态反应性疾病，如青霉素引起的过敏性休克，某些花粉或食物引起的支气管哮喘、荨麻疹等；③机体对自身抗原发生免疫反应并引起组织损伤，称自身免疫性疾病，如系统性红斑狼疮和类风湿性关节炎等。

8. 心理、社会因素

心理因素与某些疾病的发生发展和转归有密切的关系，长期的不良心理状态（紧张、焦虑、怨恨、愤怒、悲伤、恐惧等），可引起神经、内分泌功能的紊乱和免疫功能的异常，易导致心身疾病（原发性高血压、消化性溃疡、神经官能症等）的发生。社会因素（包括社会环境和生活、劳动、卫生条件等）对人类健康和疾病的发生、发展有着重要影响。负相关的社会因素如战争、社会动乱、经济落后、生活贫困、环境污染、卫生状况不佳等，不仅不利于健康，而且可直接或间接导致某些疾病的发生或流行。

二、疾病发生的条件

疾病发生的条件是指在致病原因存在的前提下，影响疾病发生发展的各种因素。条件本身并不直接导致疾病，但可促进或阻碍疾病的发生。例如，结核杆菌是结核病的原因，但感染了结核杆菌并不一定都引起结核病，只有在营养不良、过度劳累、机体抵抗力低下的条件下，才容易促进结核病的发生。

疾病的病因与条件的关系表现为：①病因决定疾病的特异性，但致病条件是非特异性的，只可影响疾病的发生和发展；②疾病的病因和条件是相对的，同一因素对某一疾病来说是原因，而对另一种疾病则可能为条件；例如，寒冷是冻伤的原因，但也是上呼吸道感染的条件；③有些疾病的发生并不需要条件，如机械暴力引起的创伤。

能够促进疾病发生发展的因素，称为疾病的诱发因素，简称诱因，诱因是条件的一部分。在疾病的病因学预防中，必须考虑到条件的重要影响，积极消除诱因。

第三节 疾病发展过程中的一般规律

一、自稳态调节功能紊乱

正常机体通过神经、体液的调节，使各系统器官的功能和代谢均维持在正常范围，保持内环境相对稳定，称为自稳调节下的自稳态。疾病时，由于致病因素对机体的损伤作用，使机体的自稳态调节功能紊乱，引起相应功能和代谢的改变，从而导致严重的生命活动障碍。例如，某些病因所致的胰岛素分泌不足，可引起糖尿病的发生；出现糖代谢紊乱后，如进一步发展，又可导致脂肪和蛋白质代谢紊乱等。

二、损伤与抗损伤反应

致病因素作用于机体可引起细胞、组织损伤；同时，机体调动各种防御、代偿功能来对抗致病因素所引起的损伤，称抗损伤。损伤与抗损伤的斗争，贯穿于疾病的全过程。双方力量的对比，决定着疾病的发展方向和转归。当损伤占优势时，病情恶化，甚至引起死亡；反之，当抗损伤占优势时，则病情好转，趋向痊愈。损伤与抗损伤反应，在一定条件下可发生转化。因此，在临床护理中，应正确区分疾病过程中的损伤与抗损伤反应，要尽量消除或减轻损伤性改变，保护和增强抗损伤反应，促使疾病痊愈。

三、因果转化规律

因果转化是指在疾病发生发展的过程中，在原始病因作用下机体发生某种变化，这种变化又可作为新的病因，引起新的变化。如此病因与结果的互相转化、相互交替，推动疾病的发展。如不及时加以阻断，病情就会进一步恶化，形成恶性循环。例如，外伤引起血管破裂，导致大出血，大出血作为新的发病原因可引起血容量减少、血压下降，使回心血量和心排血量进一步减少，如此因果转化，加重病情的发展。在临床实践中，必须仔细观察病情变化，及时采取有效措施，阻断疾病发展中的因果交替和恶性循环，防止病情恶化，同时建立良性循环，使疾病向有利于康复的方向发展。

四、局部与整体相互影响

在疾病过程中，机体局部与整体互相影响、相互制约。局部的病变可以通过神经和体液途径影响整体，而机体的整体功能状态也会影响局部病变的发展与转归。例如，上呼吸道感染，除有红、肿、热、痛等局部表现外，也可出现发热、白细胞计数升高等全身性反应。因此，局部症状和体征既可能是原发性的局部损害表现，也可能是全身性疾病在局部的表现；全身性症状和体征，也可能是局部病变所引起的全身性反应。所以，正确认识疾病过程中局部与整体的关系，对于采取正确的医护措施具有重要意义。

第四节　疾病的经过与转归

疾病都有一个发生发展的过程，典型的疾病发展过程一般可分为潜伏期、前驱期、症状明显期、转归期四个阶段。

一、潜伏期

潜伏期是指从致病因素作用于机体到出现最初症状前的阶段。不同疾病的潜伏期长短不一。通常，传染病的潜伏期比较明显，但有些疾病无潜伏期，如创伤、烧伤等。在潜伏期，机体的防御因素与致病因素作斗争，若防御因素战胜致病因素，则疾病停止发展，否则就进入前驱期。正确认识疾病的潜伏期，对疾病的预防具有重要意义。

二、前驱期

前驱期是指从最初症状出现到典型症状出现前的阶段。此期可出现一些非特异性症状，如全身不适、食欲不振、乏力、发热、头痛等，称为前驱症状。前驱期及时就诊，有利于疾病的早期诊断和早期治疗，使致病因素受到控制，疾病不再发展，否则，疾病便发展到症状明显期。

三、症状明显期

症状明显期是指出现疾病典型症状的阶段。临床上常以此期的典型症状和体征作为确定诊断的依据。此期需要及时的治疗与护理。

四、转归期

转归期是指疾病的最后阶段，包括康复和死亡两种结局。

1. 康复

康复（rehabilitation）可分为完全康复和不完全康复。①完全康复：即痊愈，是指患者的症状和体征完全消退，机体的代谢、功能和形态结构完全恢复正常，机体的自稳态调节及对外界环境的适应能力、工作劳动能力也恢复正常。②不完全康复：是指患者的主要症状和体征消失，但机体的代谢、功能和形态结构并未完全恢复正常，而是通过代偿来维持正常的生命活动，有时可留有后遗症；如风湿性心瓣膜炎遗留的心瓣膜狭窄或关闭不全。

2. 死亡

死亡（death）是指机体生命活动的终止。死亡可分为生理性死亡和病理性死亡两种。前者极为罕见，它是由于机体各器官自然老化所致，又称老死或自然死亡。绝大多数死亡属于病理性死亡，是由于各种严重疾病或损伤所造成的。

传统的概念是把心跳和呼吸永久性停止、反射消失作为判定死亡的标志。传统的死亡概念把死亡视为一个渐进的过程，并分为濒死期、临床死亡期、生物学死亡期三个阶段。①濒死期：又称临终状态，是指死亡之前的垂危阶段。本期的主要特点是脑干以上的中枢神经系统处于深度抑制，各种功能严重障碍。主要表现为意识模糊或丧失、反应迟钝或减弱、呼吸不规则、心跳减弱、血压降低等。因慢性疾病而死亡的患者，此期表现较明显；而猝死的患者，此期不明显而直接进入临床死亡期。②临床死亡期：死亡的可逆阶段。此期的主要特点是延髓及延髓以上的神经中枢处于深度抑制状态，表现为心跳和呼吸停止，反射消失，但组织细胞仍进行着微弱的代谢活动，生命活动并没有真正结束，如采取恰当的抢救措施，尚有可能复苏成功。③生物学死亡期：是死亡的不可逆阶段，也是死亡过程的最后阶段。机体各重要器官的新陈代谢相继停止，并发生了不可逆转的功能和形态改变。但某些对缺氧耐受性较强的器官、组织（如皮肤、毛发、结缔组织等），在一定时间内仍有微弱的代谢活动，但整个机体已不可能复活。随着生物学死亡期的发展，代谢完全停止，尸体相继出现尸冷、尸斑和尸僵，最后尸体腐败。

随着医学的发展，人们对死亡有了新的认识，提出死亡是指机体作为一个整体的功能永久性停止。其实质是指包括大脑半球、间脑、脑干各部分在内的全脑功能的不可逆的永久性丧失，即脑死亡（brain death）。一旦出现脑死亡，就意味着机体作为一个整体的功能发生了永久性停止。因此，现代医学把脑死亡作为判断死亡的一个重要标志。

如何判断脑死亡，目前尚无统一标准。脑死亡的诊断标准大致如下：①不可逆性昏迷和大脑无反应性；②脑干神经反射消失，如瞳孔反射、角膜反射、咳嗽反射等均消失；③自主呼吸停止，施行人工呼吸 15 min 以上，仍无自主呼吸；④瞳孔散大、固定；⑤脑电波消失，出现零电位脑电图表现；⑥脑血管造影证明脑血液循环停止。如果出现上述变化，并无逆转倾向时，在排除体温过低和中枢神经抑制药物中毒的情况下，即可宣告死亡。

脑死亡概念的提出顺应了社会伦理学和法学发展的需要，在理论上和临床上都具有重要的意义：①可以准确地判断死亡时间，提供死亡的法律依据；②确定终止复苏抢救的界限，可避免无效的抢救，减少不必要的经济浪费和人力消耗；③为器官移植创造了良好的时机和合法的依据，脑死亡者是器官移植的良好供体。

目前我国对脑死亡概念和判定标准尚无法律规定。1987年国务院颁布的《医疗事故处理办法》中所指的死亡，仍以心跳和呼吸停止、反射消失作为判定标准。

目标检测

一、名词解释

1. 健康

2. 疾病

3. 病理过程

4. 脑死亡

二、填空题

1. 疾病是指机体在一定致病因素的作用下，因_____调节紊乱而发生的_____过程。

2. 疾病发生最常见的一类致病因素是_____。

3. 与免疫性因素有关的疾病可分为_____、_____和_____三类。

4. 疾病发展过程中的一般规律有_____、_____和_____。

5. 疾病的转归包括_____和_____两种结局。

6. 传统的死亡可分为_____、_____和_____三个阶段。

三、单项选择题

1. 疾病发生必不可少的因素是
   A. 疾病的诱因
   B. 疾病的危险因素
   C. 疾病的原因
   D. 疾病的条件
   E. 疾病的外因

2. 下列哪项不符合完全康复的标准
   A. 症状和体征消退
   B. 形态结构完全正常
   C. 功能、代谢恢复正常
   D. 留有后遗症
   E. 自稳调节恢复正常

3. 促进疾病发生发展的因素称为
   A. 疾病的诱因
   B. 疾病的条件
   C. 疾病的内因
   D. 疾病的原因
   E. 疾病的外因

4. 下列哪项不是患者的症状
   A. 头晕
   B. 恶心
   C. 肺部啰音
   D. 畏寒
   E. 乏力

5. 下列哪项不是脑死亡的标准
   A. 自主呼吸停止   B. 脑电波消失
   C. 不可逆性昏迷   D. 心跳停止
   E. 脑干神经反射消失

6. 下列哪项不属于病理过程
   A. 发热   B. 炎症
   C. 瘢痕   D. 休克
   E. 缺氧

7. 青霉素过敏性休克属于哪种致病因素
   A. 生物性因素   B. 化学性因素
   C. 遗传性因素   D. 免疫性因素
   E. 先天性因素

8. 现代医学认为死亡的标志是
   A. 脑死亡   B. 心跳停止
   C. 自主呼吸停止   D. 瞳孔散大、固定
   E. 反射消失

9. 从疾病最初症状出现到典型症状出现前的阶段
   A. 潜伏期   B. 前驱期
   C. 症状明显期   D. 症状典型前期
   E. 转归期

10. 下列哪项关于疾病的概念较正确
    A. 疾病就是指机体不舒服   B. 疾病是细胞受损的表现
    C. 疾病就是神经调节紊乱   D. 疾病是机体对外环境的协调障碍
    E. 因自稳态调节紊乱而发生的异常生命活动过程

四、简答题

1. 疾病常见的发生原因有哪些?
2. 疾病发展过程中的一般规律有哪些?
3. 脑死亡的判断标准及其意义是什么?
4. 疾病的经过分哪几个阶段? 各阶段的特点是什么?

五、案例分析题

患者, 女性, 32 岁, 因车祸致颅脑外伤、右外耳出血 2 h 入院。查体示 T 38℃, R 18 次/分, P 110 次/分, BP 90/50 mmHg。深昏迷, 右侧瞳孔散大, 直径约 5 mm, 对光反射消失。右侧枕部可见一 3 cm×3 cm 的软组织挫伤区, 局部肿胀明显, 压痛明显。CT 平扫示右枕骨骨折、脑挫裂伤并小脑幕裂孔疝形成。患者入院后旋即自主呼吸停止, 行呼吸机辅助通气, 经治疗未见自主呼吸恢复。入院 2 天后经颅多普勒检查未能检测到血流信号, 瞳孔散大、固定, 角膜反射、咳嗽反射均消失, 出现零电位脑电图表现。患者入院 15 天后心跳

停止。

试分析：

1. 患者疾病发生的原因是什么？属于哪一类致病因素？

2. 结合本病例说明疾病的发生是否都需要条件？

3. 该患者可能什么时间出现脑死亡？判断依据是什么？

4. 我国尚未对脑死亡立法，结合本病例，你认为对脑死亡立法的意义是什么？

（游晓功）

第二章

应 激

引导案例 患者，男，学生，16 岁，由母亲陪同就诊。自诉：精神紧张，失眠，看到试卷脑子就一片空白。患者从小学习自觉，成绩优良。上了重点中学后，学习更加刻苦，希望考上重点大学。为了取得好成绩，患者放弃了很多业余爱好。随着高考考期临近，出现了紧张、失眠、消瘦、易怒、喜欢独处等反常行为。随即请心理医生就医，之后调整了学习方式，劳逸结合。半年后症状逐渐消失。

讨论题：

1. 该患者精神方面受了什么刺激？

2. 此人发生了什么反应？

何为应激？应激因何而起？应激时机体作何反应？应激与疾病的关系如何？以及针对应激如何处理？针对这一系列问题，本章对应激作如下阐述。

第一节 概 述

一、应激的概念及分类

当机体受到内外环境、心理、社会因素刺激时，所引起的非特异性全身性反应，称为应激（stress）。此反应称应激反应（stress response）。能够引起应激反应的各种刺激称为应激源（stressor）。

根据应激对机体的影响程度不同，可分为生理性应激（physical stress）和病理性应激（pathological stress）。生理性应激是指应激原强度较弱、作用时间较短，属于防御适应反应。它有利于调动机体潜能而又不会对机体产生严重影响，又称为良性应激。病理性应激是指应激原强烈、作用时间持久的应激。它虽具有某些防御代偿反应，但可导致自稳态严重失衡，甚至引起应激性疾病，又称为劣性应激。根据应激原的性质不同，应激又可分为躯体应激（physical stress）和心理应激（psychological stress），躯体应激为生物、理化因素所致，而心理应激则由心理、社会因素所致。

二、应激源

根据来源不同，应激源可分为以下两类。

1. 内、外环境因素

温度剧变（过热、过冷）、射线、噪声、强光、化学毒物、病原微生物、水、电解质、酸碱失衡、缺氧、休克、器官衰竭等。

2. 心理、社会因素

愤怒、焦虑、恐惧、紧张等情绪反应；生活压力、人际关系不良、离婚、丧偶等打击。

由于个体在遗传素质、性格特点、神经类型、既往经验及体质方面千差万别，对同一应激源存在不同的敏感性和耐受性，所以相同的应激源在不同个体可引起程度不等的应激反应。

第二节　应激的全身性反应

一、应激时的神经内分泌反应

当机体受到强烈的刺激时，机体可通过蓝斑－交感－肾上腺髓质系统（locus coeruleus－sympathetic－adrenal medulla system，SAS）和下丘脑－垂体－肾上腺皮质轴（hypothalamus－pituitary－adrenal axis，HPA）的兴奋作出反应。与此同时，其他多种内分泌激素水平也发生改变。

（一）蓝斑－交感－肾上腺髓质系统

1. 结构基础

该系统的中枢整合部位位于脑桥蓝斑，蓝斑是中枢神经系统对应激最敏感的部位。蓝斑的去甲肾上腺素能神经元的上行纤维主要分布于杏仁复合体、海马、边缘皮质及新皮质，是应激时情绪变化、学习记忆及行为改变的结构基础。蓝斑的肾上腺素能神经元的下行纤维主要投射至脊髓侧角，调控交感神经的张力和肾上腺髓质中儿茶酚胺的分泌（图2－1）。

2. 基本效应

（1）中枢效应　应激时，其上行纤维分泌去甲肾上腺素增多，引起中枢兴奋、警觉等行为改变和紧张、焦虑等情绪反应。

（2）外周效应　应激时，其下行纤维兴奋主要表现为血浆中肾上腺素、去甲上腺素及多巴胺等儿茶酚胺的水平迅速升高。同时，位于蓝斑处的去甲肾上腺素能神经元还与下丘脑有密切联系。

3. 适应代偿反应

①刺激中枢神经系统兴奋和警觉，使机体处于最佳状态来抵抗突发的有害事件。②对心血管系统的兴奋作用：交感神经兴奋及儿茶酚胺增多可使心率加快、心肌收缩力增强和外周阻力增加，提高了心排出量，使血压升高。③对呼吸系统的影响：儿茶酚胺引起支气管扩张，使肺泡通气量增加，以提供更多的氧。④血流重分布：儿茶酚胺使皮肤内脏血管收缩，冠脉血管和骨骼肌血管扩张，脑血管口径无明显变化；在应激中，利于格斗及逃避。⑤对代谢的影响：儿茶酚胺可抑制胰岛素分泌及促进胰高血糖素分泌，从而加速糖原分解和脂肪动员，使血糖和血浆游离脂肪酸升高，为机体应激时提供充足的能

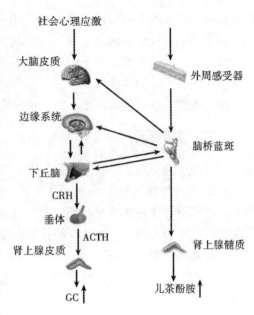

图 2 - 1 应激时的神经内分泌反应

量。⑥对其他激素分泌的影响：儿茶酚胺还可促进促肾上腺皮质激素、生长激素、肾素、促红细胞生成素及甲状腺素等的分泌，以便使全身能够应付应激时的各种变化。

4. 对机体的不利影响

交感 - 肾上腺髓质系统过度兴奋又可对机体造成损害，表现为：紧张、焦虑、抑郁、愤怒等情绪反应和行为异常；外周小血管持续收缩可使血压升高；腹腔内脏小血管的长期收缩可导致胃肠缺血、胃肠黏膜糜烂、溃疡、出血；儿茶酚胺可使血小板数目增多、黏附性增强，促进血栓形成；心率过快和心肌耗氧量增加可导致心肌缺血。

5. 与下丘脑 - 垂体 - 肾上腺皮质轴的联系

蓝斑的去甲肾上腺素能神经元与下丘脑室旁核之间有密切联系，前者释放去甲肾上腺素后，刺激下丘脑室旁核神经元上的 α 肾上腺素能受体，使其分泌促肾上腺皮质激素释放激素（CRH）增多，从而启动下丘脑 - 垂体 - 肾上腺皮质系统。

（二）下丘脑 - 垂体 - 肾上腺皮质轴

1. 结构基础

HPA 主要由下丘脑的室旁核、腺垂体和肾上腺皮质组成。室旁核为该轴的中枢结构，其上行神经纤维与边缘系统的杏仁复合体、海马结构及边缘皮质有着广泛的往返联系，下行纤维则通过 CRH 控制腺垂体释放促肾上腺皮质激素（ACTH），从而调节肾上腺糖皮质激素（GC）的合成和分泌。室旁核 CRH 的释放也受到脑桥蓝斑中去甲肾上腺素能神经元的影响（图 2 - 1）。

2. 基本效应

（1）中枢效应　应激时 HPA 轴兴奋的主要中枢效应是抑郁、焦虑及厌食等情绪行为改变，学习与记忆力下降。这些效应主要与 CRH 分泌增多有关。

（2）外周效应　应激时 HPA 兴奋的外周效应主要由 GC 引起。正常成人每日 GC 分

泌量约为 25～27 mg，应激时机体 GC 分泌迅速增加。如外科手术后 GC 分泌量可增加 3～5 倍，达到或超过 100 mg/d。若应激消除（术毕且无并发症），血浆 GC 水平一般在 24h 内回复正常。临床通过测定血浆皮质醇浓度判断应激的强度或术后并发症是否存在。

3. 代偿意义

（1）促进蛋白质分解和糖原异生　GC 增多抑制肌肉组织对葡萄糖的利用，从而可补充肝糖原的贮备和提高血糖水平。并对胰高血糖素的脂肪动员起允许作用，是应激时血糖升高的重要机制。

（2）抗炎作用　GC 可抑制多种促炎介质的产生、释放和激活。

（3）维持循环系统对儿茶酚胺的反应性　GC 本身不引起心肌和血管平滑肌收缩，但是有 GC 存在，儿茶酚胺才会对心血管系统有调节作用。

（4）稳定细胞膜和溶酶体膜　GC 能诱导产生脂调蛋白，由于此酶能够抑制磷脂酶 A_2 的活性，故可以减少膜磷脂的降解，保护细胞膜和溶酶体膜的完整性。

4. 对机体的不利影响

在各种严重应激时，GC 的持续增加对机体可产生一系列不利的影响，主要有以下表现。

（1）抑制免疫反应　GC 增多可使胸腺、淋巴结缩小，炎症介质和细胞因子生成减少，易发生感染。

（2）抑制生长发育　慢性应激可因 CRH 分泌增加而抑制生长激素（GH）的分泌，导致生长发育迟缓，伤口愈合不良。

（3）抑制性腺轴　GC 可抑制促性腺激素释放激素（GnRH）和黄体生成素（LH）的分泌，导致性功能减退，月经不调，哺乳期妇女泌乳减少。

（4）抑制甲状腺轴　GC 还可减少促甲状腺激素释放激素（TRH）和促甲状腺激素（TSH）的分泌，抑制甲状腺功能。

（5）行为改变　抑郁、异食癖及自杀倾向等。

（三）其他激素的变化

除上述变化外，应激还会引起其他激素的变化见表 2-1。

表 2-1　应激的其他内分泌激素变化

名称	分泌部位	变化	作用
胰高血糖素	胰岛 A 细胞	升高	促进糖异生和肝糖原分解
胰岛素	胰岛 B 细胞	降低	血糖升高
生长素	腺垂体	急性升高 慢性降低	升高血糖、保护组织
β-内啡肽	腺垂体等	升高	镇痛、抑制 ACTH 及 GC 的过多分泌
加压素	下丘脑（室旁核）	升高	保水、维持血容量、增强抵抗力
T_4、T_3	甲状腺	降低	促进糖和脂肪分解，促进生长发育
黄体生成素	垂体前叶	降低	形成黄体并分泌孕激素
促性腺激素释放激素	下丘脑	降低	促性腺激素释放
催乳素	腺垂体	升高	促进乳腺发育生长、维持泌乳

（四）全身适应综合征

20 世纪 30 ~ 40 年代，加拿大生理学家 Selye 等发现，剧烈运动、寒冷、高热及毒物等应激源可引起机体出现一系列非特异反应。这种由多种有害因素引起的、以神经内分泌变化为主要特征的代偿和失代偿的全过程称为全身适应综合征（general adaptation syndrome，GAS）。GAS 可分以下三个阶段。

1. 警觉期（alarm stage）

在应激作用后迅速出现，是机体保护防御机制的快速动员期，以交感－肾上腺髓质系统兴奋为主，伴有肾上腺皮质激素的增多。此期持续时间比较短。

2. 抵抗期（resistance stage）

如应激原持续作用于机体，机体将进入抵抗或适应阶段。此期肾上腺皮质开始肥大，以 GC 水平升高为主，而交感－肾上腺髓质系统的兴奋逐步减弱。同时，免疫系统受到抑制，胸腺萎缩，淋巴细胞减少。

3. 衰竭期（exhaustion stage）

如抵抗期持续很久，GC 水平仍然升高，但 GR 的数量和亲和力均下降，机体抵抗逐渐耗竭，可出现一个或多个器官的衰竭。

GAS 是对应激的经典描述，体现了应激的全身性反应，其主要理论基础是神经内分泌反应，有助理解应激的基本机制。近几年来，急性期反应、热休克蛋白等领域的研究进展对更加深入地认识应激提供了基础。

二、应激时的细胞体液反应

当机体受到某些刺激时，体内细胞、体液会出现一系列代偿适应性反应。如下所述。

（一）细胞反应

1. 热休克蛋白的概念

热休克蛋白（heat shock proteins，HSP）是指机体在热应激或其他应激原作用下，细胞新合成或合成增加的一组蛋白质。它属于非分泌型蛋白质，具有高度保守性，在细胞内发挥保护作用。HSP 最初是从受热（25 ~ 30℃）30min 后的果蝇唾液腺中分离出来的，故取名"热休克蛋白"，后来发现许多对机体有害的应激因素，如缺血、缺氧、感染、重金属等都可诱导 HSP 的生成，故又称为应激蛋白（stress protein）。

2. 热休克蛋白的类型

近年来发现 HSP 是一个大家族，大部分在正常状态下就存在于细胞内，组成细胞内的结构，称为结构型，有些是在应激原诱导下产生的称为诱导型。

3. 热休克蛋白的功能

HSP 在细胞内含量相当高，据估计约占细胞总蛋白的 5%，其功能主要是帮助蛋白质正确折叠、移位以及损伤后的复性与降解。由于 HSP 本身不是蛋白质代谢的底物或产物，却始终伴随于蛋白质代谢的许多重要步骤，被人形象地称之为"分子伴娘"（molecular chaperone）。HSP 的主要功能表现为：①帮助新生蛋白质正确折叠、移位；②蛋白质的修复或降解；③维持细胞结构。

（二）急性期反应

创伤、烧伤、感染、手术等应激源可使血浆中某些蛋白质的含量迅速升高，这种反应称为急性期反应（acute phase response，APR）。这些蛋白质，称为急性期反应蛋白（acute phase protein，APP）。

APP主要由肝细胞合成，少数来源于单核-吞噬细胞、成纤维细胞、血管内皮细胞及多形核白细胞。目前认为，应激时单核-吞噬细胞被激活，分泌相关的细胞因子增多，刺激肝细胞及其他细胞产生和分泌APP。

正常血浆中APP的浓度很低。在应激时，有些APP的浓度可升高1000倍以上，有些APP升高了数倍，有些APP只升高了50%左右，少数血浆蛋白在APR时反而减少，如白蛋白、运铁蛋白、前白蛋白等，称为负APP。

APP的种类很多，其功能也相当广泛，大致包括以下几个方面。

1. 抗感染、抗损伤、抗出血

创伤、感染时体内蛋白水解酶增多，可引起组织损伤。CRP、补体成分的增多可加强机体的抗感染能力；凝血蛋白类的增加可增强机体的抗出血能力；铜蓝蛋白具抗氧化损伤的能力等。

2. 清除异物和坏死组织

CRP的作用最为明显，它可与细菌的细胞壁结合，起抗体样调理作用；它还可激活补体经典途径，促进吞噬细胞的功能。

3. 结合、运输功能

结合珠蛋白、铜蓝蛋白、血红素结合蛋白等与相应的物质结合，可避免应激时游离的 Cu^{2+}、血红素等对机体的危害。

4. 其他

血清淀粉样蛋白A能促进损伤细胞的修复；纤维连接蛋白能促进单核-吞噬细胞和成纤维细胞的趋化能力，促进单核细胞的吞噬功能。

三、应激时机体的功能和代谢变化

（一）功能变化

1. 中枢神经系统

机体对大多数应激源的感受都包含有认知的因素。应激时可使该脑区的去甲肾上腺素水平升高，机体出现紧张、兴奋、警觉，过度反应时则会产生焦虑、恐惧或愤怒等情绪。HPA的适度兴奋有助于维持良好的认知、学习能力和情绪，但兴奋过度或不足都可以引起CNS的功能障碍，出现抑郁、厌食，甚至自杀倾向等。

2. 心血管系统

应激时，交感-肾上腺髓质系统兴奋可引起心率增快，心肌收缩力增强，总外周阻力升高和血流重新分布等。这些变化可增加心输出量，升高血压，保证心脑的血液供应。但在与运动、战斗有关的应激时，骨骼肌血管明显扩张，总外周阻力表现为下降。此外，也可对心血管系统产生不利影响，引起冠脉痉挛、血小板聚集、血液黏滞度升高而导致心肌缺血或心肌梗死。强烈的精神应激也可诱发心室纤颤，导致猝死。

3. 消化系统

应激时，消化系统表现为食欲减退，严重时可诱发神经性厌食症，可能与 CRH 的分泌增加有关。但也有部分患者表现为进食增加并诱发肥胖症，其机制可能与下丘脑中内啡肽和单胺类介质如去甲肾上腺素、多巴胺、5-羟色胺等水平升高有关。此外，由于交感-肾上腺髓质系统强烈兴奋，胃肠血管收缩，导致胃肠黏膜因缺血受损，出现"应激性溃疡"。

4. 免疫系统

应激时变化最明显的激素为糖皮质激素和儿茶酚胺。两者主要为抑制作用，因此持续应激常会抑制免疫功能，甚至发生功能障碍，诱发自身免疫性疾病。

5. 血液系统

急性应激时，外周血中可见白细胞数目增多、血小板数增多、黏附性增强；纤维蛋白原浓度升高，凝血因子Ⅴ、Ⅷ、血浆纤溶酶原、抗凝血酶Ⅲ等浓度升高。这些改变既有抗感染、抗损伤、防止出血的作用，也有促进血栓形成、诱发 DIC 作用。慢性应激时，患者可出现贫血，补铁治疗效果不佳。其机制可能与单核-吞噬细胞系统对红细胞的破坏加速有关。

6. 泌尿生殖系统

应激时，泌尿功能的主要变化为尿量减少，尿比重升高，尿钠浓度降低。引起这些变化的机制是：①交感-肾上腺髓质系统兴奋，使肾血管收缩，肾血流和肾小球滤过率降低；②肾素-血管紧张素系统激活，亦引起肾血管收缩；③醛固酮和抗利尿激素分泌增多，促进肾小管对钠、水的重吸收。

应激时生殖功能主要表现为女性月经紊乱或闭经，哺乳期妇女乳汁明显减少或泌乳停止，男性为性欲降低或不育症等。其机制可能与精神心理应激使下丘脑分泌的 Gn-RH 及垂体释放的 LH 降低或者分泌规律紊乱有关。

（二）代谢变化

应激时，物质代谢总的特点是分解增加，合成减少，代谢率明显升高（图 2-2）。

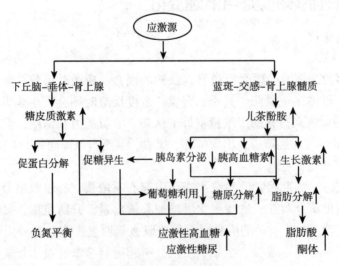

图 2-2 应激时糖、脂肪和蛋白质代谢的变化

第三节　应激与疾病

应激与疾病的关系随着城市化的加剧受到医学界的广泛关注。习惯上将应激在发病中起主要致病作用的疾病称为应激性疾病（stress disease），如应激性溃疡。应激在疾病发生发展中仅作为条件或诱因，可加重或加速其发生发展的一些疾病，称为应激相关疾病（stress related disease），如原发性高血压、动脉粥样硬化、冠心病等。

一、应激性溃疡

（一）概念

应激性溃疡（stress ulcer）是指在遭受各类重伤（包括大手术）、重病和其他应激情况下，机体出现胃、十二指肠黏膜的急性病变。主要表现为黏膜的糜烂、浅溃疡、渗血等，少数溃疡可较深或穿孔，当溃疡侵蚀大血管时，可引起大出血。

（二）发生机制

1. 黏膜缺血

胃、十二指肠黏膜缺血是应激性溃疡形成的基本条件，其缺血程度常与病变程度呈正相关。应激时交感 – 肾上腺髓质系统强烈兴奋，胃、十二指肠血管收缩，血流量明显减少。黏膜缺血引起了上皮细胞能量代谢障碍，碳酸氢盐和黏液分泌减少，使黏膜上皮细胞间的紧密连接及覆盖于黏膜表面的黏液 – 碳酸氢盐屏障遭到破坏。此时，胃腔中的 H^+ 可弥散至黏膜内。由于胃黏膜缺血，这些 H^+ 既不能被血液中的 HCO_3^- 中和，也不能随血流迅速带走，从而停留在黏膜内，造成黏膜损伤。

2. 糖皮质激素的作用

应激时，糖皮质激素的分泌增多。一方面可抑制胃黏液的合成与分泌，减弱黏膜表面的黏液 – 碳酸氢盐屏障；另一方面使蛋白质的分解大于合成，引起胃、十二指肠上皮细胞更新缓慢，再生能力降低。

3. 其他

应激时的酸中毒使血流对黏膜内 H^+ 的缓冲能力降低，可促进应激性溃疡的发生。胆汁逆流及 β – 内啡肽释放增多，在黏膜缺血的情况下更加剧了胃、十二指肠黏膜的损伤。

二、应激与原发性高血压

长期的高负荷应激（如情绪紧张、工作压力、焦虑、抑郁等）导致高血压的发病率明显上升。可能的机制是：①交感 – 肾上腺髓质系统的激活，使心输出量增加，大部分外周小血管的持续收缩，外周阻力加大；②下丘脑 – 肾上腺皮质系统兴奋，使肾素 – 血管紧张素 – 醛固酮系统激活，导致钠水潴留，血容量增加，血管收缩，外周阻力增加；③高水平糖皮质激素的存在，增加了血管平滑肌对儿茶酚胺和血管加压素的敏感性；④情绪心理应激可能引起高血压的遗传易感基因激活。

三、应激相关精神障碍

根据临床表现及病程长短，应激相关的精神障碍可分以下几类。

（1）对认知功能的影响　良好的应激可使机体保持唤起状态，对环境变化保持积极反应，可增强认知功能。相反持续的劣性应激可损害认知功能，如恶劣的环境可使儿童学习能力下降。

（2）对情绪行为的影响　慢性精神、心理应激可导致记忆改变及焦虑、抑郁、愤怒等情绪反应。愤怒易导致攻击行为，焦虑使人冷漠，抑郁可导致自杀行为。

（3）急性心因性反应　急性心因性反应（acute psychogenic reaction）又称急性应激障碍，是当急剧而强烈的心理社会应激原作用于机体后，在短时间内（数分钟至数小时）所引发的功能性精神障碍。患者可表现为：不言不语、表情淡漠、呆若木鸡等情感迟钝；也可伴有恐惧的精神运动性兴奋，如兴奋、恐惧、紧张、叫喊、无目的地外跑等。上述状态持续时间较短，一般在数天或一周内缓解。

（4）延迟性心因性反应　延迟性心因性反应（delayed psychogenic reaction）又称创伤后应激障碍，是指机体受到严重而剧烈的精神打击（如经历恐怖场面、凶杀场面、恶性交通事件、被强暴等）而引发的延迟出现或长期持续存在的精神障碍，一般在遭受打击后数周至数月后发病。其主要表现有：①反复出现的创伤性体验，做噩梦，易触景生情；②易出现惊恐反应，如心慌、出汗、易惊醒、不敢看电视电影、不与周围人接触等。大多数患者可恢复，少数呈慢性病程，可长达数年之久。

第四节　应激的临床护理联系

适度的应激可增加机体的适应能力，调动机体的潜能，增加机体抵抗疾病的能力。其相关的举措如下。

1. 排除应激源

尽快消除或撤离主要致病应激源，同时避免给患者新的应激刺激。

2. 恰当的心理与护理治疗

中枢神经系统是大多数应激反应的感知和调控中枢，而大多数应激也都具有心理和情绪成分，因此，恰当的心理治疗及护理，及时消除、缓解患者的心理应激，增强患者的康复信心，对疾病的治疗和痊愈都有极大的帮助。

3. 及时诊断、治疗应激性损伤

应及时诊断、治疗应激性溃疡以及应激引起的相关性疾病，如应激性高血压等。

4. 糖皮质激素的应用

由于急性肾上腺皮质功能不全（如肾上腺出血、坏死）或慢性肾上腺皮质功能不全的患者，受到应激原刺激时不能产生应激，或者由于应激时糖皮质激素受体明显减少，病情危急时，可补充小剂量糖皮质激素。

5. 补充营养

应激时的高代谢率及脂肪、糖原与蛋白质的大量分解，对机体造成巨大消耗。可经胃肠道或静脉补充氨基酸、GIK（葡萄糖＋胰岛素＋钾）液或白蛋白等。

一、名词解释

1. 应激

2. 应激源

3. 热休克蛋白

二、填空题

1. 应激源可分为_____和_____两类。

2. GAS 可分以下三个阶段：_____、_____和_____。

3. 热休克蛋白的主要功能表现为：_____、_____和_____。

4. 急性期反应蛋白主要由_____合成。

5. 下丘脑 – 垂体 – 肾上腺皮质轴主要中枢效应是_____、_____和_____。

6. 下丘脑 – 垂体 – 肾上腺皮质轴的代偿意义包括_____、_____、_____和_____。

三、单项选择题

1. 参加应激反应的关键性器官是

    A. 心脏

    B. 肺

    C. 前列腺

    D. 甲状腺

    E. 肾上腺

2. 应激反应中对炎症反应起抑制作用的激素是

    A. 肾上腺素

    B. 去甲肾上腺素

    C. 糖皮质激素

    D. 胰岛素

    E. 生长激素

3. 持续强烈应激时交感 – 肾上腺髓质兴奋对机体明显有利的是

    A. 腹腔器官小血管收缩

    B. 皮肤小血管收缩

    C. 冠脉扩张

    D. 纤维蛋白原增加

    E. 血黏度增加

4. 急性期反应蛋白的主要来源是

    A. 巨噬细胞

    B. 内皮细胞

    C. 肝细胞

    D. 白细胞

    E. 心肌细胞

5. 应激过程中最突出的表现是

    A. 白细胞减少

    B. 肾小球滤过率升高

    C. 肾上腺皮质增大

    D. 淋巴细胞增多

    E. 胸腺细胞肥大

四、简答题

1. 何谓急性期反应、急性期反应蛋白？

2. 什么是应激性疾病？举例说明。

3. 应激相关的精神障碍可分哪几类？

4. 应激的主要神经－内分泌反应有哪些？

5. 应激时主要细胞反应有哪些？

五、案例分析题

一名应试考生，考试中突然发生腹痛、腹泻，试分析其可能的机制？

（商战平）

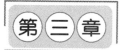

第三章

细胞、组织的适应、损伤与修复

学习目标

掌握：变性、坏死、再生的概念；损伤常见的类型及主要病理变化；肉芽组织的概念、形态结构特点及功能。

熟悉：萎缩、肥大、增生、化生的概念及类型；再生的类型；创伤愈合的类型及影响因素。

了解：凋亡的概念；各种组织的再生过程；骨折愈合的过程。

引导案例 患者，男，39岁，因发生交通事故来院就诊。医生查体见：T 37℃，P 80次/分，R 19次/分，BP 115/80 mmHg。右小腿内侧可见长约10 cm的伤口，肌肉部分裂伤，伤口渗血，不能活动，可触及骨擦感。

讨论题：

1. 患者需进一步做哪些检查？

2. 如何处理患者伤口？

3. 对患者应采取哪些护理措施？

机体在生命活动过程中不断受到内外环境中各种刺激因子的作用，细胞、组织及器官通过自身形态结构及功能代谢的变化对刺激因子作出应答反应以维护细胞、器官甚至整个机体的生存，这种改变称之为适应（adaptation）。适应在形态上表现为萎缩、肥大、增生和化生。当刺激因子的性质、强度和持续时间超过适应的界限时，细胞则会发生损伤。细胞损伤在某些情况下是可复性的，即变性。当刺激因子消除后，受损伤的细胞其形态结构和功能代谢可恢复正常。如果刺激因子过强或持续时间过长时，细胞就产生了不可复性损伤，表现为细胞死亡。损伤发生后，有时可造成组织缺损，机体有能力对缺损处进行修补以完全或部分恢复原有的结构及功能即修复。

第一节 细胞和组织的适应

一、萎缩

发育正常的细胞、组织或器官的体积缩小称为萎缩（atrophy）。组织、器官的萎缩除了其实质细胞体积缩小之外，还常伴有实质细胞数量的减少。有时，组织、器官萎缩后常继发其间质（主要是脂肪组织）增生，常使组织、器官的体积比正常还大，称为假性肥大。萎缩和发育不全及未发育不同，后两者分别指组织或器官未发育至正常大小，或处于根本未发育的状态。

（一）类型

萎缩可分为生理性萎缩和病理性萎缩两类。

1. 生理性萎缩

人体许多组织和器官随着年龄的增长而逐渐发生萎缩，称为生理性萎缩。如青春期后胸腺逐步萎缩，老年人卵巢、子宫及睾丸的萎缩等。

2. 病理性萎缩

按其发生的原因不同可分为以下几种类型。

（1）营养不良性萎缩　分为全身性营养不良性萎缩和局部营养不良性萎缩。长期饥饿使蛋白质等营养物质摄入不足或结核病及恶性肿瘤等慢性消耗性疾病使营养物质消耗过多时可引起全身营养不良性萎缩。全身营养不良性萎缩常按一定的顺序发生，首先是脂肪组织萎缩，其次是肌肉组织，然后是肝、脾、肾等内脏器官，最后是心脏和大脑萎缩。局部营养不良性萎缩常因局部慢性缺血而引起，如冠状动脉粥样硬化引起心肌萎缩，脑动脉粥样硬化引起脑萎缩（图3-1）等。

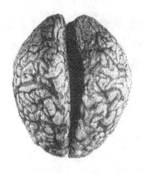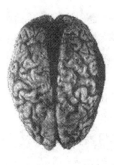

图3-1　正常脑与萎缩脑

（2）去神经性萎缩　当神经、脑或脊髓损伤时，其所调节的组织、器官可发生萎缩。如脊髓灰质炎患者，由于脊髓前角运动神经元受损，与之有关的肌肉失去了神经的调节作用而发生萎缩。

（3）失用性萎缩　见于肢体长期不活动、功能减退而引起的萎缩。如肢体骨折石膏固定后肌肉萎缩。

（4）压迫性萎缩　由于局部组织长期受压而导致的萎缩。如各种原因导致尿路阻塞，大量尿液引起肾盂积水，肾实质发生压迫性萎缩。

（5）内分泌性萎缩　内分泌激素分泌量减少可引起相应靶器官萎缩。如各种原因导致的垂体病变可使肾上腺、甲状腺、性腺等器官萎缩，严重者可导致全身性萎缩。

临床上，某器官发生萎缩常由多种病因所致，如骨折后肌肉的萎缩可能是由营养不良性萎缩、神经性萎缩、失用性萎缩、压迫性萎缩共同引起。

（二）病理变化

大体观察：萎缩的组织、器官体积变小，重量减轻，颜色变深或褐色，质地变硬。组织学观察：实质细胞体积缩小或数目减少，间质往往出现纤维组织或脂肪组织增生。

（三）影响及结局

萎缩的细胞、组织或器官代谢减慢，功能降低。萎缩是一种可复性病变。原因消除，萎缩的器官、组织和细胞可逐渐恢复正常；若原因不能消除，萎缩的细胞逐渐消失，导致器官体积变小。

二、肥大

细胞、组织或器官的体积增大称为肥大（hypertrophy）。组织器官的肥大除了细胞的肥大之外，有的时候还伴有细胞数目的增多。肥大可分为生理性肥大与病理性肥大两种。

1. 生理性肥大

是指生理状态下，由于组织器官的功能代谢增强而发生的肥大。如妊娠期子宫体积的增大，哺乳期乳腺的肥大，均属于生理性肥大，二者都是由于内分泌激素增多，作用于靶器官，使细胞内蛋白合成增加引起，也可称为内分泌性肥大。

2. 病理性肥大

通常是由于各种病理因素导致组织器官的功能负荷加重所致。如高血压病时，由于长时间外周循环阻力增大，左心室后负荷加重引起左心室心肌肥大；一侧肾脏摘除后，另一侧肾脏发生代偿性肥大。

肥大的细胞其功能、代谢均增强，具有代偿性意义。但肥大是有一定限度的，超出此限度，会发生失代偿，细胞、组织及器官的功能、代谢均降低。

三、增生

组织器官内实质细胞的数量增多，称为增生（hyperplasia）。增生是各种原因引起的细胞分裂活动增加的结果。原因去除，增生即可停止。增生可分为生理性增生与病理性增生两种类型。

1. 生理性增生

如女性青春期及哺乳期乳腺的增生、月经周期中子宫内膜腺体的增生均属生理性增生，也是内分泌性增生。

2. 病理性增生

根据其原因可分以下三种类型。

（1）内分泌性增生 常由于激素分泌过多引起。如雌激素绝对或相对增多引起的子宫内膜增生或乳腺增生，缺碘时通过反馈机制引起的甲状腺增生。

（2）再生性增生 见于机体对缺损组织进行修补恢复过程中。如炎症愈合、创伤修复过程中纤维母细胞、毛细血管和实质细胞的增生，肾小管上皮坏死后的再生以及溶血性贫血时的骨髓增生等。

（3）代偿性增生 一侧肾脏切除后另一侧肾脏肾小管上皮细胞代偿性增生，部分肝脏切除后剩余肝细胞代偿性增生。

由于引起肥大与增生的原因有时相似甚至相同，因此二者常常同时存在，如子宫、乳腺等，其体积增大可以是细胞体积的增大（肥大）与细胞数量的增多（增生）的共同结果。

四、化生

一种分化成熟的组织细胞受刺激因素的作用转变为另一种分化成熟的组织细胞的过程称为化生（metaplasia）。化生并不是由原来的成熟细胞直接转变，而是由具有分裂增殖潜能的未分化细胞向另一方向分化的结果。化生主要发生于上皮组织，也可见于间叶组织。化生只发生在同源细胞之间，即上皮细胞之间或间叶细胞之间。常见化生的类型如下。

1. 鳞状上皮化生

在气管和支气管黏膜上皮最多见。长期吸烟或慢性支气管炎时，气管和支气管黏膜上皮因刺激因素反复损害，假复层纤毛柱状上皮被鳞状上皮所取代，即为鳞状上皮化生。

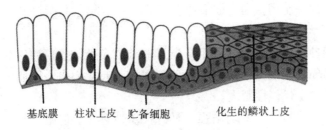

基底膜　柱状上皮　贮备细胞　　化生的鳞状上皮

图 3 - 2　鳞状上皮细胞化生

2. 肠上皮化生

这种化生常见于慢性萎缩性胃炎、胃溃疡及胃黏膜糜烂后黏膜，胃体和（或）胃窦部黏膜上皮中出现了与小肠黏膜相似的杯状细胞、吸收上皮细胞及潘氏细胞，称为肠上皮化生。

3. 间叶组织化生

多由纤维结缔组织化生为骨、软骨或脂肪组织。如骨化性肌炎时，由于外伤引起肢体近段皮下及肌肉内纤维组织增生，并发生骨化生。

化生是一种适应性反应，在一定程度上可强化局部组织抵抗刺激因子的能力，对机体是有利的，但同时也失去了原有组织的功能，如支气管黏膜鳞状上皮的化生减弱了呼吸道的自净作用。化生通常是可复性的，但若持续存在，则有可能发生癌变。如支气管鳞状上皮化生与肺鳞状细胞癌的发生，胃黏膜肠上皮化生与胃腺癌的发生有一定关系。

第二节 细胞和组织的损伤

当刺激因子的作用过强，导致物质代谢障碍，细胞、组织出现一系列功能代谢及形态学改变，称为损伤（injury）。根据损伤轻重程度不同，分为可复性损伤和不可复性损伤两大类。变性一般为可复性损伤，而细胞死亡则为不可复性损伤。

一、可复性损伤

可复性损伤即变性（degeneration），是指由于物质代谢障碍使细胞内或间质中出现异常物质或原有正常物质含量显著增多的现象。根据形态学特点不同，常见的变性有以下几种类型。

1. 细胞水肿

细胞水肿是指细胞内钠水增多的现象，也可称为水变性。是细胞损伤中最早出现的改变，也是最常见的类型。主要见于线粒体丰富、代谢活跃的心、肝、肾等器官的实质细胞。

（1）原因及发生机制　常由于缺氧、感染、中毒等导致线粒体内 ATP 合成减少，细胞膜上的钠－钾泵功能障碍或细胞膜对电解质的主动运输功能发生损伤，使更多的钠离子和水进入细胞内，而细胞内钾离子外逸，导致细胞内水分积聚过多，引起细胞水肿。

（2）病理变化　大体观察：发生细胞水肿的组织器官体积增大，包膜紧张，切面隆起，边缘外翻，颜色苍白无光泽，似开水烫过一样。组织学观察：细胞体积增大，随着胞质内水分含量增多，胞质疏松淡染，细胞质内出现许多细小红染的颗粒状物质。严重时整个细胞膨大如气球状，圆而透亮，故称为气球样变（图 3－3）。

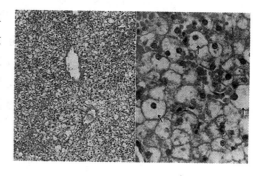

图 3－3　肝细胞水肿

（3）影响及结局　水肿的组织器官代谢减慢，功能降低，是轻度损伤的表现，原因消除后可恢复正常的形态和功能。病变不断进展，严重的细胞水肿可发生坏死。

2. 脂肪变性

脂肪变性是指中性脂肪（三酰甘油）蓄积于非脂肪细胞的细胞质中。脂肪变性多发生于代谢旺盛、耗氧量较大的肝、心、肾等器官。

（1）原因及发生机制　常由于严重的感染、长期贫血、缺氧、中毒及营养不良等因素干扰或破坏细胞的脂肪代谢而引起。由于肝是脂肪代谢的重要场所，因此，肝细胞脂肪变性最常见。肝细胞脂肪酸代谢过程中的某个或多个环节由于各种因素的作用而发生异常，可引发脂肪变性。主要有以下三方面因素。①脂蛋白的合成发生障碍：当合成脂蛋白的原料（如磷脂或组成磷脂的胆碱、蛋氨酸等物质）缺乏，或由于化学毒物或其他毒素破坏内质网结构或抑制某些酶的活性时，使肝细胞不能将三酰甘油正常地合成脂蛋白，不能将过多的脂质运到肝细胞外，造成脂质成分在肝细胞内的蓄积。②中性脂肪合成过多：饥饿状态或某些疾病如糖尿病患者的糖利用障碍时，需从脂库中动用大量脂肪。其中多以脂肪酸的形式进入肝脏，使肝细胞合成脂肪增多，以至于超过了肝脏将其氧化、利用和合成脂蛋白运输入血的能力，导致脂肪在肝细胞内蓄积。③脂肪酸氧化障碍：在淤血、缺氧、感染、中毒等情况下，可使肝细胞受损，影响脂肪酸的氧化及脂蛋白的合成，使肝细胞对脂肪的利用下降，造成肝细胞内脂肪含量过多。

（2）病理变化　大体观察：脂肪变性的器官体积增大，包膜紧张，边缘变钝，颜色变黄，质地变软，触之油腻感。组织学观察：脂肪变性的细胞体积变大，胞浆内出现大小不等的脂质空泡。脂质空泡是由于胞浆内的中性脂肪等脂质成分在石蜡切片制作过程中被有机溶剂溶解所致。有时不易与水样变性空泡相区别，此时可将冰冻切片用苏丹Ⅲ或锇酸作脂肪染色来加以鉴别，前者将脂肪染成橘红色，后者将其染成黑色。早期小的脂肪空泡出现在细胞核的周围；以后随着脂肪变性的加重，空泡逐渐变大，分布于整个胞浆中。严重时可融合成一个大泡，将细胞核挤向一边，形态类似脂肪细胞。

肝脂肪变性时，肝小叶内脂质空泡的分布与病因有一定关系。例如肝淤血时，肝小叶中央区缺血较重，因此脂肪变性首先发生在肝小叶中央区。若长期慢性淤血，则小叶中央区的肝细胞大多萎缩、消失，而小叶周边区的肝细胞因缺氧也发生脂肪变性。磷中毒时肝脂肪变性则首先发生在小叶周边区，然后随着病变的进展累及整个肝小叶。可能与小叶周边区肝细胞代谢活跃、对磷中毒更为敏感有关。当肝组织发生弥漫而严重的脂肪变性时，称为脂肪肝（图3-4）。

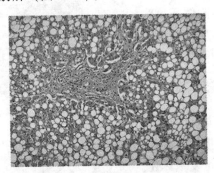

图3-4　肝细胞脂肪变性

肝细胞胞质内有大小不等的空泡，为脂肪滴，部分细胞呈印戒状

心肌脂肪变性多见于贫血、缺氧、中毒及严重感染等。最常累及左心室的内膜下心肌和乳头肌。由于心肌血管的分布特点，各部位缺氧程度轻重不一，故脂肪变性程度也不一致。重者呈黄色条纹，轻者呈暗红色，两者相间排列，状似虎皮斑纹，故称为"虎斑心"。组织学观察：心肌细胞胞浆中脂肪空泡多较细小，呈串珠状排列于纵行的肌纤维间。严重的心肌脂肪变性，可使心肌收缩力下降，甚至可导致心力衰竭的发生。

（3）影响及结局 脂肪变性可使组织器官的功能降低，同时脂肪变性是一种可复性病变。病因消除后，病变的细胞在形态和功能上可恢复正常。严重的脂肪变性可出现坏死，引起纤维组织增生，进而导致组织器官的功能障碍。如严重的肝脂肪变可逐渐发展成肝硬化。

3. 玻璃样变性

玻璃样变性又称透明变性，是指 HE 染色切片中，细胞内或细胞间质中出现均质红染、半透明、毛玻璃样的蛋白性物质。它包括三种病变。

（1）血管壁的玻璃样变 多发生于高血压病时的肾、脑、脾及视网膜等处的细动脉。高血压病时，全身细动脉持续性痉挛，使血管内膜缺血受损，内膜的通透性增高，血浆蛋白渗入动脉内膜，在内皮下形成均质红染、无结构的玻璃样物质。细动脉管壁增厚、变硬，弹性降低，管腔狭窄，甚至闭塞，又称为细动脉硬化。可引起循环阻力增加，使血压升高，并导致心、肾、脑的缺血性病变（图 3 - 5）。

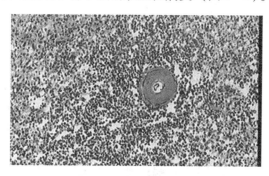

图 3 - 5 血管壁玻璃样变性

（2）结缔组织玻璃样变 是胶原纤维老化的表现。常见于瘢痕组织、动脉粥样硬化斑块及纤维化的肾小球等。其特点是结缔组织内的纤维细胞明显减少，胶原纤维增粗并互相融合为梁状、带状或片状，失去纤维性结构。肉眼观察呈灰白色，半透明状，质地较硬韧并缺乏弹性。发生机制目前尚不清楚，有人认为是在纤维瘢痕老化过程中，原胶原蛋白分子之间的交联增多、胶原纤维互相融合、并有较多的糖蛋白积聚所致；也有人认为是由于缺氧、炎症等原因，造成局部 pH 值升高或温度升高，使原胶原蛋白分子变性并互相融合而引起的。

（3）细胞内玻璃样变 是指各种原因导致细胞质内出现大小不等、均质、红染、无结构的蛋白性物质或团块。肾小球肾炎或其他伴有明显蛋白尿的疾病时，原尿中的蛋白成分被肾近曲小管上皮细胞吞饮并在胞浆内融合，形成镜下大小不等、圆形的红染小滴（玻璃样小滴）；慢性炎症时，病灶内的浆细胞胞浆内免疫球蛋白堆积可出现红染、圆形的玻璃样物质，称为拉塞尔小体；酒精性肝病时，肝细胞胞浆内细胞中间丝前角蛋白变性形成马洛里小体。

4. 病理性色素沉着

指细胞内和组织中有色物质（色素）的异常蓄积。根据色素的来源不同，可分为内源性和外源性两类。内源性色素主要是指机体内生成的色素，如含铁血黄素、胆红素、脂褐素和黑色素等；外源性色素也可进入体内，如纹身进入皮内的色素等。常见的病理性色素有以下几种。

（1）含铁血黄素　是由巨噬细胞吞噬红细胞，在溶酶体作用下，血红蛋白的 Fe^{3+} 与蛋白质结合形成的铁蛋白微粒聚集体，是一种具有折光性的金黄色或棕褐色颗粒。由于含铁血黄素分子中含有三价铁，普鲁士蓝或柏林蓝反应呈蓝色。可见于左心衰竭引起慢性肺淤血时，漏入肺泡腔内的红细胞被巨噬细胞吞噬后形成。此外，溶血性疾病时，由于巨噬细胞大量吞噬红细胞，形成大量含铁血黄素。可发生全身性沉积，主要见于肝、脾、骨髓及淋巴结等器官。

（2）胆红素　也是巨噬细胞吞噬红细胞或血红蛋白后所形成的一种衍生物。为黄褐色或黄绿色，不含铁的折光性小颗粒或团块。一般为溶解状态。血液中胆红素过多时可把组织染成黄色，称为黄疸。在胆道堵塞及某些肝病患者中肝细胞、毛细胆管及小胆管内可见许多胆红素。

（3）黑色素　是由黑色素细胞合成的一种棕褐色或深褐色颗粒状色素。正常情况下黑色素主要存在于皮肤、毛发、虹膜、脉络膜、软脑膜、卵巢、肾上腺髓质、膀胱及脑的黑质等处。黑色素细胞主要位于表皮及黏膜的基底层或基底上层，来源于神经外胚叶的树突状细胞。黑色素细胞与基底细胞及角化细胞的比例与种族、年龄、身体部位及日照程度的不同有关。黑色素以黑色素颗粒的形式传递到周围的角质细胞，对紫外线的照射有保护作用。人类的黑色素合成受垂体、肾上腺及性腺等激素的调控。在病理情况下，局部性黑色素沉着见于慢性炎症、色素痣、恶性黑色素瘤、基底细胞癌等。肾上腺皮质功能低下的 Addison 病患者可出现全身性皮肤、黏膜的黑色素沉着。

5. 病理性钙化

在骨和牙齿以外的其他组织内有固体性钙盐的沉积称为病理性钙化。沉积的钙盐主要成分是磷酸钙和碳酸钙。组织内钙盐沉积较多时，肉眼表现为石灰样坚硬颗粒或团块状外观。不能吸收而长期存在于体内时，可刺激纤维组织增生将其包裹。HE 染色时钙盐呈蓝色颗粒状。起初钙盐颗粒微细，以后可聚集成较大颗粒或团块状。病理性钙化因发生的原因不同分为营养不良性钙化和转移性钙化两种类型。

（1）营养不良性钙化　是指机体本身钙、磷代谢正常，血钙不升高，钙盐在变性、坏死的组织或异物中的沉积。这种钙化很常见，常发生在结核坏死灶、脂肪坏死灶、动脉粥样硬化斑块内、坏死的寄生虫虫体、虫卵及其他异物等。其发生机制可能与局部碱性磷酸酶升高有关。坏死细胞中的溶酶体释放碱性磷酸酶、水解有机磷酸酯，使局部磷酸超过了正常值，导致磷酸钙沉积。

（2）转移性钙化　是由于全身性的钙、磷代谢障碍，引起机体血钙或血磷升高，导致钙盐在正常组织内沉积，如肾小管、肺泡壁、胃黏膜等处。转移性钙化较少见。可见于甲状旁腺功能亢进、骨肿瘤严重破坏骨组织或过多接受维生素 D 时，使大量骨钙入血，引起高血钙，而造成转移性钙化。

6. 黏液样变

是指细胞间质内有黏多糖（透明质酸）和蛋白质的蓄积。镜下，多突起的星芒状纤维细胞散在于灰蓝色的黏液样基质中，间质疏松。常见于风湿病、间叶组织肿瘤、动脉粥样硬化及营养不良的脂肪组织和骨髓内。

二、不可复性损伤

当各种严重损伤导致细胞代谢停止、结构破坏和功能丧失等不可复性变化时，发生不可复性损伤即细胞死亡（cell death）。死亡的原因很多，凡是能引起损伤的各种因素，只要作用达到一定的强度或持续一定的时间，使受损的组织细胞代谢完全停止，就会引起细胞、组织的死亡。细胞死亡有两种形态学类型：坏死和凋亡。两者各自具有不同的发生机制、形态学特点及生物学意义。坏死是细胞病理性死亡的主要形式，而凋亡常见于细胞的生理性死亡。在多数情况下，坏死是由组织细胞的变性逐渐发展而来的，但在个别情况下，致病因子极为强烈，使组织细胞直接发生死亡。

（一）细胞坏死

活体内局部组织、细胞的死亡称为坏死（necrosis）。坏死的组织细胞代谢停止，功能丧失，是局部组织的一种不可复性损伤。细胞坏死后会出现一系列的形态变化，包括细胞肿胀、质膜崩解及中性粒细胞的浸润等，最终呈现自溶性变化。

1. 坏死的基本病理变化

（1）组织学观察　在细胞坏死后的几小时才可能出现镜下改变。光镜下坏死的细胞呈现自溶性变化，包括细胞核、细胞质及间质的变化。

1）细胞核的改变　是细胞坏死的主要形态学标志，一般依序呈现核固缩、核碎裂、核溶解。①核固缩：是由于细胞核内水分脱失、染色质浓缩、染色变深、核体积缩小引起。②核碎裂：核膜破裂，同时核染色质崩解为小碎片散布在胞浆内。③核溶解：在脱氧核糖核酸酶的作用下，染色质的 DNA 分解，细胞核失去对碱性染料的亲和力，核染色变淡，甚至只能见到核的轮廓。最后，核的轮廓也完全消失（图 3-6）。

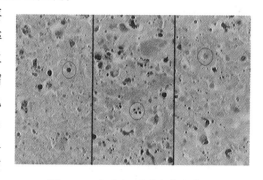

图 3-6　细胞坏死形态学变化

2）细胞质的改变　表现为胞浆核蛋白体逐渐减少或丧失，使胞浆与碱性苏木素染料的结合减少，与酸性染料伊红的亲和力增高而使胞浆红染呈嗜酸性。

3）间质的改变　间质对各种损害因子的耐受性大于实质细胞，所以早期间质没有明显改变。细胞解体后在各种溶解酶的作用下，基质崩解，胶原纤维肿胀、断裂或液化，纤维性结构消失，坏死的细胞和崩解的间质融合成一片模糊的、颗粒状的、无结构的红染物质。

上述坏死形态改变虽然属于坏死后的自溶变化，但与机体死亡后的组织自溶不同，活体局部组织坏死可引起明显的炎症反应，而尸体自溶不伴有炎症反应。

（2）肉眼观察　当坏死组织范围较小，常常无法辨认。只有坏死组织达到较大的范围时，才有可能出现形态方面的改变。表现为外观混浊、无光泽，失去正常组织的弹性；因为没有正常的血液供给而温度较低，无血管搏动，切开时没有新鲜血液流出；

并失去了感觉（皮肤痛、触痛）及运动功能（肠管蠕动）等。临床上称为失活组织，应给予及时切除。

2. 坏死的类型

由于蛋白质的变性和坏死组织的酶性消化所占据的作用不同，可出现不同的形态学变化，表现为以下几种类型。

（1）凝固性坏死　是组织坏死后水分脱失、蛋白质凝集所形成的灰白或黄白色比较干燥的凝固体。常见于心、肾、脾等器官的缺血性坏死（梗死）。大体观察：坏死灶干燥较硬，呈土黄色；与健康组织分界清楚，坏死灶与周围组织交界处常常出现一暗红色充血出血带。组织学观察：坏死组织的细胞核发生核固缩、核碎裂、核溶解，胞浆呈嗜酸性染色，但组织结构的轮廓可保留一段时间。如肾的贫血性梗死初期，肾小球及肾小管的细胞已呈现坏死性改变，但肾小球、肾小管及血管等轮廓仍可辨认。

干酪样坏死是凝固性坏死的一个特殊类型。主要见于由结核杆菌引起的坏死。由于坏死组织分解彻底，组织结构被破坏，因而光镜下仅见一些红染的无结构的颗粒状物质。由于坏死组织含有较多的脂质（主要来自结核杆菌及中性粒细胞），因而肉眼观察呈淡黄色、质地松软的物质，状似干酪，故名干酪样坏死。这种坏死不易吸收，并含有大量的结核杆菌。

（2）液化性坏死　是由于坏死组织中可凝固的蛋白质少，或水和磷脂的成分占优势，或酶的分解作用强，使坏死组织变为液态。最常发生在脑和骨髓，故脑的液化性坏死也称为脑软化。脓液、脂肪坏死和由细胞水肿而来的溶解性坏死都属于液化性坏死。

脂肪坏死是液化性坏死的特殊类型，主要分为酶解性脂肪坏死和外伤性脂肪坏死两种。前者见于急性胰腺炎时，胰脂肪酶外逸消化胰腺自身及其周围器官的脂肪组织。后者好发于皮下脂肪组织尤其是女性乳房，脂肪细胞破裂、脂肪外溢，在局部形成肿块。

（3）纤维素样坏死　是发生于结缔组织和血管壁的一种坏死。组织学观察：病变部位的组织结构消失，胶原纤维崩解、断裂为境界不清的颗粒状、小条或小块状无结构的物质，呈强嗜伊红染色。状似纤维蛋白，有时纤维蛋白染色呈阳性，又称为纤维蛋白样坏死。多见于变态反应性结缔组织病（风湿病、类风湿性关节炎、系统性红斑狼疮、结节性多动脉炎）和急进性高血压病的血管壁。

纤维素样坏死的形成机制与抗原－抗体复合物引发的胶原纤维肿胀崩解、结缔组织免疫球蛋白沉积、或血液纤维蛋白渗出有关。

（4）坏疽　是指组织、器官较大范围的坏死同时伴有腐败菌的感染而形成的特殊的形态学改变。表现为，坏死组织经腐败菌分解产生硫化氢，与血红白中分解出来的铁相结合形成硫化铁，使坏死组织呈黑色、暗绿色。根据发生的原因及形态特点，坏疽分为以下三种类型。

1）干性坏疽　多见于动脉粥样硬化、血栓闭塞性脉管炎和冻伤患者的四肢末端。由于动脉阻塞而静脉回流通畅，使坏死组织水分含量较少，加上体表水分的蒸发，使病变局部干燥皱缩，呈黑褐色。腐败菌感染一般较轻，与周围健康组织有明显的分界线（图3-7）。

2）湿性坏疽　多发生于与外界相通的内脏（肠、子宫、肺等），也可见于四肢。常常由于动脉阻塞的同时伴有静脉回流受阻。由于坏死组织含有较多的水分，适合腐败菌生长，故感染多较严重。局部明显肿胀，呈暗绿色或污黑色，伴恶臭。由于炎症反应较重，故坏死组织与健康组织间无明显分界线，同时可引起严重的全身中毒症状，甚至可发生中毒性休克而死亡。常见的湿性坏疽有坏疽性阑尾炎、肠坏疽、肺坏疽及产后坏疽性子宫内膜炎等。当四肢动脉闭塞而静脉回流受阻、伴有淤血水肿时，也可发生湿性坏疽。

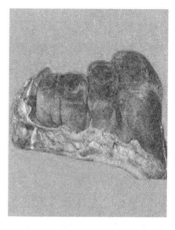

图3-7　足的干性坏疽

3）气性坏疽　为湿性坏疽的一种特殊类型。主要见于严重的深达肌肉的开放性创伤合并产气荚膜杆菌等厌氧菌感染时。由于细菌分解坏死组织时产生大量气体，使坏死组织内含有大量气泡而呈蜂窝状，按之有"捻发"音，污秽棕褐色。气性坏疽发展迅速，中毒症状明显，后果严重，需及时处理。

3. 坏死组织的结局

组织坏死后成为机体内的异物。机体通过各种方式处理坏死组织，以利于局部组织的修复。不同组织的坏死，其结局不一样。基本反应表现为细胞自溶，并在局部引发急性炎症反应。

（1）溶解吸收　坏死组织被中性粒细胞及坏死组织释放的水解酶溶解液化变成液体，经由淋巴管、血管吸收，不能液化的组织碎片被巨噬细胞吞噬消化。小范围的坏死可完全吸收；较大范围的坏死溶解液化后可形成囊腔或缺损。

（2）分离排出　较大坏死灶不能完全溶解吸收时，则发生炎症反应，使坏死组织与健康组织分离，在局部形成缺损。发生于皮肤或黏膜较深的缺损称为溃疡；局限在表皮和黏膜浅表的缺损，称为糜烂。与外界相通的内脏器官（肾、肺等），坏死组织液化经自然管道（输尿管、气管）排出所形成的空腔，称为空洞。

（3）机化　坏死组织如果不能完全溶解吸收或分离排出时，则由新生的毛细血管和成纤维细胞构成的肉芽组织逐渐长入并将其取代，这个过程称为机化，最后形成瘢痕组织。

（4）包裹与钙化　坏死组织范围较大，或坏死组织难以溶解吸收，或不能完全机化，则由新生的纤维结缔组织加以包绕，称为包裹。其中的坏死组织可继发钙盐沉积，引起营养不良性钙化，如结核病灶内干酪样坏死的钙化。

4. 坏死对机体的影响

坏死组织的代谢停止、功能丧失，对机体的影响与坏死组织发生的部位和范围、坏死器官的储备及代偿能力等因素有关：①一般组织器官的小范围坏死，对机体影响不明显；较大范围的组织坏死由于分解吸收毒素，可引起严重的全身中毒症状。②发生在重要脏器，如心、脑等器官的坏死，常导致严重的功能障碍，甚至危及生命。③肺、肾等成对器官的储备代偿能力较强，即便一侧器官有较大范围的坏死时，可通过对侧器官进行功能代偿，一般不会明显影响其功能。

（二）凋亡

凋亡（apoptosis）是指活体内单个细胞或小团细胞在发育过程中或某些致病因素的作用下，通过细胞内基因及其产物的调控而发生的一种主动而有序的自我死亡过程，故又称程序性细胞死亡。这种方式死亡的细胞一般质膜（细胞膜和细胞器膜）不破裂，也不会引起急性炎症反应。在发生机制及形态学特点上不同于细胞坏死。

凋亡多数为细胞的生理性死亡，是细胞衰老过程中功能逐渐减退的结果；也可见于病理过程中。凋亡在胚胎的发育、形态的发生、机体的防御、疾病的损伤及肿瘤的发生发展中起着重要作用。

细胞凋亡的形态学变化是多阶段的。镜下可表现为胞浆浓缩、细胞体积缩小，细胞器紧密；核固缩为均一的致密物，并逐渐断裂为大小不一的片段；胞膜不断出芽、包裹胞浆、细胞器及细胞的核碎片，并脱落形成数个大小不等的凋亡小体。凋亡小体可被邻近的巨噬细胞或上皮细胞吞噬、降解而不引起炎症反应。

凋亡与坏死的区别见表 3-1。

表 3-1　坏死与凋亡的区别

比较特点	凋亡	坏死
原因	生理及病理情况均可	仅见于病理情况
累及范围	多为单个细胞	多为数量较多细胞
细胞改变	细胞膜完整，细胞体积缩小	细胞膜完整性破坏，细胞裂解
细胞器	完整存在	肿胀，甚至崩解
溶酶体	完整，酶未外溢	破裂，酶释放
转归	变为凋亡小体	细胞破裂、溶解消失
炎症反应	周围组织不发生炎症反应	周围组织发生炎症反应

第三节　损伤的修复

组织和细胞损伤后，机体对所形成的缺损在结构和功能上进行修补恢复，这一过程称为修复（repair）。修复是通过局部邻近健康细胞的分裂增生来实现的。修复后的组织可完全或部分恢复原有组织的结构和功能。因此，修复是以细胞的再生为基础，再生的结果常是损伤组织的修复。由于损伤组织的再生能力不同，修复过程可表现为两种不同的形式：①由损伤部位同种细胞的增生来完成的修复，称为再生，如果完全恢复了原组织的结构及功能，则称为完全性再生；②通过纤维结缔组织的增生来完成的修复，称为纤维性修复。最终形成瘢痕组织，故也称瘢痕修复。在多数情况下，由于有多种组织发生损伤，因此两种修复过程往往同时存在，如创伤愈合过程。

一、再生

组织、细胞缺损后，由周围同种细胞的增生来完成的修复过程称为再生（regeneration）。

（一）再生的类型

再生可分为生理性再生及病理性再生两种。①生理性再生是指在生命过程中，有些组织细胞不断死亡、消失，又不断通过同种细胞的增生予以补充，如表皮表层角化细胞的脱落，由基底细胞增生、补充；生理性再生可保持原有组织器官的结构和功能，维持着机体的完整与稳定；②病理性再生是指在各种致病因素的作用下，局部组织细胞缺损所形成的再生。

（二）各种细胞的再生能力

机体各种细胞的再生能力是在长期生物进化过程中获得的。一般来说，低等动物比高等动物再生能力强；分化程度低、易受损伤的、经常更新的组织再生能力强。根据再生能力的强弱，可将人体各种组织细胞分为以下三类。

1. 不稳定细胞（labile cells）

这类细胞不断地增殖，以代替衰亡或死亡的细胞，如皮肤的表皮细胞、呼吸道和消化道黏膜被覆细胞、男女生殖器官管腔的被覆细胞、淋巴及造血细胞、间皮细胞等。这些细胞损伤后具有强大的再生能力。

2. 稳定细胞（stable cells）

这类细胞在生理情况下增殖现象不明显，细胞似乎长期处于静止期（G0）。一旦受到刺激或损伤时，则表现出较强的再生能力。这类细胞包括各种腺体或腺样器官的实质细胞，如肝、胰、涎腺、内分泌腺、汗腺、皮脂腺和肾小管的上皮细胞等；还包括原始间叶细胞及其衍化来的各种细胞。当这些细胞发生缺损时，可以通过再生完成修复；但如果缺损范围较大，则需要通过纤维结缔组织的增生来完成修复。平滑肌细胞也属于稳定细胞，但其再生能力较弱。

3. 永久性细胞（permanent cells）

这类细胞一般在出生后就不能进行分裂增生。一旦遭受破坏则形成永久性的缺失。如中枢神经细胞和神经节细胞不能再生，遭受损坏后由神经胶质瘢痕补充。而受损的神经纤维在相应神经细胞存活的前提下，具有活跃的再生能力。心肌和横纹肌细胞的再生能力非常微弱，对于损伤后的修复几乎没有作用，一般由纤维结缔组织增生来完成修复，最终形成瘢痕。

（三）各种组织的再生过程

1. 被覆上皮的再生

鳞状上皮缺损时，由创缘或底部的基底层细胞分裂增生。先形成单层上皮向缺损处延伸，以后逐渐分化为鳞状上皮，恢复原有的形态结构。黏膜缺损后，也以同样方式进行修复。新生的黏膜上皮由扁上皮平变为立方上皮，最后形成柱状上皮。

2. 腺上皮的再生

腺上皮虽有较强的再生能力，但其再生的情况依赖于基底膜或网状支架的完整性。如果仅有腺上皮的缺损而基底膜或网状支架的完整性未被破坏，可由残留细胞的分裂进行补充；完全恢复原来腺体结构。如果腺体的基底膜或网状支架被破坏，则通过纤维性修复填补缺损。如皮肤的严重烧伤，汗腺完全破坏，最终形成瘢痕。

3. 血管的再生

毛细血管的再生以出芽的方式进行。首先局部内皮细胞分裂增生，形成向外突出的实心细胞条索，在血流的冲击下出现管腔，形成新生的毛细血管；进而彼此吻合构成毛细血管网（图3-8）。在此基础上，为适应功能的需要，新生的毛细血管有的消失、有的管壁增厚转变为小动脉或小静脉。大血管的断裂需先行手术缝合断端，其内皮细胞可通过再生恢复原有内膜的结构，而内皮下各层由结缔组织增生形成瘢痕性愈合。

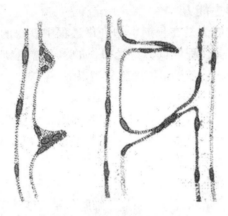

图3-8　毛细血管再生模式图

4. 神经纤维的再生

脑及脊髓内的神经细胞损伤后不能再生，由神经胶质细胞及纤维组织修复，形成胶质瘢痕而愈合。周围神经损伤时，如果神经元细胞仍然存活，则可以完全再生。首先，断离处两侧的一部分神经纤维髓鞘及轴突崩解、吸收，然后由两端的神经鞘细胞增生形成带状的合体细胞，将断端连接。近端轴突逐渐向远端生长，每天生长的速度约1 mm，穿过神经鞘细胞带，最后达到末梢鞘细胞，鞘细胞产生髓磷脂将轴索包绕形成髓鞘。此过程常需数月才能完成。若两断端相距太远，或有软组织嵌入，或因截肢失去远端，再生轴突均不能到达远端，与增生的纤维结缔组织混合在一起，形成创伤性神经瘤，临床上可导致顽固性疼痛。

5. 纤维组织的再生

在损伤因子的刺激下，成纤维细胞分裂、增生，形成纤维组织。幼稚的成纤维细胞可由局部静止状态的纤维细胞转变而来，或由未分化的间叶细胞分化而成。幼稚的成纤维细胞体积较大、两端突起、胞浆略显嗜碱性。胞核染色淡，有1~2个核仁。当成纤维细胞停止分裂后，可合成并分泌前胶原蛋白，形成胶原纤维，细胞本身逐渐变长、胞浆减少、核深染，成为长梭形的纤维细胞。

二、纤维性修复

当组织损伤范围较大、再生能力较弱，不能通过同类细胞的再生进行修复时，即由肉芽组织增生，逐渐溶解、吸收并取代坏死组织及其他异物，填补局部缺损。以后肉芽组织转化成以胶原纤维为主的瘢痕组织，完成纤维性修复。

（一）肉芽组织（granulation tissue）

1. 肉芽组织的形态

肉芽组织主要由成纤维细胞、新生的毛细血管及炎细胞组成；为幼稚的血管结缔组织。肉芽组织形成初期，毛细血管和成纤维细胞均显示活跃的再生能力。组织学观察：新生的毛细血管为芽状增生的内皮细胞索，继而在血流的冲击下出现管腔。并向创面垂直生长。同时形成以小动脉为轴心袢状弯曲的毛细血管网。故大体观察表现为鲜红色、颗粒状，柔软湿润。在新生的毛细血管之间有许多成纤维细胞及大量渗出的炎细胞（图3-9）。

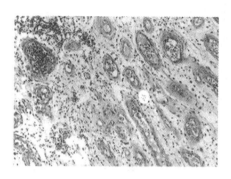

图3-9 肉芽组织镜下病理变化

成纤维细胞能够产生基质及胶原纤维，并具有一定的收缩功能。炎细胞常以巨噬细胞为主，也有多少不等的中性粒细胞及淋巴细胞。巨噬细胞及中性粒细胞能吞噬细菌及组织碎片，形成各种蛋白水解酶及细胞因子，因此具有抗感染功能。新生肉芽组织由组织缺损的边缘及底部向中央及其表面伸展，最后填满局部缺损。

2. 肉芽组织在组织损伤修复过程中的作用

表现为：①填补伤口及其他组织缺损、连接断离组织；②抗感染及保护创面；③机化或包裹坏死组织、血栓、血凝块及其他异物。

3. 肉芽组织的结局

肉芽组织形成后，按其生长的先后顺序逐渐成熟。表现为：间质中液体逐渐吸收；中性粒细胞、巨噬细胞、淋巴细胞和浆细胞先后消失。部分毛细血管闭缩消失、数量减少。少量毛细血管按功能需要改建为小动脉及小静脉。成纤维细胞产生的胶原纤维越来越多，同时成纤维细胞数量逐渐减少并转变为核细长深染的纤维细胞。至此，肉芽组织转变为血管稀少、以纤维结缔组织为主的瘢痕组织。

（二）瘢痕组织

瘢痕组织（scar tissue）是指肉芽组织经改建成熟所形成的纤维结缔组织。主要由大量与表面平行或交错排列的胶原纤维构成，纤维细胞数量少、核细长而深染。胶原纤维可相互融合呈红染均质状，即为纤维结缔组织的玻璃样变性。大体观察：瘢痕组织呈白色、半透明状，质地坚韧而缺乏弹性，呈收缩状态。

瘢痕组织的形成宣告修复的完成。瘢痕组织的形成可以长期牢固地填补、连接伤口或其他组织缺损，保持组织器官的完整性，具有一定的坚固性。同时，对机体产生一定的不利影响，表现为：①瘢痕收缩可引起器官变形及功能障碍，如发生在消化道、泌尿道等管腔器官可引起局部的狭窄；发生在关节附近则可引起关节挛缩，导致运动障碍。可能与瘢痕组织水分的显著减少引起体积变小或含有过多的肌纤维母细胞有关。②瘢痕组织增生过多，在皮肤可形成向表面隆起的大而不规则硬块，称为瘢痕疙瘩。其发生机制不明，一般认为与体质有关。容易出现瘢痕疙瘩的患者称为瘢痕体质。③瘢痕组织弹性较差，抗张力强度较低。若局部长期承受较大的张力，可使瘢痕向外膨出。在心肌梗死的瘢痕处形成室壁瘤；在腹壁手术切口处引起腹壁疝。

三、创伤愈合

创伤愈合（wound healing）是指机体在外力的作用下，皮肤等组织出现断离或缺损后的愈复过程。轻度创伤仅限于皮肤表皮层，重者有皮肤和皮下组织的断裂、出现伤口；严重的创伤甚至可导致肌肉、肌腱、神经的断裂及骨折。因此，创伤愈合常常包括各种组织的再生和肉芽组织的增生等过程。

（一）创伤愈合的基本过程

1. 急性炎症期

创伤后第1天，伤口局部有不同程度的组织坏死和血管断裂出血，同时出现不同程度的炎症反应。表现为充血水肿及炎细胞渗出。开始以中性粒细胞为主，3天后转为巨噬细胞为主。伤口中的血液和渗出液中的纤维蛋白原很快凝固，形成血凝块填充在伤口内，起临时填充和保护作用。

2. 伤口收缩

2～3天后伤口边缘的全层皮肤及皮下组织向伤口中心移动，使伤口迅速缩小，直到2周左右停止。伤口的收缩在于缩小创面、有利于修复。伤口缩小的程度因动物种类、伤口部位、伤口大小及形状而有所不同。实验表明，伤口甚至可缩小80%。伤口收缩是伤口边缘新生的肌纤维母细胞的牵拉作用引起的，而与胶原无关。抑制胶原形成则对伤口收缩没有影响，植皮可使伤口收缩停止。

3. 肉芽组织增生和瘢痕形成

从创伤后2～3天开始，自伤口底部及边缘长出肉芽组织将伤口逐渐填平。5～6天起成纤维细胞产生胶原纤维及基质。随着胶原纤维越来越多，逐渐过渡为瘢痕组织。其中的胶原纤维与表面伤口平行。大约伤后一个月瘢痕组织完全形成。由于肉芽组织中没有神经，故没有感觉。

4. 表皮及其他组织再生

创伤后24 h内即有表皮基底细胞的增生。开始为单层上皮覆盖于肉芽组织的表面。当增生的上皮完全覆盖伤口表面时，则逐渐分化成为鳞状上皮。健康的肉芽组织对表皮再生十分重要，它可为上皮的再生提供所需的营养物质及生长因子。若伤口过大，直径超过20 cm时，则再生的表皮很难将伤口完全覆盖，往往需要植皮。

创伤导致皮肤附属器（毛囊、汗腺及皮脂腺）完全破坏时，则不能完全再生，由瘢痕组织进行修复。肌腱断裂后也是瘢痕修复，但随着功能锻炼而不断改建，使胶原纤维按原来肌腱纤维方向排列，达到完全再生。

（二）皮肤和软组织的创伤愈合

根据组织的损伤程度及有无感染，创伤愈合分为以下三种类型。

1. 一期愈合（healing by first intention）

见于组织缺损范围小、创缘整齐、对合严密、无感染的伤口。例如无菌性手术切口。这种伤口裂隙很小或已缝合，其中只有少量血凝块，炎症反应很轻。表皮再生在1～2天内便可完成。肉芽组织很快将伤口填满，5～6天胶原纤维形成（此时可以拆线），约2～3周完全愈合，留下一条线状瘢痕。因此，一期愈合的时间短，形成的瘢痕少，抗拉力强度大，功能影响小（图3-10）。

2. 二期愈合（healing by second intention）

见于组织缺损范围较大、创缘不整、哆开、无法整齐对合，或伴有感染、异物的伤口。这种伤口首先需要控制感染、清除坏死组织及异物，才能进行修复。由于伤口大，需较多的肉芽组织才能填满伤口。因此，二期愈合时间较长，形成的瘢痕较多，常常影响组织器官的外形和功能。

3. 痂下愈合（healing under scar）

多见于伴有出血的较表浅的皮肤创伤。伤口表面的血液、渗出液及坏死组织干燥后形成黑褐色硬痂，在痂下进行的一期或二期愈合过程。待上皮再生完成后，硬痂即脱落。痂下愈合所需时间通常较长；所形成的硬痂对创面有一定的保护作用。

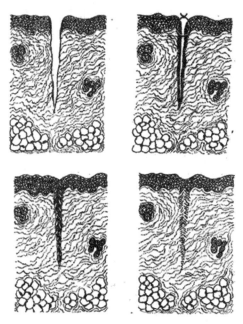

图3-10 Ⅰ期愈合模式图

（三）骨折愈合

骨折指在较大外力或病理因素的作用下，骨组织结构的连续性发生了断裂，是一种严重的创伤。骨组织再生能力较强。一般经过良好复位及固定，几个月内可完全愈合，恢复正常的结构和功能。骨折的愈合过程可分为以下几个阶段。

1. 血肿形成

骨膜、骨质和骨髓具有丰富的血管。骨折后导致局部及周围组织血管血管破裂，引起出血及血肿形成。数小时后血肿凝固、连接断离的骨组织。同时出现炎症反应，清除坏死组织。为肉芽组织的长入创造了条件。

2. 纤维性骨痂形成

骨折后 2～3 天，血肿刺激骨折部位的毛细血管、成纤维细胞增生，形成肉芽组织，并向血肿内长入。肉芽组织进一步转化为纤维组织。局部形成梭形膨大、质软的纤维性骨痂，将两个断端连接在一起。这种连接并不牢固，约需要 2～3 周完成。

3. 骨痂形成

在纤维性骨痂基础上，成纤维细胞向骨母细胞和软骨母细胞方向分化。骨母细胞产生大量的骨基质，沉积于细胞之间，本身成熟为骨细胞，形成类骨样组织，再有钙盐沉积成为骨性组织（骨性骨痂）。软骨母细胞也可通过软骨内化骨形成骨性骨痂。此时，断裂的骨组织虽然被新生骨组织连接在一起，但骨痂内骨小梁排列紊乱、结构疏松、不能持重，达不到正常功能的需要。这一阶段约 4～8 周完成。

4. 骨痂改建

骨性骨痂在骨母细胞及破骨细胞的协同作用下，逐渐改建为板层骨并重新恢复皮质骨和骨髓腔的正常关系。改建过程中，不需要的骨质由破骨细胞吸收，承受应力较大的部位则由骨母细胞产生更多的骨质，并使骨小梁逐渐适应力学排列方向。经过一定时间，可完全恢复原有骨组织的形态结构与功能需要（图 3 – 11）。

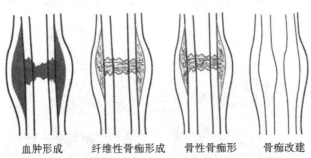

<table>
<tr><td>血肿形成</td><td>纤维性骨痂形成</td><td>骨性骨痂形</td><td>骨痂改建</td></tr>
</table>

图 3 – 11　骨折愈合模式图

（四）影响创伤愈合的因素

创伤愈合过程的长短和愈合的好坏，除与组织损伤的范围大小和组织的再生能力强弱有关外，机体全身性状况与局部性因素也影响组织的再生修复过程。

1. 全身因素

（1）年龄因素　婴幼儿、青少年的组织再生能力较强，创伤愈合较快；而老年人组织再生能力较弱，愈合较慢。可能与老年人血管硬化、血液供应减少有关。

（2）营养状况　蛋白质和维生素是创伤愈合的物质基础，在组织再生中甚为重要。严重的蛋白质缺乏，尤其是含硫氨基酸（如甲硫氨酸、胱氨酸）缺乏时，伤口中的肉芽组织及胶原纤维形成不足，使伤口不易愈合。维生素 C 缺乏时，胶原纤维合成过程中脯氨酸的羟化发生障碍，影响了胶原纤维的形成，愈合延缓，抗张力强度减弱。微量元素中锌对创伤愈合具有重要作用。锌缺乏会延缓愈合。可能与锌是细胞内一些氧化酶的必需成分有关。

（3）激素或药物影响 垂体促肾上腺皮质激素及肾上腺糖皮质激素能抑制炎症渗出、肉芽组织的形成及胶原纤维的合成，并加速胶原纤维的分解。故在创伤愈合过程中应谨慎使用此类激素。而肾上腺盐皮质激素及甲状腺素对修复有促进作用。

2. 局部因素

（1）感染与异物 感染妨碍局部组织的再生修复。某些细菌产生的毒素和酶能引起组织坏死、胶原纤维和基质溶解，加重局部损伤。同时炎性渗出导致局部张力增加，伤口不易愈合。只有控制感染，修复才能进行。坏死组织及其他异物对局部也有刺激作用，妨碍愈合并有利于感染。因此，有感染、有异物、坏死组织较多的伤口必然是二期愈合的伤口。往往需要外科施行清创手术，清除坏死组织和异物，控制感染，缩小创面，从而缩短愈合时间，甚至可能达到一期愈合。

（2）局部血液循环 良好的血液循环能保证组织再生所需的氧和营养物质，同时对坏死组织的吸收及控制感染也起着至关重要的作用。因此，局部血流供应良好时，则再生修复好；反之则影响愈合。如伤口包扎过紧，使局部血液灌流量不足时，则伤口愈合迟缓。

（3）神经支配 完整的神经支配有利于组织的再生。当局部神经损伤时，可导致相应组织的神经营养不良而难以愈合。例如麻风引起的溃疡不易愈合，是因为神经受累的缘故。支配局部血管的植物神经损伤时，会影响血管的舒缩功能，导致局部血液循环障碍，影响再生修复过程。

第四节 病理与临床护理联系

一、损伤修复与临床护理的联系

1. 疼痛

损伤发生后一般都会出现程度不等的疼痛，遵医嘱及时给予镇痛药物，疼痛剧烈时使用麻醉止痛剂。也可运用非药物治疗技巧，如谈话、娱乐及精神放松等方法缓解疼痛。对坏疽或严重创伤导致截肢或者骨折的患者，应协助其变换体位，以减轻其因外部压力或肢体疲劳引起的疼痛。

2. 体温升高

常与细菌感染及坏死后机体发生炎症反应有关，遵医嘱及时给予抗生素治疗，抗生素应用时需注意过敏反应。必要时应用退热药物，也可物理降温，如将冰帽、冰袋等置于头部、腋下、腹股沟等处或酒精擦浴。

3. 失血

创伤或骨折后会出现不同程度的失血，应及时监测生命体征的变化，如血压及脉搏。若失血过多，应及时补血输液，避免出现水、电解质及酸碱平衡紊乱。

4. 其他

外伤发生后应及时协助医生清创，预防感染，尽量使二期愈合向一期愈合转化。坏疽发生后应及时予以抗生素治疗，避免发生感染性休克。骨折发生后需合理安置体位、患处制动，后期协助患者做康复护理及理疗等。

二、损伤修复与饮食护理的联系

损伤发生后需要提高机体抵抗力，同时在修复过程中需要细胞的大量增生，所以原则上应给予高热量、高蛋白饮食，补充维生素。对于不能进食的患者，应通过肠内或肠外营养支持，如鼻饲或静脉输液等。

三、损伤修复与心理护理的联系

损伤发生后，患者及家属会产生恐惧、焦躁等心理，护理人员应关心患者的心理状态，加强与患者的沟通，了解患者的心理变化，耐心细致做好病情的解释工作，及时给予疏导。坏疽患者病情严重者需要行近端高位截肢，应及时做好解释工作，说明治疗的必要性，取得患者及家属的理解和支持，配合医护人员积极治疗并树立生活的信心和勇气，使患者早日康复。

目标检测

一、名词解释

1. 萎缩
2. 化生
3. 变性
4. 坏死
5. 再生
6. 肉芽组织

二、填空题

1. 适应在形态学上的主要表现形式有_____、_____、_____、_____。
2. 细胞坏死的主要形态学标志是_____的变化，包括_____、_____、_____。
3. 坏疽根据病变特点不同分为_____、_____、_____。

三、单项选择题

1. 肾盂积水所致的萎缩属于
   A. 营养不良性萎缩   B. 失用性萎缩
   C. 压迫性萎缩   D. 神经性萎缩

E. 内分泌性萎缩

2. 液化性坏死常见于下列哪一种器官
  A. 脑
         B. 肺
  C. 肾
         D. 肝
  E. 心

3. 干酪样坏死属于
  A. 凝固性坏死
       B. 液化性坏死
  C. 干性坏疽
        D. 湿性坏疽
  E. 纤维素样坏死

4. 下列哪个器官不可能发生坏疽
  A. 阑尾
         B. 肺
  C. 脑
         D. 子宫
  E. 肠

5. 下列哪项坏死的结局是违背规律的
  A. 溶解吸收
       B. 病因消除，恢复正常
  C. 机化
        D. 分离排出
  E. 包裹及钙化

6. 下列组织中再生能力最强的是
  A. 神经细胞
       B. 心肌细胞
  C. 淋巴造血细胞
      D. 肝细胞
  E. 平滑肌细胞

7. 损伤后几乎不能再生的是
  A. 毛细血管
       B. 纤维组织
  C. 骨
        D. 神经细胞
  E. 上皮细胞

8. 组织缺损后由周围健康细胞增生进行修补恢复的过程称为
  A. 化生
        B. 机化
  C. 增生
        D. 再生
  E. 修复

9. 下列关于肝脂肪变性的描述错误的是
  A. 体积增大
       B. 重量增加
  C. 颜色变黄
       D. 质地变硬
  E. 触之油腻感

四、简答题

1. 常见的变性有哪几种？简述其病理变化。
2. 简述肉芽组织的形态特点及功能。
3. 创伤愈合的类型有几种？比较其主要不同点。
4. 简述影响创伤愈合的因素有哪些。

五、案例分析题

患者，男性，33岁，有大量酗酒史。近日感上腹部不适，食欲不振。查体见肝脏明显增大，初步诊断为脂肪肝。

讨论题：

1. 患者肝脏增大的原因是什么？

2. 患者肝脏镜下检查可见什么表现？

3. 该患者的护理应该注意哪方面的问题？

（郭静芹）

第四章

局部血液循环障碍

掌握：充血、淤血、血栓形成、栓塞、梗死和出血的概念；淤血的原因和后果；血栓形成的条件、结局及对机体的影响；栓塞的类型及影响；梗死的原因和病变特点。

熟悉：充血的原因、病变特点及结局；肺淤血和肝淤血的病理变化；出血的原因及影响；栓子运行途径。

了解：出血的类型；梗死的结局及影响。

引导案例 患者男性，60 岁，高血压病史十余年。近年常有便秘，五日前大便时突然晕倒，并伴有大小便失禁和右侧上下肢麻痹。

体检：发育正常，营养中等，T 36.5℃，P 80 次/分，R 18 次/分，BP 160/105 mmHg。双肺呼吸音清，未闻及干、湿性啰音，心律齐，心脏未闻及杂音。腹胀，肝脾触诊肋下未触及。右侧肢体感觉障碍，腱反射亢进。初步诊断：脑出血。

讨论题：

1. 分析患者脑出血的位置，并列出判断依据。

2. 解释高血压患者为什么易出现脑出血？

3. 在护理该患者时应注意哪些事项？

心脏和血管构成机体的血液循环系统。血液在循环系统中周而复始循环流动，将氧气和营养物质运输到各组织器官，同时带走二氧化碳和其他代谢产物，以保证机体内环境的稳定和组织器官新陈代谢的正常进行。血液循环一旦出现障碍，则会导致组织器官的代谢、功能和形态等发生病理改变。血液循环障碍分为全身性血液循环障碍和局部性血液循环障碍两种类型，前者主要见于心力衰竭、严重的贫血等，后者常见于充血、淤血、出血、血栓形成、栓塞、梗死等。两者既相互联系又相互区别。本章主要阐述局部性血液循环障碍。

第一节　充血和淤血

充血和淤血都是机体局部组织或器官血管内血液含量增多状态。

一、充血

由于动脉血输入过多，使局部组织或器官血管内血液含量增多称为动脉性充血（arterial hyperemia），简称充血（hyperemia）。充血是主动的过程，又称主动性充血，发生快，易消退（图4-1）。

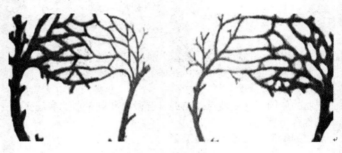

图4-1　充血和淤血示意图

（一）原因

各种因素通过神经、体液调节作用，使血管舒张神经兴奋性增高或血管收缩神经兴奋性降低，细小动脉扩张，动脉血流加快，引起充血。分为生理性充血和病理性充血两种。

1. 生理性充血

在生理情况下，由于器官或组织功能活动增强或局部代谢增强，使动脉血流加快而发生的充血，称为生理性充血。如激烈争吵时出现的面红耳赤，剧烈运动时骨骼肌充血和进食后的胃肠道黏膜充血等。

2. 病理性充血

指在病理状态下发生的充血，常见于以下几种情况。

（1）炎症性充血　较为常见。主要发生在炎症早期，在致炎因子作用下使血管舒张神经兴奋、血管活性胺类介质释放，使局部小动脉扩张，动脉血液输入增多，引起充血。发生在体表的炎症，早期局部的红、肿与炎症性充血有关。

（2）减压后充血　局部器官、组织长期受压，导致受压器官组织内的小血管张力降低，当压力突然解除时，受压的小动脉发生反射性扩张，血流加快而引起的充血。如绷带包扎过紧突然松开、一次迅速抽放大量腹水或腹腔内巨大肿瘤摘除之后，局部小动脉发生反射性扩张，导致的局部充血，严重时可致有效循环血量骤减，血压下降、脑缺血等严重后果。

（3）侧支性充血　由于血栓形成、栓塞等导致局部动脉管腔狭窄或阻塞时，其周围的动脉吻合支（即侧支）发生反射性扩张，血流加快，输入血量增加引起的充血。

（二）病理变化

大体观察：充血的组织或器官体积轻度增大，重量增加；充血发生在体表时，由于动脉血中氧合血红蛋白增多，局部组织颜色鲜红；局部组织代谢增强，产热多，使局部温度增高。组织学观察：小动脉及毛细血管扩张，含血量增多。

（三）结局

充血多属于暂时性的血管反应，原因消除后，可恢复正常，通常对机体无不良后果。甚至在多数情况下，充血对机体是有利的。充血时动脉血流加快，运输的氧和营养物质增多，代谢增强，改善了局部营养状况，使免疫力及抗病力增强。但充血也可引起组织器官的损伤，如高血压或动脉粥样硬化等患者，由于情绪激动、高度紧张等引起的脑充血，可引发脑血管破裂、出血，导致偏瘫甚至死亡。

二、淤血

由于静脉血液回流受阻，局部组织或器官的毛细血管和小静脉内血液含量增多，称为静脉性充血（venous hyperemia），简称淤血（congestion）。淤血是被动过程，又称被动性淤血，发生缓慢，持续时间长，比充血多见，可发生于局部或全身。

（一）原因

1. 静脉血管受压

静脉血管受各种外部因素压迫作用，使静脉管腔狭窄甚至闭塞，静脉血液回流受阻，引起相应器官或组织淤血。如妊娠时增大的子宫压迫髂总静脉引起下肢淤血水肿；肝硬化时，由于纤维组织增生和假小叶形成，使静脉回流受阻，门静脉压力升高，导致胃肠道和脾淤血。

2. 静脉管腔阻塞

静脉内血栓形成或栓塞可引起静脉管腔阻塞而发生淤血。

3. 心力衰竭

心力衰竭时，心输出量减少，心腔内血液滞留，压力升高，阻碍静脉血液回流，导致静脉系统淤血。原发性高血压、二尖瓣狭窄或关闭不全等引起的左心衰竭，使肺静脉血液回流受阻导致肺淤血。肺源性心脏病、肺动脉瓣狭窄等引起的右心衰竭，使上、下腔静脉血液回流受阻，导致体循环静脉淤血。全心衰竭时，肺循环和体循环都发生淤血。

（二）病理变化

大体观察：发生淤血的组织或器官，体积增大，重量增加，包膜紧张，发生在体表时，局部温度降低，呈暗红色或紫蓝色，称为发绀。组织学观察：淤血组织或器官内的小静脉及毛细血管扩张，充满血液。

（三）结局

淤血对机体的影响和结局取决于淤血发生的部位、速度、程度和持续时间的长短以及侧支循环代偿情况等，因静脉吻合丰富，引起淤血的原因如能及时排除，对机体的影响较小。淤血时间过长会引起以下结局。

1. 淤血性水肿

淤血时血流变慢，局部缺氧，使毛细血管内压增高和通透性增大，血浆从血管内漏出，潴留于组织间隙引起淤血性水肿，积聚至浆膜腔，引起胸水、腹水和心包积液。

2. 淤血性出血

严重淤血缺氧使毛细血管通透性明显增高，除血浆漏出外，红细胞也可漏出到血管外，引起淤血性出血。

3. 实质细胞萎缩、变性、坏死

长期慢性淤血使细胞严重缺氧、营养物质供应不足，酸性代谢产物在局部堆积，可引起实质细胞萎缩、变性，甚至发生坏死。

4. 淤血性硬化

由于长期淤血、缺氧和代谢产物的刺激，引起纤维组织增生和网状纤维胶原化，使淤血组织或器官质地变硬，称为淤血性硬化。

（四）重要器官的淤血

1. 慢性肺淤血

多由左心衰竭引起。大体观察：肺体积增大，重量增加，呈暗红色，质地变实，切面可挤出粉红色泡沫状液体。组织学观察：肺泡壁毛细血管和小静脉高度扩张、充满血液，肺泡腔内有少量水肿液、红细胞和巨噬细胞。有些巨噬细胞吞噬了红细胞后，将血红蛋白转变成含铁血黄素，这种含有含铁血黄素的巨噬细胞

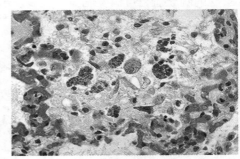

图 4 - 2　慢性肺淤血镜下观

称为心力衰竭细胞（heart failure cell），简称心衰细胞（图 4 - 2）。长期淤血时，肺间质纤维组织增生及网状纤维胶原化，使肺组织质地变硬，同时由于大量含铁血黄素的沉积，肺组织呈棕褐色，称为肺的褐色硬化。肺淤血患者临床表现为呼吸困难，发绀，咳大量粉红色泡沫状痰等。

2. 慢性肝淤血

多由右心衰竭引起。大体观察：早期肝脏体积增大，重量增加，包膜紧张，质地变实，边缘变钝，切面呈红（淤血）、黄（脂肪变）相间的花纹，似中药槟榔的切面，称为槟榔肝（nutmeg liver）。组织学观察：肝小叶中央静脉及其附近的肝窦高度扩张充满血液，肝小叶中央的肝细胞受压发生萎缩、变性甚至坏死，肝小叶边缘肝细胞因淤血性缺氧发生脂肪变性（图 4 - 3）。长期严重淤血，肝脏间质纤维结缔组织增生，使肝脏质地变硬，称为淤血性肝硬化。

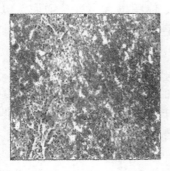 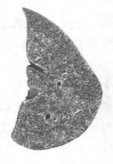

图 4 - 3　慢性肝淤血（左图为镜下观，右图为大体观）

三、病理与临床护理联系

1. 充血与临床护理联系

充血时局部组织器官颜色鲜红，温度升高，对机体影响小，甚至对机体有利，多不需特殊处理。但应注意特殊部位的充血如脑充血。

2. 淤血与临床护理联系

淤血时局部颜色暗红，温度降低，代谢减慢，持续时间较长。应积极治疗原发病，去除病因。局部进行保暖、按摩以促进血液循环。

第二节 出 血

血液从心脏或血管内逸出，称为出血（hemorrhage）。血液流入到组织间隙或体腔称内出血，血液流出到体外称外出血。

一、原因

出血有生理性出血和病理性出血。生理性出血如月经时子宫内膜的周期性出血。病理性出血多见于创伤、血管病变及出血性疾病等，按血液逸出的机制可分为破裂性出血和漏出性出血。

（一）破裂性出血

破裂性出血是由于心脏或血管壁的完整性被破坏引起的，出血量一般较多。常见原因如下。

1. 血管机械性损伤

如切割伤、刺伤或弹伤等使静脉、动脉甚至心脏破裂出血。

2. 血管壁或心脏的病变

如心肌梗死后的室壁瘤、主动脉瘤及动脉粥样硬化等破裂导致的出血。

3. 血管周围病变的侵蚀

如恶性肿瘤对周围血管的侵蚀，消化性溃疡侵蚀溃疡底部的血管，结核性病变侵蚀肺空洞壁的血管等引起的出血。

4. 静脉破裂

除创伤外，常见于肝硬化后期食管下段静脉曲张的破裂出血。

5. 毛细血管破裂 多见于局部软组织的损伤。

（二）漏出性出血

漏出性出血是指由于毛细血管和毛细血管后静脉通透性增高，血液通过扩大的内皮细胞间隙和受损的基底膜漏出到血管外引起的出血。常见的原因如下。

1. 血管壁的损伤

是常见的出血原因，多由缺氧、感染、中毒等因子的损害引起。如脑膜炎双球菌性败血症、立克次体感染、流行性出血热、有机磷中毒等损伤血管壁致通透性增高；维生素 C 缺乏时毛细血管壁内皮细胞结合处的基质和血管外的胶原基质形成不足，使血管脆性和通透性增加。

2. 血小板减少或功能障碍

如再生障碍性贫血、白血病、骨髓内广泛性肿瘤转移等均可使血小板减少；原发性或继发性血小板减少性紫癜、弥漫性血管内凝血等使血小板破坏或消耗过多；细菌的内毒素及外毒素也有破坏血小板的作用。在血小板数少于 5×10^9/L 时，即有出血倾向。

3. 凝血因子缺乏

如凝血因子Ⅷ（血友病 A）、Ⅸ（血友病 B）及纤维蛋白原、凝血酶原、Ⅳ、Ⅴ、Ⅶ、Ⅹ、Ⅺ等因子的先天性缺乏；肝实质损伤如肝炎、肝硬化、肝癌时，使凝血因子Ⅶ、Ⅸ、Ⅹ合成减少；DIC 时凝血因子消耗过多等。

二、病理变化

（一）内出血

内出血可以发生于体内的任何部位。血液积聚于体腔内称体腔积血，如心包积血、胸腔积血、腹腔积血和关节腔积血。在组织内局限性的大量出血，称为血肿，如皮下血肿、脑膜下血肿、腹膜下血肿。皮下、黏膜或浆膜的少量出血在局部形成瘀点，直径超过 1 cm 的皮下出血称瘀斑。如出血量很少时，仅能在显微镜下见到组织间隙内有数量不等的红细胞。

（二）外出血

血液流出到体外称为外出血。鼻黏膜出血流出体外称鼻衄；呼吸道出血如支气管扩张症或肺结核空洞出血经口排出体外称咯血；消化道出血经口排出体外称呕血；直肠、结肠出血经肛门排出体外称便血；泌尿系统的出血随尿液排出体外称血尿等。

三、出血对机体的影响

出血对机体的影响取决于出血的类型、出血量、出血速度和出血部位。人体具有止血功能，缓慢少量出血，多可自行停止；进入体腔或组织间隙的血液，可逐渐吸收、机化或包裹。

漏出性出血速度比较缓慢，出血量少，一般不会引起严重后果。当发生广泛性漏出性出血时，亦可导致失血性休克。破裂性出血如果发生在较大的动脉或静脉，在短时间内出血量达总血量的 20%～25% 时，可引起失血性休克。发生在重要器官的出血，即使出血量不多，也可引起严重的后果，如心脏破裂出血，因出血填塞心包可导致急性心力衰竭。脑干出血，压迫重要的神经中枢可导致死亡。慢性反复出血可引起缺铁性贫血。

四、病理与临床护理联系

1. 病情观察及对症护理

出血分为内出血和外出血。对于可能存在出血的患者应密切关注血压、脉搏的变化，及早发现并采取有效的止血措施。大出血患者可给予输液、输血、输新鲜血浆等以补充血容量。轻微出血的患者一般不需限制活动，当血小板计数小于 50×10^9/L 时，减少活动，增加卧床休息。

2. 饮食护理

给予高蛋白、高维生素、半流质饮食。避免过硬、过粗糙的食物。

第三节 血栓形成

在活体的心脏或血管内，血液发生凝固形成固体质块的过程称为血栓形成（thrombosis）。所形成的固体质块称血栓（thrombus）。

血液中存在凝血系统和抗凝血系统（纤维蛋白溶解系统）。在生理情况下，凝血系统和抗凝血系统处于动态平衡，既保证了血液潜在的可凝固性，又保证了血液的流体状态。在某些促凝因素的作用下，凝血系统活性增强，上述平衡被破坏，触发了凝血过程，导致血栓形成。

一、血栓形成的条件和机制

血栓形成是血液在流动状态下由于血小板的活化和凝血因子激活而发生的血液凝固。目前认为导致血栓形成的条件主要有三个。

1. 心血管内皮细胞的损伤

心血管内皮细胞损伤是血栓形成的最重要和最常见的原因。正常情况下，心血管内膜的内皮细胞具有抗凝和促凝两种功能。完整的内皮细胞主要起抑制血小板黏集和抗凝作用，使心血管内血液保持流体状态。当心血管内皮细胞损伤后，暴露出内皮细胞下的胶原纤维。一方面，由于损伤改变了细胞表面的膜电荷，使血小板易于吸引，血小板黏附在其表面。同时受损的内皮细胞释放出的 ADP 与血小板膜上的 ADP 受体结合，促进血小板黏集，黏附的血小板可释放出内源性的 ADP，促使更多的血小板黏附及凝集，并使血小板发生释放反应，释放出多种凝血组织因子，促进凝血过程。同时，内皮下胶原纤维暴露，使凝血因子Ⅻ激活，损伤的内皮细胞释放组织因子，均可启动机体的凝血过程，在损伤的局部发生血液凝固，导致血栓形成。

心血管内皮细胞的损伤常见于动脉粥样硬化、心肌梗死、风湿性心内膜炎、感染性心内膜炎、动脉或静脉内膜炎、缺氧、休克、败血症等。

2. 血流状态的改变

主要指血液缓慢或漩涡形成等改变了正常血流的状态，引起血栓形成。正常血流中，红细胞和白细胞在血流的中轴（轴流），其外是血小板，最外一层是血浆（边流），血浆将血液的有形成分与血管壁隔开，阻止血小板与内膜接触和激活。当血流缓慢或产生漩涡，血小板可进入边流，增加了血小板与血管内膜的接触和黏附的机会，有利于血栓形成。同时，局部被激活的凝血因子和凝血酶也因血流缓慢和漩涡形成，不能被及时带走而在局部达到凝血过程所需的浓度，促进血栓形成。

临床上静脉血栓比动脉血栓多 4 倍，下肢深静脉和盆腔静脉血栓多发生于心力衰竭、手术、久病长期卧床者，也可发生于大隐静脉曲张的静脉内。

3. 血液凝固性增高

血液凝固性增高主要见于血液中血小板和凝血因子增多，或纤维蛋白溶解系统的活性降低，引起的高凝状态。常见原因有：①严重创伤、大面积烧伤、大手术和产后大出血；②高脂血症、吸烟、肥胖症；③晚期恶性肿瘤细胞释放促凝因子。

二、血栓形成的过程和类型

（一）血栓形成的过程

血栓形成的过程有血小板析出黏集和继发性血液凝固两个阶段。

在血栓形成的过程中，首先是血小板析出黏附在内膜损伤后暴露的胶原纤维表面，血小板被胶原纤维激活，被激活的血小板释放 ADP、TXA_2 等物质，血小板不断黏集形成血小板堆，此时血小板的黏附是可逆的，可被血流冲散消失。随着机体凝血途径的启动，纤维蛋白原转变为纤维蛋白，与受损内膜处基质中的纤维连接蛋白结合，使血小板堆牢固地黏附在受损的内膜上，称为不可逆的血小板血栓。同时不断增大、增多形成多个珊瑚状血小板梁，其表面有白细胞黏附。血小板梁之间血流缓慢，纤维蛋白原转变成纤维蛋白，呈细网状，在网眼中有大量红细胞。当血栓增大，顺血流方向延伸，使管腔阻塞，局部血流停止，血液迅速凝固（图4-4）。

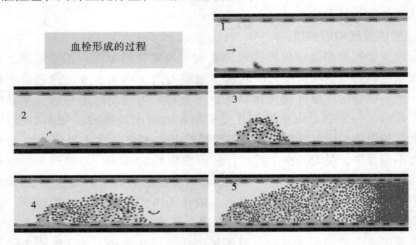

图4-4　静脉血栓形成示意图

1 血管内膜发生损伤；2 血小板在局部沉积，形成漩涡；

3 血小板继续沉积，形成小梁，小梁周围有血细胞黏附；

4 小梁间形成纤维蛋白网；5 血栓不断增大，最终阻塞血管腔，血流停止。

（二）血栓的类型

根据血栓的形态特点不同，将血栓分为四种类型。

1. 白色血栓

白色血栓（pale thrombus）多发生于血流速度较快的心瓣膜、心腔及动脉内，也可见于静脉延续性血栓的起始部。如急性风湿性心内膜炎时在二尖瓣闭锁缘上形成的血栓为白色血栓。大体观察，呈灰白色，质硬，小结节或赘生物状，表面粗糙，与血管壁粘着牢固，不易脱落。组织学观察，白色血栓主要由血小板及少量纤维蛋白构成。

2. 混合血栓

混合血栓（mixed thrombus）多发生于血液缓慢易出现漩涡的静脉内，主要构成静脉内延续性血栓的体部。大体观察：混合血栓呈干燥、粗糙的圆柱，形成红白相间的条纹状结构，与血管粘连。组织学观察：珊瑚状的血小板梁表面附着白细胞，小梁之间的纤维蛋白呈网状结构，网眼内充满红细胞。

3. 红色血栓

红色血栓（red thrombus）主要见于静脉内，构成静脉内延续性血栓的尾部。当混合血栓体积不断增大直至血管阻塞，局部血流停止，血液发生凝固而形成。大体观察：新鲜的红色血栓呈红色，湿润，表面光滑，有一定弹性。经过一定时间后，血栓变的干燥、无弹性，质脆，易碎，可脱落形成栓塞。

4. 透明血栓

透明血栓（hyaline thrombus）发生于微循环中，主要在毛细血管中，只能在显微镜下见到，又称微血栓。组织学观察，主要由均质红染的纤维蛋白构成。最常见于弥散性血管内凝血（disseminated intravascular coagulation，DIC）。

三、血栓的结局

1. 软化、溶解、吸收或脱落

血栓形成后，血栓内激活的纤维蛋白溶解酶和崩解的白细胞释放的蛋白溶解酶，使血栓软化和溶解。小的新鲜的血栓可被完全溶解吸收，大的血栓部分发生软化，受血流冲击易脱落，引起血管腔阻塞。

2. 机化、再通

当纤维蛋白溶解酶系统活性不足时，血栓存在时间较长则发生机化。由血管壁向血栓内长入内皮细胞和成纤维细胞，并逐渐取代血栓，称血栓机化（thrombus organization）（图4-5）。机化过程一般在血栓形成后1～2天开始。较大血栓约2周可完全机化，此时血栓与血管壁黏着紧密不再脱落。血栓机化过程中，血栓干燥收缩或部分溶解，在血栓内部或血栓与血管壁之间出现裂隙，周围新生的血

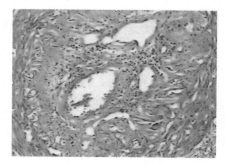

图4-5 血栓机化

管内皮细胞长入并覆盖于裂隙表面，形成新的相互沟通的血管，使血流得以部分通过。这种已被阻塞的血管部分恢复血流的现象称为再通。

3. 钙化

血栓形成后，既未能溶解吸收，又未被完全机化，可发生钙盐沉积。静脉中血栓钙化后称静脉石，动脉中血栓钙化后称动脉石。

四、血栓对机体的影响

血栓形成对机体既有有利一面，也有不利一面。

1. 有利方面

在一定条件下，血栓形成对机体有积极的一面。

（1）止血作用 当血管受损伤而破裂时，在破裂处形成的血栓，有利于止血。

（2）预防出血 在某些病变情况下（如胃溃疡或肺结核空洞），在病变周围血管内形成的血栓，可防止病灶中血管的破裂出血。

（3）阻止病原菌扩散 在病灶周围小血管内形成的血栓，可以阻止血管内的病原菌向周围蔓延扩散。

2. 不利方面

血栓形成对机体的主要危害是引起局部甚至是全身性血液循环障碍。危害的严重程度视其阻塞管腔的程度、阻塞血管的大小、阻塞部位、阻塞发生的速度以及侧支循环建立等不同而异。

（1）阻塞血管 血栓阻塞动脉管腔，侧支循环不能有效建立，可引起组织缺血坏死。血栓阻塞静脉管腔，侧支循环不能有效建立，可引起局部淤血、水肿或出血，甚至坏死。

（2）栓塞 血栓与血管粘着不紧密或软化，部分或全部脱落下来，随血液运行，阻塞血管腔，引起栓塞。如果血栓内含有细菌，可引起败血性梗死或栓塞性脓肿。

（3）心瓣膜病 心瓣膜上的血栓被机化后，引起瓣膜增厚、变硬、粘连，使瓣膜变形，导致慢性心瓣膜病，造成瓣膜口狭窄或关闭不全。

（4）出血和休克 弥散性血管内凝血（DIC）时，微循环内形成大量的透明血栓后，凝血因子、血小板大量消耗，引起广泛出血甚至休克。

五、病理与临床护理联系

1. 病情观察及对症护理

密切观察病情，改善高凝状态，疏通或重建血流通路，以防止组织缺血坏死。定期检测凝血时间及血小板计数。

2. 生活护理

积极预防血栓形成的各种疾病，适当运动。护理人员应充分运用沟通技巧，消除其焦虑、恐惧心理，使患者积极主动的配合治疗。

第四节 栓 塞

循环血液中出现不溶于血液的异常物质，随血液运行阻塞管腔的现象，称为栓塞（embolism）。阻塞血管腔的物质称为栓子（embolus）。栓子可以是固体、液体或气体，其中血栓栓子最常见。

一、栓子的运行途径

栓子的运行途径一般与血流方向一致，最终栓塞于口径与其大小相应的血管（图4

－6）。

1. 体循环静脉系统及右心栓子

来自体循环静脉系统及右心的栓子，随血液流动进入肺动脉，栓塞于肺动脉主干及其分支。某些体积小，富有弹性的栓子，可通过肺泡壁毛细血管流入左心，最终阻塞于体循环动脉的小分支。

2. 体循环动脉系统及左心栓子

来自体循环动脉系统及左心的栓子，随动脉血液运行，阻塞与栓子直径相当的动脉分支。常见于脑、脾、肾及四肢等的动脉。

3. 门静脉系统的栓子

来自肠系膜静脉等门静脉系统的栓子，主要引起肝内门静脉分支的栓塞。

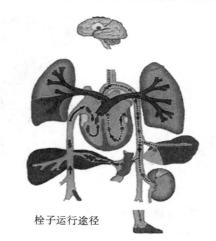

栓子运行途径

图4－6　栓子运行途径与栓塞部位模式图
血管内的小体表示栓子，箭头表示栓子运行方向

4. 交叉性栓塞

又称反常性栓塞，偶见来自右心或腔静脉系统的栓子，在右心压力升高的情况下通过先天性房（室）间隔缺损到达左心，再进入体循环动脉系统引起栓塞。

5. 逆行性栓塞

极罕见于下腔静脉内血栓，在胸、腹压突然升高（如剧烈咳嗽或深呼吸）时，使栓子暂时逆流至肝、肾、髂静脉分支引起栓塞。

二、栓塞的类型及对机体的影响

（一）血栓栓塞

由脱落的血栓作为栓子引起的栓塞称为血栓栓塞（thrombus embolism），是最常见的栓塞类型，占栓塞总数的99％。

1. 肺动脉栓塞

造成肺动脉栓塞（pulmonary embolism）的栓子95％以上来自下肢深静脉，特别是腘静脉、股静脉和髂静脉。少数来自盆腔静脉和右心附壁血栓。肺动脉栓塞的后果取决于栓子的大小、数量和心、肺功能的情况。①较小的栓子，栓塞肺动脉小分支，由于肺具有双重血液供应，并有丰富的吻合支，侧支循环可代偿，一般不会引起严重后果；若栓塞前已有严重的肺淤血，肺血管内压力升高，使支气管动脉供血不足，可引起肺组织出血性梗死；②若栓子较大，栓塞肺动脉主干或大的分支，或栓子虽小但数目多，广泛栓塞于肺动脉小分支，患者可出现呼吸困难、发绀或休克，甚至发生急性呼吸或循环衰竭而猝死（图4－7）。

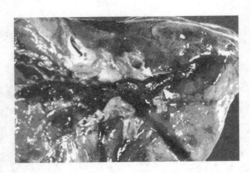

图 4 – 7　肺动脉栓塞

2. 体循环动脉栓塞

80% 的栓子来自左心，如心肌梗死区或二尖瓣狭窄时左心房的附壁血栓、感染性心内膜炎时心瓣膜上赘生物；少数来自动脉系统的附壁血栓脱落。体循环动脉栓塞常见于脑、脾、肾及下肢。栓塞的后果取决于栓塞的部位、局部侧支循环情况以及组织对缺血的耐受性。若栓塞后缺乏有效的侧支循环，可引起坏死。侧支循环丰富的组织或器官的动脉发生栓塞，很少出现坏死。

（二）脂肪栓塞

循环血流中出现脂滴并阻塞血管腔的现象，称为脂肪栓塞（fat embolism）。常见于长骨骨折、骨科大手术、脂肪组织严重挫伤、烧伤或脂肪肝时上腹受挤压，损伤导致脂肪细胞或脂肪变性肝细胞破裂，释放出的脂滴通过周围损伤的血管进入血流，引起栓塞。

脂肪栓塞的后果取决于脂滴数量和栓塞部位。少量脂滴入血，可被巨噬细胞吞噬或被血液中脂酶分解清除，无不良后果。大量的脂滴（9~20 g）短时间内进入血液循环，广泛栓塞于肺动脉时，可引起急性右心衰竭，甚至窒息而死亡。

（三）气体栓塞

大量空气迅速进入血液循环或原已溶解于血液的气体迅速游离，形成气泡阻塞心血管腔的过程，称气体栓塞（gas embolism）。

1. 空气栓塞

大量空气进入血液循环而引起的栓塞称空气栓塞（air embolism）。常见于头颈部、胸部手术或外伤损伤静脉时，在吸气时静脉腔内负压的作用下，空气经破裂的静脉口进入血管。少量空气入血可溶解于血液内，不会引起气体栓塞。如果大量空气（超过100 ml）迅速进入静脉，随血流到达右心后，由于心脏搏动，将空气和血液搅拌形成大量具有可缩性的泡沫血液，充满于心腔，阻碍了静脉血液的回流和向肺动脉输出血液，造成严重的循环功能障碍。患者可出现呼吸困难，发绀甚至猝死。进入右心的少量气泡，可直接进入肺动脉，阻塞小的肺动脉分支，引起肺内小动脉的气体栓塞。

2. 氮气栓塞

又称减压病（decompression sickness），人体从高气压环境迅速进入常压或低气压环境，如潜水员从深水中快速的浮出水面时。原先溶于血液或组织液的气体迅速游离成气泡，其中的氧和二氧化碳可以快速的再度溶解而被吸收，氮气溶解速度慢，在组织和血液中形成很多气泡，引起氮气栓塞。氮气析出的部位不同，其临床表现不同。位于皮下时引起皮下气肿；位于肌肉、肌腱、韧带内引起关节和肌肉疼痛；位于局部血管内引起局部缺血和梗死，如股骨头、胫骨和髂骨的无菌性坏死；全身性特别是四肢、肠道等末梢血管阻塞可引起痉挛性疼痛；血管内大量氮气短时间游离而出，可引起严重血液循环障碍，甚至死亡。

（四）羊水栓塞

由进入母体血液循环的羊水引起的栓塞，称为羊水栓塞（amniotic fluid embolism）。羊水栓塞是分娩过程中一种非常罕见但十分严重的并发症。在分娩过程中，如有羊膜早破裂，胎盘早剥或前置胎盘又遇胎儿阻塞产道时，子宫强烈收缩，宫内压力升高可将羊水压入子宫壁破裂的静脉窦内，经静脉血流入右心，而引起肺动脉分支及毛细血管的栓塞。少量羊水可通过肺的毛细血管经肺静脉达左心，引起体循环器官的小血管栓塞。羊水栓塞时，肺组织组织学观察见肺小动脉和毛细血管内有角化鳞状上皮、胎脂、胎粪和黏液等。临床患者在分娩中可突然出现呼吸困难、发绀、抽搐、休克、昏迷甚至死亡。

（五）其他栓塞

肿瘤细胞侵入血液循环形成肿瘤栓子，阻塞血管引起栓塞并在栓塞部位形成转移瘤。细菌菌落侵入血液，造成病原菌的播散和栓塞性脓肿形成。

三、病理与临床护理联系

1. 对症护理

密切观察患者的血压、脉搏、呼吸等生命体征的变化。亲切、热情、耐心地照顾患者，急性期绝对卧床休息，对于有明显缺氧的患者可给予吸氧治疗。

2. 心理护理

详细了解患者的病情、家庭、社会环境，帮助病员及家属树立起战胜疾病的信心，积极配合治疗。

第五节　梗　　死

局部组织或器官由于血管阻塞而发生的缺血性坏死，称梗死（infarction）。梗死一般由于动脉阻塞而引起局部组织缺血坏死，但静脉阻塞使局部血流停滞而缺氧时，也可引起梗死。

一、梗死发生的原因和条件

任何引起血管管腔阻塞，导致局部组织血流中断和缺氧的因素均可引起梗死。

（一）梗死发生的原因

1. 血栓形成

是梗死最常见的原因。如冠状动脉和脑动脉粥样硬化合并血栓形成，可分别引起心肌梗死和脑梗死。

2. 动脉栓塞

多为血栓栓塞，亦可为气体、脂肪、羊水栓塞。常引起脾、肾、肺和脑的梗死。

3. 血管受压闭塞

血管外肿瘤、肠套叠、肠扭转和嵌顿疝时，可因动、静脉血管受压、血流中断，引起局部组织发生梗死。

4. 动脉痉挛

在动脉血管病变引起狭窄的基础上，持续动脉痉挛，可致局部供血中断引起梗死。如冠状动脉粥样硬化合并冠状血管强烈持续痉挛，可引起心肌细胞梗死。

（二）梗死发生的条件

血流中断是否引起梗死，取决于下列因素。

1. 供血血管的类型

呈双重血液循环器官，若一条动脉阻塞，仍有另一条血管维持供血，通常不易引起梗死。如肺有支气管动脉和肺动脉双重血供，肺小动脉分支栓塞不易引起梗死。若器官内动脉吻合支少，动脉迅速阻塞时，由于不易建立有效的侧支循环，很易发生梗死，如心、肾、脑等。

2. 组织对缺血缺氧的耐受性

大脑的神经细胞的耐受性最低，供血中断 3～4 min 即可引起梗死。心肌细胞对缺血缺氧也很敏感，缺血 20～30 min 会引起细胞死亡。骨骼肌、纤维结缔组织对缺血缺氧耐受性最强，不易发生梗死。严重的贫血或心功能不全，血氧含量降低，可促进梗死的发生。

二、梗死的病理变化及类型

（一）梗死的形态特征

梗死是局部组织的坏死，其形态因组织器官不同而有所差异。

1. 梗死灶的形状

取决于组织器官的血管分布方式。多数器官的血管呈树枝状分布，如肾、脾和肺等，故梗死灶呈锥体形，切面呈扇形或三角形，其尖端位于血管阻塞处，常指向肾门、脾门、肺门等，底部靠近器官的表面（图4-8）。冠状动脉分支不规则，故心肌梗死灶的形状也不规则，呈地图状。肠系膜血管呈扇形分支支配某一段肠管，故肠的梗死灶呈节段形。

2. 梗死灶的质地

取决于坏死的类型。实质器官如心、肾、脾的梗死为凝固性坏死。新鲜时，局部组织崩解，胶体渗透压升高而吸收水分，使局部肿胀，表面和切面均有微隆起。梗死若

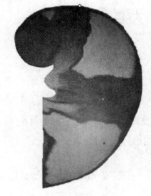

图4-8　脾的梗死
切面可见一三角形梗死区

靠近浆膜面，表面常有一层纤维素性渗出物。陈旧性梗死灶因含水较少而较干燥，质地变硬，表面下陷。脑梗死为液化性坏死，新鲜时质地疏松，日久后逐渐液化呈囊状。

3. 梗死的颜色

取决于病灶内的含血量，含血量少时颜色灰白，称为贫血性梗死。含血量多时，颜色暗红，称为出血性梗死。

（二）梗死的类型

根据梗死灶内含血量多少和是否合并细菌感染，梗死分以下三种类型。

1. 贫血性梗死

梗死区含血量少，呈灰白色，称为贫血性梗死（anemic infarct）。

（1）梗死发生的条件和部位　发生于组织结构致密，侧支循环不丰富的实质器官。如脾、肾、心、脑。

（2）病理变化　大体观察：梗死区呈灰白色，脾、肾梗死呈锥形，切面呈扇形或三角形，底部位于器官表面，尖端位于血管阻塞处，心肌梗死形状不规则，呈地图状。梗死早期，梗死灶和正常组织交界处，可见炎症充血出血带，坏死与周围正常组织分界清楚，局部肿胀（图4-8）。晚期病灶表面凹陷，质地坚实。脑梗死为液化性坏死，新鲜时质软、疏松，之后逐渐呈囊状，或被增生的星形细胞和胶质纤维所代替，最后形成胶质瘢痕。组织学观察：肾、脾、心肌梗死区呈凝固性坏死的改变，早期结构改变可见核固缩、碎裂、溶解等变化，组织结构轮廓尚存在。晚期呈均质结构，逐渐被肉芽组织取代形成瘢痕组织。

2. 出血性梗死

梗死区含血量多，呈暗红色，称出血性梗死（hemorrhagic infarct）。

（1）梗死发生的条件和部位　出血性梗死的条件是：①动脉阻塞前发生严重淤血；②组织疏松；③双重血液循环或血管吻合支丰富的器官。如肺、肠。

（2）病理变化　肺出血性梗死多位于肺下叶，常多发，大小不等，呈锥形（或楔形），尖端指向肺门，底部紧靠胸膜（图4-9），在胸膜表面可见纤维素性渗出物。梗死灶质实，隆起于表面，呈暗红色。肠出血性梗死呈节段性，暗红色，肠壁明显增厚。肠壁坏死时质脆易破裂，肠浆膜面可有纤维素性脓性液出物覆盖（图4-10）。

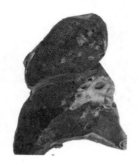

图4-9 肺出血性梗死

肺组织左下部见一楔形梗死灶，灶内肺组织出血性梗死

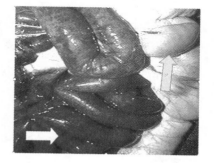

图4-10　肠出血性梗死

3. 败血性梗死（septic infarct）

由含有细菌的栓子阻塞血管引起。常见于急性感染性心内膜炎，含细菌的栓子从心内膜脱落，随血流运行而引起相应组织器官动脉栓塞所致。梗死灶内可见细菌团及

大量炎细胞浸润，有化脓菌感染时可形成脓肿。

三、梗死对机体的影响和结局

（一）梗死对机体的影响

取决于发生梗死的器官、梗死灶的大小和部位，以及有无细菌感染等。梗死如果发生于脾、肾，对机体影响较小，主要引起局部症状。如肾梗死可出现腰痛和血尿；肺梗死出现胸痛、咯血。肠梗死常出现的腹痛、血便，并发肠穿孔可引起弥漫性腹膜炎。若梗死发生于重要器官可导致严重的后果。如大面积心肌梗死，可导致心力衰竭；脑梗死可引起相应部位的功能障碍，梗死灶大者可导致死亡。败血性梗死，如急性感染性心内膜炎，含化脓性细菌的栓子脱落引起的栓塞，梗死灶内可形成脓肿。

（二）梗死的结局

梗死引起病灶周围的炎症反应，血管扩张充血，中性粒细胞及巨噬细胞渗出，继而有肉芽组织增生。在梗死发生 24~48 h 后，肉芽组织已开始从梗死灶周围长入病灶内，小的梗死灶可被肉芽组织完全取代机化，日久变为纤维瘢痕。大的梗死灶不能完全机化，则有肉芽组织和瘢痕组织包裹，病灶内部可发生钙化。脑梗死则液化形成囊腔，周围由增生的胶质瘢痕包裹。

四、病理与临床护理联系

1. 对症护理

急性期需绝对卧床休息，卧床期间应加强护理。进食、漱洗、大小便均要给予协助，尽量避免患者用力。对于卧床时间较长的患者应定期作肢体被动活动，避免肢体血栓形成。给予易消化、含适量维生素的食物如青菜、水果和豆制品等，每天保持必需的热量和营养，少食多餐。

2. 心理护理

消除患者紧张恐惧心情，避免过度劳累及受凉感冒等。

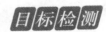

一、名词解释

1. 淤血
2. 槟榔肝
3. 血栓形成
4. 栓塞
5. 梗死

二、填空题

1. 淤血常见的原因为_____、_____、_____。
2. 慢性淤血的结局主要有_____、_____、_____、_____。

3. 血栓可分为_____、_____、_____、_____四类。

4. 肺动脉栓塞时栓子主要来自于_____。

5. 引起梗死的原因主要有_____、_____、_____和_____。

6. 左心衰竭时淤血的主要部位是_____。

三、单项选择题

1. 关于淤血的描述不正确的是
   A. 局部温度降低
   B. 颜色暗红
   C. 静脉回流受阻
   D. 小静脉及毛细血管扩张，含血量增多
   E. 对机体有利

2. 肝硬化时发生淤血的部位是
   A. 肝
   B. 脾
   C. 肺
   D. 脑
   E. 肾

3. 脂肪栓塞易发生于
   A. 输血时
   B. 外伤骨折时
   C. 静脉注射时
   D. 潜水作业时
   E. 分娩时

4. 与血栓形成无关的因素是
   A. 血流缓慢
   B. 血管内皮细胞受损
   C. 涡流形成
   D. 纤溶酶活性增强
   E. 血小板数量增多或黏性增加

5. 弥漫性血管内凝血时形成的是
   A. 白色血栓
   B. 混合血栓
   C. 红色血栓
   D. 透明血栓
   E. 以上都不是

6. 股静脉内血栓脱落后，随血液运行阻塞于肺动脉的过程，称
   A. 血栓
   B. 血栓栓塞
   C. 血栓形成
   D. 梗死
   E. 淤血

7. 最常见的栓子类型是
   A. 血栓栓子
   B. 空气栓子
   C. 脂肪栓子
   D. 瘤细胞栓子
   E. 羊水栓子

8. 梗死最常见的原因是
   A. 血栓形成
   B. 血管受压闭塞
   C. 动脉痉挛
   D. 淤血
   E. 动脉栓塞

9. 易发生贫血性梗死的器官有

A. 心、脑、肺   B. 肾、肠、脾

C. 心、肾、脾   D. 心、脾、肺

E. 心、脾、肠

四、简答题

1. 简述淤血的原因、病理变化及后果。

2. 简述血栓形成的条件。

3. 简述栓子运行途径及栓子的类型。

4. 简述血栓栓塞对机体的影响。

5. 比较出血性梗死和贫血性梗死的异同。

五、案例分析

女性患者，35 岁，孕 39 周入院待产。围产期检查正常，怀孕期间未接触射线，无应用特殊药物史。产妇血小板数及出、凝血时间正常。入院当日顺产一女婴。产后半小时阴道出血，患者突然出现大汗淋漓，胸闷气急，血压下降，发绀明显。经抗休克、输血及血管活性药物治疗，血压仍不升高，出血不止且不凝固。抢救无效死亡。临床诊断：孕 39 周顺产、产后出血、羊水栓塞、DIC。

讨论题：

1. 诊断患者羊水栓塞的依据是什么？

2. 患者羊水栓塞的原因可能是什么？

3. 患者尸检可能有哪些病理变化？

（田娇美）

第五章

水、电解质代谢紊乱

掌握：脱水、水肿、水中毒、低钾血症和高钾血症的概念；脱水的分类及常见原因。

熟悉：水肿、水中毒、低钾血症和高钾血症的常见原因；脱水时机体功能代谢的变化；水肿发生的基本机制。

了解：低钾血症和高钾血症对机体的影响。

引导案例 患儿，15 个月，因腹泻、呕吐 4 天入院。发病以来，每天腹泻 6~8 次，水样便，每日呕吐 4 次，不能进食，每日补 5％葡萄糖溶液 1000 ml，尿量减少，腹胀。

体检：精神萎靡，体温 37.5℃（直肠温度）（正常 36.5~37.7℃），脉搏速弱，150 次/分，呼吸浅快，55 次/分，血压 86/50 mmHg，皮肤弹性减退，两眼凹陷，前囟下陷，腹胀，肠鸣音减弱，腹壁反射消失，膝反射迟钝，四肢凉。实验室检查：血清 Na^+ 125 mmol/L，血清 K^+ 3.2 mmol/L。

讨论题：

1. 该患儿最可能的诊断是什么？

2. 该患儿机体功能代谢有哪些变化？

3. 根据患儿的表现应该采取哪些护理措施？

水和电解质广泛分布于机体细胞内外，统称为体液。正常人的体液总量约占体重的 60％，其中细胞内液约占体重的 40％，细胞外液约占体重的 20％。机体体液容量、各种离子浓度、渗透压和酸碱度的相对恒定，是维持细胞新陈代谢和生理功能的基本保证。水和电解质平衡是通过神经－内分泌系统及相关脏器的调节得以实现的。当体内水、电解质的变化超出机体的调节能力和（或）调节系统本身功能障碍时，都可导致水、电解质代谢紊乱。

第一节　水、钠代谢紊乱

水、钠代谢紊乱可同时或相继发生，并且相互影响。水、钠代谢紊乱主要表现为脱水、水肿和水中毒。

一、脱水

脱水（dehydration）是指各种原因引起体液容量明显减少并出现一系列功能和代谢紊乱的病理状态。根据脱水时细胞外液渗透压的特点，可将脱水分为高渗性脱水、低渗性脱水和等渗性脱水三种类型。

（一）高渗性脱水

高渗性脱水（hypertonic dehydration）又称失水性脱水，失水多于失钠，血清钠浓度高于 150 mmol/L，血浆渗透压高于 310 mOsm/L。

1. 原因和机制

（1）水摄入不足　①断绝水源，如沙漠迷路；②不能或不会主动饮水，如婴幼儿、极度衰弱、吞咽困难或频繁呕吐的患者；③丧失渴感，如昏迷患者或下丘脑口渴感觉中枢损伤的患者，由于呼吸道、皮肤的不感蒸发仍在不断的丢失水分，导致失水大于失钠。

（2）水丢失过多　①经皮肤失水：见于大量出汗，如高温作业、高热患者。②经肾丢失：常见于渗透性利尿和尿崩症患者。③经消化道失水：见于严重的呕吐、腹泻和胃肠引流等。④经呼吸道失水：见于发热、代谢性酸中毒、癔病等引起的过度通气，呼吸道失水增加。

2. 对机体的影响

（1）口渴　细胞外液渗透压升高刺激口渴中枢，使患者产生口渴感。

（2）尿的变化　除尿崩症患者外，尿量减少尿比重增高。晚期或重症患者，由于血容量和肾血流量减少，醛固酮分泌增加而使尿钠排出减少，尿钠含量可降低。

（3）细胞内液向细胞外转移　由于细胞外液高渗，水分从渗透压相对较低的细胞内向细胞外转移，此型脱水主要丢失的液体在细胞内液。

（4）功能紊乱　由于细胞脱水，各系统出现功能障碍。如严重的高渗性脱水患者，脑细胞严重脱水，患者出现烦躁、幻觉、昏迷，甚至死亡。

（5）脱水热　严重脱水时，腺体分泌减少，皮肤蒸发水分减少，散热障碍使体温升高。婴幼儿较常见。

3. 防治原则

首先应防治原发疾病，如高热、腹泻等。高渗性脱水时因血钠浓度高，故应给予5%~10%葡萄糖溶液，不能口服者可由静脉输入。因高渗性脱水也有钠的丢失，故除补充糖或水外还应适当补充钠盐。

（二）低渗性脱水

低渗性脱水（dehydration）又称失盐性脱水，失钠多于失水，血清钠浓度低于130 mmol/L、血浆渗透压低于 280 mOsm/L。

1. 原因和机制

各种原因引起体液过多丢失，而只补充水未适当补充钠时，均可导致低渗性脱水。

（1）丢失大量消化液而只补充水分　是最常见的原因。如严重呕吐、腹泻或胃、肠引流丢失消化液，而仅补充水分或输注葡萄糖溶液时。

（2）大量出汗　若仅补水则可导致低渗性脱水。

（3）大面积烧伤　大量血浆由烧伤创面丢失而只补充水分。

（4）肾性失钠　常见于：①连续使用速尿、利尿酸和噻嗪类利尿剂等排钠利尿剂；②急性肾衰多尿期；③慢性间质性肾疾病，髓质结构破坏，髓袢功能受损，影响钠的重吸收；④肾上腺皮质功能不全，醛固酮分泌减少，肾小管对钠重吸收减少。

2. 对机体的影响

（1）细胞外液明显减少　水分丢失使细胞外液容量减少，同时细胞外液向相对高渗的细胞内转移，有效循环血量明显减少。患者易出现血压下降、脉搏细速、静脉塌陷等循环衰竭的表现，严重者可发生休克。

（2）组织脱水征　由于组织间液量减少，患者可出现皮肤弹性降低、眼窝凹陷、婴幼儿囟门凹陷等脱水征。

（3）尿的变化　①尿量：肾小管对水的重吸收减少而出现低比重尿，尿量减少并不明显。严重者因有效循环血量减少，而出现尿量减少，比重升高。②尿钠：肾小管上皮细胞对钠的重吸收增加，尿钠减少。

（4）细胞水肿　细胞外液向细胞内转移，造成细胞内水肿。严重时可因脑细胞水肿而出现中枢神经系统功能障碍。

3. 防治原则

积极治疗原发病，适当补充等渗或高渗盐水，以恢复细胞外液的量和渗透压。如已发生休克，要按休克积极抢救。病情稳定后适当增加葡萄糖溶液，并防止机体继续丢失水分。

（三）等渗性脱水

等渗性脱水（dehydration）是指水与钠等比例丢失，或虽不等比例丢失，但经机体调节后，其血清钠浓度为 $130 \sim 150$ mmol/L，血浆渗透压为 $280 \sim 310$ mOsm/L。

1. 原因和机制

此型脱水在临床上最为常见，多见于：①大量的消化液丢失，如腹泻、肠梗阻、肠引流等；②大量反复抽放胸水或腹水；③大面积烧伤及创伤使血浆大量丢失。

2. 对机体的影响

等渗性脱水可兼有高渗性脱水和低渗性脱水的表现。

（1）细胞外液减少　血浆容量和组织液量均减少。细胞外液严重减少时，有效循环血量减少而导致周围循环衰竭，出现皮肤弹性下降、眼窝和婴儿囟门内陷、血压下降、休克等低渗性脱水的表现，亦可有口渴、脱水热、尿量减少且尿比重增高等高渗性脱水的表现。

（2）尿的变化　由于血浆容量减少，肾对钠、水的重吸收增强，尿量减少，尿钠减少。

（3）转变为高渗性或低渗性脱水　不做处理可转变为高渗性脱水（因不感蒸发、呼吸等途径不断丢失水分）表现为口渴、发热等，或处理不当（仅补水未补盐）可转变为低渗性脱水。

3. 防治原则

在防治原发病的基础上，输注渗透压偏低的氯化钠溶液，其渗透压为等渗溶液渗透压的 1/2 ~ 2/3 为宜。若出现休克，则按休克抢救。

三型脱水的比较（表 5 – 1）。

表 5 – 1　三型脱水的比较

	高渗性脱水	低渗性脱水	等渗性脱水
特点	失水 > 失钠	失水 < 失钠	水钠成比例丢失
血清 Na^+ 浓度（mmol/L）	>150	<130	130 ~ 150
血浆渗透性（mOsm/L）	>310	<280	280 ~ 310
细胞内、外液变化	细胞内、外液↓	细胞外液↓细胞内液↑	细胞外液↓
口渴感	明显	轻者无，严重者有	有
尿量	减少	轻者减少不明显，严重者减少	严重者减少
血压	严重者降低	易降低，严重者可发生休克	严重者降低

（四）病理与临床护理联系

1. 病情观察

严密观察病情，准确记录生命特征、体重、出入液量、尿量及尿比重，作为补充体液的依据。补液过程中注意检测体循环负荷是否过重，并积极预防脱水的各种合并症。持续检测体液容量的变化及电解质紊乱的征象。

2. 对症护理

及时去除病因，按"定量、定速、定性"，"先盐后糖、先快后慢、先浓后淡、见尿补钾"的原则进行补液。

3. 生活护理

摄入足够的营养物质，为等渗性脱水和低渗性脱水患者制定科学的进食营养表，饮食中应含高热量、高蛋白，减少纯水或纯钠的摄入，避免水分的过多潴留。

二、水肿

过多的体液在组织间隙或体腔积聚，称为水肿（edema）。体液积聚于体腔中称为积液（hydrops）或积水，如胸腔积液、心包积液和脑积水等；组织间隙中液体的积聚称为组织水肿，如皮下水肿等。

（一）水肿的分类

1. 按原因分

心性水肿、肾性水肿、肝性水肿、炎性水肿和营养不良性水肿等。

2. 按范围分

全身性水肿和局部性水肿。

3. 按部位分类

肺水肿、脑水肿、皮下水肿、喉头水肿等。

（二）水肿原因和发生机制

正常情况时，血管内液和血管外液经血管壁不断进行交换，维持着动态平衡，同时体内外的液体也在进行交换并维持动态平衡。如果这两个平衡发生紊乱，使组织间液生成增多和（或）钠水潴留，均会导致水肿的发生。

1. 血管内外液体交换失衡导致组织液生成多于回流

正常情况下组织间液和血浆之间不断进行液体交换，使组织液的生成和回流保持动态平衡（图5-1）。

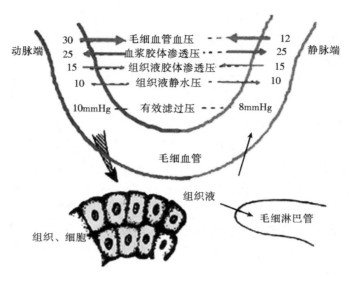

图5-1　组织液生成与回流示意图

上述一个或多个因素同时或先后失调，都可能导致组织液生成大于回流，引起水肿。

（1）毛细血管流体静压升高　主要见于静脉回流受阻，使静脉压增高。常见原因有：①右心衰竭引起全身体循环静脉压升高，导致全身性水肿；②左心衰竭引起肺静脉压增高，主要导致肺水肿；③肝硬化致门静脉高压，导致腹腔器官血液回流受阻，引起腹水；④静脉血管内血栓形成、肿瘤或外力压迫血管等可阻碍静脉回流，引起局部水肿。

（2）血浆胶体渗透压降低　血浆胶体渗透压的高低主要取决于血浆清蛋白的含量。引起血浆清蛋白含量下降的主要因素有：①蛋白质摄入不足，见于禁食、胃肠消化吸收功能障碍的患者或者营养不良时蛋白质摄入量不足；②蛋白质合成障碍，见于长期慢性肝病的患者；③蛋白质分解代谢增强，见于慢性感染、恶性肿瘤等慢性消耗性疾病；④蛋白质丢失过多，常见于肾脏病变，如肾病综合征。

（3）微血管壁通透性增高　常见于炎症、缺氧、高热及中毒时。

（4）淋巴回流受阻　常见于恶性肿瘤侵入并阻塞淋巴管、癌根治术摘除淋巴结、丝虫病阻塞淋巴管等。

2. 体内外液体交换失平衡导致钠水潴留

正常人钠、水的摄入量和排出量处于动态平衡，从而保持体液总量的相对恒定。肾在调节钠水动态平衡中起着重要的作用。当肾小球滤过率减少和（或）肾小管重吸收增多，导致球－管平衡失调，就会引起钠水潴留和全身性水肿。

（1）肾小球滤过率（glomerular filtration rate，GFR）降低　①广泛的肾小球病变：如急、慢性肾小球肾炎损伤肾小球。②有效循环血量减少：如心力衰竭、肝硬化腹水等使有效循环血量减少，肾血流量减少，肾小球滤过率降低，引起钠、水潴留。

（2）肾小管重吸收钠水增多　①肾血流重新分布：正常情况下，肾血流约 90% 分布在皮质肾单位。皮质肾单位约占肾单位总数的 85%，其髓袢短，只进入髓质浅部，对钠水的重吸收能力相对较弱。髓旁肾单位约占 15%，其髓袢长，深入髓质高渗区，重吸收钠水能力强。当有效循环血量减少时，通过皮质肾单位的血流明显减少，而髓旁肾单位的血流量相对增加，从而使钠水的重吸收增加。②肾小球滤过分数（filtration fraction，FF）升高：在心力衰竭或肾病综合征时，肾血流量随着循环血量的减少而下降，儿茶酚胺和肾素－血管紧张素系统活性增强，使肾出球小动脉比入球小动脉收缩更明显，滤过压升高，故肾小球滤过率相对升高，即 FF（肾小球滤过率/肾血浆流量）升高，使肾小管周围毛细血管的胶体渗透压升高，流体静压下降，两者都可促进钠、水的重吸收，使肾近曲小管重吸收水增加。③醛固酮分泌增加：各种原因所致的有效循环血量减少时，肾血流量亦随之减少，而激活肾素－血管紧张素－醛固酮系统；肝硬化患者，肝功能严重障碍，对醛固酮等激素的灭活的能力减弱，使血液中醛固酮相应增多。醛固酮可使远曲小管及集合管上皮细胞对钠、水重吸收增加。④抗利尿激素（antidiuretic hormone，ADH）释放增加：当有效循环血容量减少时，ADH 释放增多；醛固酮增多时，促进肾小管对钠的重吸收，反射性引起 ADH 分泌增多；血容量下降时，对左房及胸腔大血管容量感受器的刺激减弱，反射性使 ADH 分泌增多。⑤利钠激素（natriuretic hormone，NH）分泌减少：NH 又称心房利钠多肽，它是由人心房肌细胞合成和并储存，在血容量减少时，NH 分泌减少，使近曲小管重吸收钠、水增加。

总之，水肿的发生是通过以上几个因素共同作用或相继作用的结果。

（三）水肿的病变特点及对机体的影响

水肿的组织或器官体积增大，重量增加，颜色苍白，弹性降低，切开时可有液体流出。皮下水肿明显时，因液体在组织间隙大量积聚，用手指按压局部出现凹陷，压力去除后凹陷不能立即平复，称为凹陷性水肿，又称显性水肿。全身性水肿在没有发现凹陷之前已有体液的增加，可达原体重的 10%，称为隐性水肿。因而动态检测体重的变化是观察水肿消长的最简单和最有价值的指标。

水肿对机体的影响包括有利效应和有害效应。如炎性水肿具有稀释毒素、输运抗体、有利吞噬细胞的游走作用，促进炎症的痊愈。但其他水肿可对机体产生不同程度的影响，具体取决于水肿发生的原因、部位、发生速度和持续时间等。过量液体积聚在组织间隙，使细胞与毛细血管之间距离增大，增加了营养物质向细胞的弥散距离，加之水肿压迫微血管，最终可造成组织细胞严重营养障碍。水肿的组织损伤时修复力降低，且抗感染力也下降，易合并感染。重要生命器官水肿可造成严重后果甚至危及生命，如肺水肿引起气体交换障碍，严重者发生呼吸衰竭；脑水肿引起颅内压升高，甚至形成脑疝而死亡。

（四）常见的水肿类型

1. 心性水肿

由心力衰竭引起的水肿称为心性水肿。左心衰竭引起肺水肿（详见"肺水肿"），右心衰竭引起全身水肿，通常将右心衰竭引起的全身水肿称为心性水肿。

（1）发生机制　心性水肿的发生机制主要与心排出量减少和静脉回流障碍有关。①静脉回流障碍：右心衰竭的主要表现是体循环静脉回流障碍、血管内淤血，使毛细血管流体静压明显升高，形成过多的组织液。②血浆胶体渗透压下降：由于体循环回流不畅，使胃肠道及肝长期淤血，蛋白质消化、吸收及合成功能降低，使血浆清蛋白减少，同时水、钠潴留，血浆蛋白被稀释，血浆胶体渗透压降低。③淋巴回流受阻：右心衰竭时可直接影响淋巴回流，促使水肿的发生。④钠水潴留：心力衰竭时心泵血功能减弱，心排出量和有效循环血量减少，导致肾血流量降低，使肾小球滤过率降低；另一方面由于交感 – 肾上腺髓质系统和肾素 – 血管紧张素系统被激活，肾血管收缩使肾血流量进一步减少，GFR 下降更明显；同时醛固酮、ADH 分泌增加，NH 分泌减少，肾血流重新分布等，使肾小管对钠、水重吸收增多。

（2）临床特点及对机体的影响　皮下水肿是心性水肿的典型体征。水肿首先出现在身体下垂部位，如站立或坐位时足、内踝和胫前区水肿较明显，仰卧时背部水肿明显，随着病情的加重可出现腹水、胸水、肝脾淤血等。

心性水肿对机体的影响主要取决于水肿累及的部位。体表皮下组织的水肿，使细胞和毛细血管间的距离加大，可引起细胞营养障碍，对生命活动无明显影响；心包腔和胸腔出现积液，可使心、肺受压，引起循环和呼吸功能障碍；胃肠黏膜淤血、水肿，可引起恶心、呕吐和腹泻等症状。

2. 肺水肿

过多的体液积聚于肺组织内称为肺水肿（lung edema）。一般情况下，水肿液首先在间质即支气管壁及肺泡壁中积聚，称为间质性肺水肿；病变继续发展，水肿液溢入肺泡腔内，称为肺泡性水肿。

（1）发生机制　①肺静脉回流受阻，多见于二尖瓣狭窄或左心衰竭时，收缩末期左心残余血量增加，舒张期阻碍了肺静脉血的回流；②肺血容量增多，多见于体循环血容量增多或在短时间内输入液体过多时；③肺微血管通透性增高，肺部炎症、吸入毒气及氧中毒时，可直接损害毛细血管，使其通透性增高；休克、成人呼吸窘迫综合征、免疫反应时，肺内产生的血管活性物质如组胺、激肽、前列腺素、蛋白水解酶等使肺毛细血管通透性增高；④肺淋巴回流受阻，矽肺、肺癌等病变，使肺淋巴管阻塞，淋巴回流受到限制。

（2）临床特点及对机体的影响　肺水肿对机体的影响取决于其发生的速度及严重程度。肺泡性水肿时，肺泡壁及肺泡腔内充满水肿液，使肺的顺应性及肺血容量下降；肺泡膜的厚度增加使气体弥散距离加宽，影响了气体交换，使动脉血氧分压降低、二氧化碳潴留甚至出现呼吸衰竭。

3. 脑水肿

脑细胞、脑间质及脑室内液体含量增多引起脑容积增大和重量增加，称为脑水肿

（cerebral edema），脑室内液体增多又称为脑积水。

（1）发生机制　根据病因脑水肿分为三类。①血管源性脑水肿，是最常见的一类脑水肿。如脑外伤、脑出血、化脓性脑膜炎、脑肿瘤等。主要机制是：脑毛细血管壁通透性增高。这类水肿主要发生在白质内，灰质无明显变化。②细胞毒性脑水肿，主要见于急性脑缺血缺氧、脑膜炎、水中毒。其主要机制是细胞膜钠泵功能障碍。水肿液分布于脑细胞内，细胞间隙明显缩小。③间质性脑水肿，常见于肿瘤或炎症阻塞大脑导水管或脑室管，引起脑脊液循环障碍，过多的脑脊液在脑室积聚，室内压升高，室管膜通透性增高甚至破裂，脑脊液进入周围白质引起间质性水肿。

（2）临床特点及对机体的影响　脑水肿对机体的影响取决于其发生的速度及严重程度。临床表现主要为颅内压增高及神经细胞功能障碍表现。

早期轻度的脑水肿可无明显临床表现；重症可出现头痛、恶心、呕吐、视力减退、眩晕、耳鸣及意识障碍等，甚至出现失明、偏瘫、失语，严重者可发生脑疝，甚至死亡。

（五）病理与临床护理联系

1. 病情观察

注意维持体液平衡，纠正电解质紊乱。密切观察尿量和体重的变化，尤其使用利尿药后。记录 24 h 出入液量，保持出入液量平衡。观察血压、心率、呼吸的变化情况，监测血电解质变化，及时纠正紊乱。

2. 对症护理

静脉输液时注意根据病情控制输液速度。严重水肿局部存在血液循环障碍、营养不良、皮肤抵抗力下降、感觉迟钝，易破损和发生感染，应保持床单和患者内衣的清洁、干燥；对长期卧床的患者，要经常变换体位，预防压疮的发生。

3. 生活护理

给予低盐、高蛋白、易消化饮食。根据病情适当限制液体摄入量。向患者和家属说明限制钠盐的重要性，应嘱咐患者尽量不食用各种腌制品、干海货、发酵面点、含钠的饮料和调味品等可加重水肿的食物，可用糖、醋等调节口味，以增进食欲。做好口腔及皮肤护理，常漱口，防感染。

三、水中毒

水中毒（water intoxication）是由于肾排水功能低下，水分摄入过多引起的低渗性体液过多。患者细胞内、外液呈低渗性，体液明显增多，临床上常有低钠血症及脑水肿的症状和体征。

（一）原因

1. ADH 分泌过多

肾远曲小管和集合管重吸收水增加。见于一些恶性肿瘤，中枢神经系统疾病，疼痛、创伤、大手术后应激反应、情绪应激和某些药物引起的 ADH 分泌、释放增多。

2. 肾排水不足

见于急性肾衰竭少尿期、慢性肾衰竭的晚期，在严重心力衰竭或肝硬化时也易发生水中毒。

3. 低渗性脱水晚期

由于细胞外液低渗，水向细胞内转移，引起细胞内水肿。此时，若输入大量水分即可引起水中毒。

（二）对机体的影响

1. 细胞内液、细胞外液均增多　水中毒时细胞外液因水过多，导致钠含量和渗透压均下降（包括血浆），而肾不能将过多的水及时排出，水分即转向渗透压相对较高的细胞内，导致细胞水肿，结果使细胞内、外液容量均增多且呈低渗状态。

2. 脑水肿　脑细胞的肿胀和脑组织水肿使颅内压增高，引起各种中枢神经系统症状，如头痛、呕吐、嗜睡、昏迷等，严重者可发生脑疝而危及生命。慢性水中毒患者，发病缓慢，症状常不明显，多被原发病的症状掩盖。

（三）病理与临床护理联系

严密观察病情，准确掌握或预见病情的变化。轻症者可暂停给水，严格控制食物中水的含量，多可自行恢复。对重症或急性患者，应指导患者合理应用利尿药、脱水药，促使体内水分排出。肾衰竭患者可采用透析疗法，在短时间内去除体内潴留的过多的体液和代谢产物。

第二节　钾代谢紊乱

钾摄入不足或过多、钾在体内分布异常及钾排出过多或减少都可使钾代谢紊乱，表现为低钾血症或高钾血症。

一、低钾血症

血清 K^+ 浓度低于 3.5 mmol/L，称为低钾血症（hypokalemia）。

（一）原因和发生机制

1. 钾摄入不足

各种原因引起的长期不能进食的患者，如胃肠道手术后禁食、肠道梗阻或昏迷患者不能进食等。

2. 钾丢失过多

是低钾血症的主要原因，可见于以下几种情况：

（1）经肾失钾过多　是成人失钾最重要的原因。①长期大量应用利尿药，如氢氯噻嗪、依他尼酸、乙酰唑胺、渗透性利尿剂甘露醇等；②长期大量使用肾上腺皮质激素、原发或继发性醛固酮增多症、或应激状态使肾上腺皮质激素分泌亢进，促使钾排出增多；③某些肾疾病，如肾远曲小管酸性中毒、急性肾衰竭的多尿期，使钾排出增多。

（2）经消化道丢失钾　是小儿失钾的最重要原因。主要见于频繁的呕吐、严重的腹泻和胃肠引流的患者。

（3）经皮肤失钾　大量出汗而只补充不含钾的溶液亦可引起低钾血症。

3. 体内钾的分布异常

（1）急性碱中毒　H^+ 从细胞内向细胞外转移，以缓解细胞外液碱中毒，同时细胞

外 K^+ 进入细胞内以维持细胞内外的电荷平衡使血钾含量降低。

（2）糖原合成增加　大量应用胰岛素时，血钾随葡萄糖进入细胞内合成糖原，使血钾下降。

（3）家族性低钾性周期麻痹　是一种少见的常染色体显性遗传病，发作时 K^+ 突然移入细胞内使血钾浓度降低。

（4）某些毒素　如钡中毒、粗制生棉籽油（含有棉酚）中毒，使细胞膜上的 K^+ 通道阻滞，细胞内 K^+ 外流受阻，导致低钾血症。

（二）对机体的影响

低钾血症对机体的影响取决于血清钾降低的速度、程度和持续时间。最主要的影响是引起骨骼肌麻痹、心律失常和酸碱平衡紊乱。

1. 对神经－肌肉兴奋性的影响

（1）急性低钾血症　由于细胞外液钾含量急剧降低，细胞内外钾含量差值增大，细胞内 K^+ 外流增加，兴奋性降低。骨骼肌出现肌无力乃至弛缓性麻痹，四肢表现最为明显，严重者可发生呼吸肌麻痹。平滑肌兴奋性降低，出现胃肠运动减慢、恶心、呕吐、厌食，严重者出现腹胀，甚至麻痹性肠梗阻。

（2）慢性低钾血症　由于细胞内钾缓慢向细胞外移出，细胞内、外钾浓度梯度变化不大，膜电位变化不明显，肌细胞的兴奋性变化不大，症状也不明显。

2. 对心脏的影响

常引起各种心律失常，如窦性心动过速、房性或室性期前栓塞、阵发性心动过速、房室传递阻滞，严重时发生心室纤颤。

3. 对酸碱平衡的影响

血钾降低时，发生代谢性碱中毒。肾小管上皮细胞内 K^+ 浓度降低，随尿排出的 K^+ 减少、H^+ 增多，尿液呈酸性，称为反常性酸性尿。

4. 对中枢神经系统的影响

低钾血症时，中枢神经系统的兴奋性降低，表现为精神萎靡，神情淡漠，重者可嗜睡、昏迷。

5. 对肾脏的影响

慢性低钾时，肾的浓缩功能降低，出现多尿和低渗尿，甚至出现肾性尿崩症。

（三）病理与临床护理联系

1. 病情观察

密切观察患者的尿量、生命体征、神经肌肉的表现、心电图及血钾浓度的变化。避免补钾过多引起医源性高血钾。

2. 对症护理

及时消除病因，补充血钾。补钾首选口服，不能口服者，由静脉滴入，严格掌握低浓度、低速度。静脉补钾前应注意肾功能，要见尿补钾，每小时尿量在 30 ml 以上补钾较为安全。细胞内缺钾恢复较慢，有时需要补钾 4~6 日才能达到平衡。

3. 生活护理

注意增加含钾丰富的食物。

二、高钾血症

血清 K^+ 浓度高于 5.5 mmol/L，称为高钾血症（hyperkalemia）。

（一）原因和发生机制

1. 钾摄入过多

见于静脉输钾过多、过快，输入大量库存血等，肾来不及排出过多的钾。

2. 肾排钾减少

这是高钾血症的主要原因。正常的肾具有很强的排钾能力，所有一般只有在肾排钾障碍时，才容易发生高钾血症。

（1）肾小球滤过率减少 是引起高钾血症的主要原因。任何原因引起的少尿、无尿几乎都可发生高钾血症，临床上最常见于急性肾衰竭患者。

（2）醛固酮减少或肾小管排钾障碍 当醛固酮缺乏，肾小管的排钾保钠作用受损，或因间质性肾炎损害肾小管，使其排钾功能障碍。

（3）长期使用保钾利尿药 氨苯蝶啶能抑制远端小管和集合管分泌钾，引起钾在体内潴留。

3. 细胞内钾向细胞外转移

（1）酸中毒 细胞外 H^+ 向细胞内转移，细胞内 K^+ 移出细胞外以维持细胞内外的电荷平衡。此时肾排 H^+ 多，排 K^+ 少。

（2）组织细胞损伤 见于缺氧、溶血和严重挤压伤等引起的大量组织细胞破坏，细胞内 K^+ 释放到细胞外。

（二）对机体的影响

高钾血症对机体的影响取决于血钾升高的速度和程度。

1. 对神经骨骼肌的影响

轻度高钾血症时，神经肌肉兴奋性升高，患者可以出现手足感觉异常，轻度肌肉震颤、疼痛以及腹泻、肠绞痛等；严重高钾血症时，神经肌肉兴奋性降低，引起四肢软弱无力，腱反射消失，甚至出现弛缓性麻痹。

2. 对心脏的影响

高钾血症最大危害是对心肌的毒性作用。主要表现为心律失常（如传导阻滞甚至心室纤颤或心脏停搏）和心肌收缩无力。

3. 对酸碱平衡的影响

血钾升高时，发生代谢性酸中毒。肾小管上皮细胞内 K^+ 浓度增高，随尿排出的 K^+ 增多、H^+ 减少。此时血液呈酸性，而尿液却呈碱性，称为反常性碱性尿。

（三）病理与护理临床联系

1. 病情观察

严重高钾血症患者易出现严重的心律失常，甚至导致心跳骤停，应密切观察生命体征、心电图、血钾浓度、尿量等，做好复苏抢救的准备。

2. 对症护理

去除病因，停用一切含钾药物，心律失常时用钙盐拮抗，可使用葡萄糖加胰岛素、静脉滴注碳酸氢钠溶液，以促使钾移入细胞内，必要时采取血液透析。

3. 生活护理

避免使用含钾量高的食物。

目标检测

一、名词解释

1. 脱水
2. 水肿
3. 低钾血症
4. 高钾血症

二、填空题

1. 按细胞外液渗透压的不同，脱水分为_____、_____和_____。
2. 高渗性脱水时以_____的减少为主。
3. 心性水肿首先出现在_____部位。
4. 水中毒的原因有_____、_____和_____。
5. 高钾血症的原因有_____、_____和_____。
6. 低钾血症的原因有_____、_____和_____。

三、单项选择题

1. 脱水是指

    A. 体液总量增多
    B. 细胞外液增多
    C. 细胞外液的渗透压升高
    D. 细胞内液的丢失
    E. 体液总量明显减少

2. 低渗性脱水是指

    A. 失水 > 失钠，细胞外液渗透压 > 310 mOsm/L，血清钠 > 150 mmol/L
    B. 失水 > 失钠，细胞外液渗透压 > 280 mOsm/L，血清钠 > 130 mmol/L
    C. 失钠 > 失水，细胞外液渗透压 < 310 mOsm/L，血清钠 < 130 mmol/L
    D. 失钠 > 失水，细胞外液渗透压 < 280 mOsm/L，血清钠 < 150 mmol/L
    E. 失钠 < 失水，细胞外液渗透压 = 280 mOsm/L，血清钠 = 130 mmol/L

3. 高渗性脱水患者尿量减少的主要原因是

    A. 细胞外液渗透压升高，刺激下丘脑口渴中枢
    B. 细胞外液渗透压升高，刺激 ADH 分泌增多
    C. 肾血流减少
    D. 肾单位损伤
    E. 细胞外液减少

4. 高热患者出汗多，呼吸增快，易发生

A. 高渗性脱水 B. 低渗性脱水

  C. 等渗性脱水 D. 水中毒

  E. 低钠血症

5. 大量应用胰岛素时易发生

  A. 低渗性脱水 B. 高渗性脱水

  C. 水中毒 D. 低钾血症

  E. 高钾血症

6. 高钾血症和低钾血症均可引起

  A. 代谢性酸中毒 B. 代谢性碱中毒

  C. 肾小管泌氢增加 D. 心律失常

  E. 肾小管泌钾增加

7. 下列不会影响血管内外液体交换的因素是

  A. 毛细血管流体静压 B. 血浆晶体渗透压

  C. 血浆胶体渗透压 D. 微血管壁通透性

  E. 淋巴回流

四、问答题

1. 简述水肿发生的基本机制？

2. 比较各型脱水的特点。

3. 简述低钾血症对机体的主要影响。

五、案例分析题

患者王某，女，37岁，患糖尿病半年，近三天食欲减退，呕吐频繁，精神萎靡不振，乏力。今日出现神志不清急诊入院。查体：浅昏迷、呼吸深大，BP 80/64 mmHg，腱反射减弱。化验：尿蛋白（＋），尿糖（＋＋＋），尿酮体（＋）；血 K^+ 2.0 mmol/L，血 Na^+ 141 mmol/L。入院后注射胰岛素72U，并输入生理盐水及乳酸钠，患者神志逐渐清醒，但烦躁不安，并出现心律不齐。心电图出现 T 波低平，频繁室性早搏。

讨论题：

1. 患者主要发生了哪种水电解代谢紊乱？

2. 试分析发生水电解代谢紊乱的原因？

（田娇美）

第六章

炎 症

学习目标

掌握：炎症的基本病理变化、炎症的病理类型及各自病变特点，炎症的病理与临床护理联系。

熟悉：炎症原因、炎症的局部表现和全身反应及炎症的结局。

了解：主要炎症介质的来源和作用。

引导案例 患者宫某，男，28岁，转移性右下腹疼痛6 h入院。患者6 h前进食后突然发生上腹部阵发性隐痛，伴恶心、呕吐，自服消炎药物后症状无明显缓解，约1 h前腹痛转移至右下腹部，伴发热、腹胀，排便有里急后重感。既往体健。查体：T 38.9℃，P 97次/分，R 21次/分，BP 108 /70 mmHg。下腹部有压痛、反跳痛，麦氏点压痛阳性。血白细胞17.0×10^9/L，中性粒细胞90%。入院诊断为急性阑尾炎。行阑尾切除术。病理学检查：阑尾肿胀，浆膜面充血，可见黄白色渗出物，阑尾腔内充满脓液。

讨论题：

1. 请问该阑尾发生了什么性质的炎症？
2. 推测该患者病变阑尾镜下的病理变化是什么？
3. 对该患者的术后护理应注意哪些事项？

炎症（inflammation）是具有血管系统的活体组织对致炎因子所致局部损害而发生的防御为主的反应。炎症的基本病理变化有变质、渗出、增生。临床局部表现为红、肿、热、痛和功能障碍，并伴有不同程度的全身反应，如发热、白细胞增多、单核 - 吞噬细胞增生等。

炎症是疾病中最常见的病理过程，如疖和痈、肺炎、胃炎、阑尾炎、肝炎、肾炎、脑膜炎和传染病等均属炎症病变。炎症过程中，致炎因子既可损伤机体的细胞和组织；又可通过炎症反应局限和消灭致炎因子；同时机体通过实质和间质细胞的再生来修复损伤。损伤和抗损伤的复杂过程构成了炎症病理过程。

第一节 炎症的原因

凡是能引起组织和细胞损伤的因素均能引起炎症，统称为致炎因子，其种类繁多，可归纳为以下几类。

1. 生物性因子

最常见的致炎因子。包括细菌、病毒、立克次体、支原体、真菌、螺旋体和寄生虫等。由生物性因子引起的炎症称为感染。病毒可通过在细胞内复制致感染细胞坏死。细菌及其释放的内、外毒素可激发炎症。

2. 物理性因子

高温、低温、机械性创伤、放射性损伤等。

3. 化学性因子

包括外源性化学物质（包括强酸、强碱及毒气等）和内源性化学物质（包括坏死组织的分解产物、体内堆积的代谢产物如尿素、尿酸等）。

4. 免疫反应

当机体免疫反应状态异常时，可引起不适当或过度的免疫反应，造成组织损伤，引发炎症反应。

5. 组织坏死

坏死组织是潜在的致炎因子，在新鲜梗死灶的边缘所出现的出血充血带和炎细胞浸润都是炎症的表现。

第二节 炎症介质

炎症介质是一组参与并介导炎症发生发展的具有生物活性的化学物质，又称化学介质。这些物质可以引起血管扩张、血管壁通透性增高及对炎细胞的趋化作用，有的炎症介质还可引起发热、疼痛等。炎症介质一般分为外源性（细菌及其代谢产物）和内源性（来源于细胞及血浆）两大类，以内源性介质最重要。

一、细胞源性炎症介质

1. 血管活性胺

包括组胺和 5 – 羟色胺（5 – HT）。组胺主要存在于嗜碱粒细胞和肥大细胞的胞质异染颗粒中。当致炎因子致细胞损伤时，细胞脱颗粒，释放组胺。其作用为：①使细动脉扩张，细静脉壁的通透性增高；②对嗜酸粒细胞有趋化作用。5 – HT 主要来自于血小板，其作用与组胺相似。

2. 花生四烯酸的代谢产物

包括前列腺素（PG）和白细胞三烯（LT）。PG 主要作用为：①使血管扩张、管壁通透性增高；②引起发热、疼痛。LT 主要作用为：①收缩血管、使支气管壁痉挛和血管壁通透性增高；②LTB4 是中性粒细胞趋化因子。

3. 白细胞产物

主要包括中性粒细胞和单核细胞在炎症过程中释放的氧自由基和溶酶体成分等，其主要作用为：①损伤组织；②使血管壁通透性增高；③白细胞趋化作用。

4. 细胞因子

主要由激活的淋巴细胞和单核巨噬细胞产生。这些细胞因子参与免疫反应，并与靶细胞上特异性受体结合而发挥作用。其中白细胞介素（IL）和肿瘤坏死因子（TNF）是介导炎症反应的主要细胞因子。其主要作用为：①对中性粒细胞和巨噬细胞有趋化作用；②增强炎细胞吞噬作用；③引起组织损伤。

二、血浆源性炎症介质

1. 激肽系统　激肽系统被激活后的最终产物是缓激肽，其主要作用为：①使血管扩张及血管壁的通透性增高；②引起疼痛。

2. 补体系统　是在脾脏、淋巴结和骨髓合成的具有酶活性的一组蛋白质，为机体抵抗病原微生物的重要因子。其主要作用为：①使血管扩张及血管壁的通透性增高；②C5a 是多种白细胞的趋化因子；③C3b 具有调理素作用，促进吞噬细胞的吞噬能力。

3. 凝血系统和纤维蛋白溶解系统　炎症中，XIIa 因子同时启动凝血系统和纤维蛋白溶解系统。凝血系统产生的凝血酶、纤维蛋白多肽，可使血管壁通透性增高并对白细胞有趋化作用。纤维蛋白溶解系统产生的纤溶酶可以降解补体 C3，形成 C3a，引起血管扩张，增加血管通透性；同时，纤维蛋白降解产物也能增加血管通透性。

以上各种炎症介质间有着密切的联系，同时又处于灵敏的调控和平衡体系中，共同在炎症过程中发挥重要作用（表 6－1）。

表 6－1　主要炎症介质的来源及作用

炎症介质	来源	血管扩张	血管壁通透性增高	趋化作用	发热	疼痛	组织损伤
组胺和 5－羟色胺	肥大细胞、嗜碱粒细胞、血小板	+	+	+			
前列腺素、白细胞三烯	细胞质膜磷脂成分	+	+	+	+	+	
氧自由基、溶酶体酶	中性粒细胞、单核细胞		+	+			+
细胞因子	T 淋巴细胞、单核细胞		+	+	+		+
缓激肽	激肽系统	+	+				
补体（C3a、C5a）	血浆蛋白质	+	+	+			
纤维蛋白肽	凝血系统		+	+			
纤维蛋白降解产物	纤维蛋白溶解系统		+				

第三节　炎症的基本病理变化

炎症局部的基本病理变化包括变质、渗出和增生。急性炎症和炎症早期多以变质或渗出为主，慢性炎症和炎症后期多以增生为主。一般而言，变质是损伤性改变，渗出和增生是抗损伤反应。

一、变质

炎症局部组织、细胞发生的变性和坏死统称为变质（alteration）。变质既可发生于实质细胞，又可发生于间质细胞。

变质在形态变化上，实质细胞常见的有细胞水肿、脂肪变性、凝固性坏死和液化性坏死等。间质细胞常见的有黏液样变性和纤维素样坏死等。

变质性炎症反应的轻重取决于致炎因子的性质和强度及机体的反应状态。

二、渗出

炎症局部组织血管内的液体和细胞成分通过血管壁进入组织间隙、体腔、体表和黏膜表面的过程叫渗出（exudation）。急性炎症或炎症早期，渗出病变最为明显，在局部发挥重要的防御作用。渗出过程以血管反应为主，主要包括以下几点。

（一）血流动力学改变

血流动力学改变主要表现为炎性充血，发生顺序如下（图6-1）。

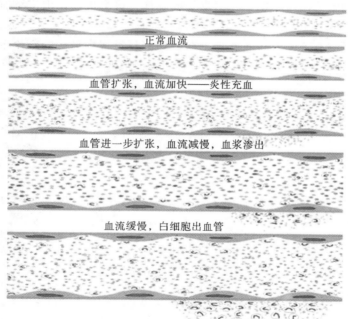

正常血流

血管扩张，血流加快——炎性充血

血管进一步扩张，血流减慢，血浆渗出

血流缓慢，白细胞出血管

血流显著缓慢，白细胞游出增多，红细胞漏出

图6-1 血管反应及渗出示意图

1. 细动脉短暂收缩

当局部组织受到致炎因子损伤时，通过神经调节和化学介质作用，迅速引起细动脉短暂收缩，持续几秒钟。

2. 血管扩张和血流加快

在神经轴突反射和炎症介质作用下，细动脉迅速由收缩转为扩张，毛细血管开放数量增加，血流加快，血流量增加，出现动脉性充血，即炎性充血。持续时间数分钟至数小时不等。

3. 血流速度减慢

在炎症介质的持续作用下，毛细血管和细静脉管壁通透性升高，导致液体渗出，红细胞浓集和血液黏稠度增加，血流变慢甚至血流停滞，出现静脉性充血。血流停滞有利于白细胞黏附于血管内皮并渗出到血管外。

（二）血管通透性增高

1. 血管壁通透性增高的机制（图6-2）

（1）内皮细胞收缩　组胺、缓激肽、白细胞三烯等作用于内皮细胞受体，使内皮细胞收缩，在内皮细胞间出现 $0.5 \sim 1.0 \ \mu m$ 的缝隙，血管壁通透性增高。抗组胺药可抑制此反应。

（2）内皮细胞穿胞作用增强　内皮细胞胞质内相互连接的囊泡所构成的囊泡体，形成穿胞通道。富含蛋白质的液体通过穿胞通道穿越内皮细胞称为穿胞作用。多种炎症介质如缓激肽、白三烯等均可引起穿胞通道数量增加和口径增大，使血管壁通透性增高。

（3）内皮细胞损伤　严重的细菌感染或烧伤，可直接损伤内皮细胞，使之坏死脱落，导致血管壁通透性增高。

（4）新生毛细血管壁的高通透性　在炎症修复过程中形成的新生毛细血管，内皮细胞分化尚不成熟，细胞连接不健全，故具有高通透性。

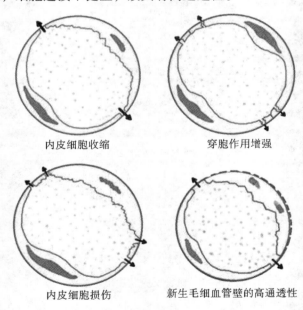

内皮细胞收缩　　　　　　　穿胞作用增强

内皮细胞损伤　　　新生毛细血管壁的高通透性

图6-2　血管壁通透性增高机制示意图

2. 液体渗出

在炎症过程中富含蛋白质的液体渗出到血管外的过程，称为液体渗出，渗出的液体称为渗出液（exudate）。渗出液聚集在组织间隙称为炎性水肿，聚集于浆膜腔则称为炎性积液。液体渗出的主要因素包括：血管壁通透性增高、血管内流体静压升高和组织内胶体渗透压升高。

（1）渗出液的成分 鉴别炎性渗出液与非炎症性漏出液，具有一定的临床意义（表6-2）。

表6-2 渗出液与漏出液的区别

	渗出液	漏出液
原因	炎症	非炎症
外观	浑浊	清亮
蛋白含量	25g/L 以上	25g/L 以下
比重	>1.018	<1.018
细胞数	$>0.50 \times 10^9/L$	$<0.10 \times 10^9/L$
Rivalta 试验	阳性	阴性
凝固性	常自凝	不能自凝

（2）渗出液的作用 渗出液有重要的防御作用：①稀释毒素和有害物质，减轻毒素对组织的损伤；②带来氧和营养物质，带走代谢产物；③渗出液内含有抗体、补体等成分，有利于杀灭病原体；④渗出液中的纤维素交织成网，早期限制病原体的扩散，并利于吞噬细胞的吞噬；后期网络成纤维细胞，利于修复；⑤渗出液中的病原微生物及毒素随淋巴液被带到局部淋巴结，刺激机体产生免疫反应。

渗出液过多，则会带来不利影响：①压迫和阻塞，如急性喉炎时的炎性水肿可引起窒息；②纤维素渗出过多，不能被完全吸收时，机化导致粘连和器官硬化，如肺肉质变、浆膜粘连等。

（三）白细胞渗出及吞噬作用

白细胞渗出是炎症最具特征性的变化。白细胞通过血管壁游出到血管外的过程即为白细胞渗出。渗出的白细胞称为炎细胞，炎细胞聚集在炎症灶的现象称炎细胞浸润。白细胞的渗出是主动、复杂的连续过程，经过白细胞边集（leukocytic margination）、黏附（adhesion）、游出（emigration）等阶段，通过趋化作用（chemotaxis）聚集到炎症灶，发挥重要的防御作用（图6-3）。

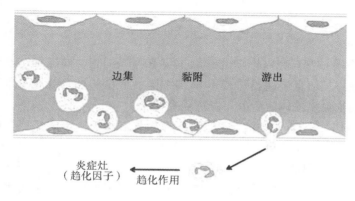

图6-3 白细胞的渗出及趋化作用示意图

1. 白细胞的渗出

（1）白细胞边集　当血流缓慢甚至停滞时，轴流变宽甚至消失，白细胞由轴流进入边流，靠近血管壁并沿血管内皮细胞缓慢滚动，称白细胞边集。

（2）白细胞黏附　血管内皮细胞和白细胞表面黏附分子相互识别、相互作用，使边集的白细胞黏附于血管内皮细胞的表面，称白细胞黏附。

（3）游出　黏附的白细胞胞质突起形成伪足，以阿米巴运动的方式，经内皮细胞间隙穿出血管的过程称游出。中性粒细胞和单核细胞游走能力最强，淋巴细胞游走能力最弱。

（4）趋化作用　游出的白细胞主动向着某些化学刺激物所在部位做定向移动的现象称趋化作用。化学刺激物称趋化因子，来源于炎症灶内的细菌及其产物、炎症介质等。

2. 炎细胞在炎症灶内的作用

（1）吞噬作用（phagocytosis）　是指白细胞吞噬和消化病原体及组织崩解碎片的过程。吞噬细胞主要有中性粒细胞和巨噬细胞。吞噬过程由三个连续的阶段组成（图6-4）：①识别与黏着。血清中存在一些能增强吞噬细胞吞噬功能的蛋白质（包括免疫球蛋白Fc段和补体$C3_b$等），称调理素。吞噬细胞通过膜表面的Fc或$C3_b$受体识别调理素化的病原体，并将其黏着在膜表面。②包围吞入。吞噬细胞黏着病原体后，便伸出伪足，随着伪足的延伸和相互融合而将病原体包围，形成吞噬体。随后吞噬体与溶酶体融合形成吞噬溶酶体。③杀灭与降解。进入吞噬溶酶体的病原体主要被具有活性的氧代谢产物杀灭与降解。

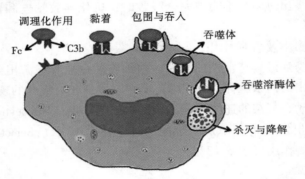

图6-4　吞噬过程示意图

（2）免疫作用　参与免疫作用的细胞主要有巨噬细胞、淋巴细胞和浆细胞。巨噬细胞吞噬抗原并将其信息传递给T或B淋巴细胞，致敏的淋巴细胞分别产生淋巴因子或抗体，参与细胞免疫或体液免疫，发挥免疫作用。

（3）组织损伤　炎症过程中，白细胞产物如氧自由基、溶酶体成分等可以引起内皮细胞和组织损伤，加重原致炎因子的损伤作用。

3. 炎细胞的种类和功能

炎症时，参与的炎细胞除了从血管内渗出的白细胞外，还有来自组织间隙内各类细胞（如淋巴细胞、巨噬细胞、浆细胞等），以及由巨噬细胞演变的细胞（如多核巨细胞）。常见炎细胞的种类、形态和功能总结如下（图6-5、表6-3）。

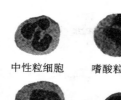
中性粒细胞　嗜酸粒细胞

嗜碱粒细胞

朗格汉斯巨细胞

单核细胞

淋巴细胞　　浆细胞

图6-5　常见炎细胞

表6-3　常见炎细胞种类和功能

种类	功能	临床意义
中性粒细胞	称小吞噬细胞。有活跃的运动能力和较强的吞噬能力。崩解后释放溶酶体酶，溶解坏死组织及纤维素等	常见于急性炎症早期和化脓性炎症
单核-吞噬细胞	称大吞噬细胞。有很强的吞噬能力，能吞噬大的病原体、异物、坏死组织碎片甚至整个细胞	常见于急性炎症后期、慢性炎症和某些非化脓性炎症
嗜酸粒细胞	具有一定的吞噬能力，能吞噬抗原-抗体复合物，杀伤寄生虫	多见于寄生虫感染、变态反应性疾病及慢性炎症
淋巴细胞和浆细胞	T淋巴细胞参与细胞免疫，B淋巴细胞转化成浆细胞，产生抗体，参与体液免疫	主要见于慢性炎症或病毒感染
嗜碱粒细胞和肥大细胞	当受到致炎因子刺激时，细胞脱颗粒而释放组胺和5-羟色胺等炎症介质，引起炎症反应	多见于变态反应性疾病

三、增生

在致炎因子和组织崩解产物的刺激下，炎症局部细胞增殖、细胞数目增多，称为增生（proliferation）。包括实质细胞和间质细胞的增生。实质细胞的增生，如鼻黏膜慢性炎症时上皮细胞和腺体的增生，慢性肝炎时肝细胞的增生。间质细胞的增生较常见，包括巨噬细胞、血管内皮细胞、成纤维细胞。成纤维细胞增生可产生大量胶原纤维，可形成炎症纤维化，在慢性炎症中表现较突出。

第四节　炎症的局部表现和全身反应

一、炎症的局部表现

以体表的急性炎症最为明显，包括红、肿、热、痛和功能障碍。

1. 红

炎症早期局部炎性充血，氧合血红蛋白含量高，呈鲜红色；随炎症发展，局部血流发生淤血，脱氧血红蛋白增加，呈暗红色。

2. 肿

急性炎症局部肿胀明显，主要是因局部充血、炎性水肿所致。慢性炎症局部肿胀主要与局部增生有关。

3. 热

主要与炎症局部炎性充血，血流增加，血流加快，产热增多有关。

4. 疼痛

与多种因素有关：①炎症介质如前列腺素、5 – HT、缓激肽等的致痛作用；②钾离子的致痛作用；③局部组织张力增高，压迫神经末梢。

5. 功能障碍

炎症时实质细胞变性、坏死，炎症渗出物的压迫或机械性阻塞，均可引起组织器官的功能障碍。如急性病毒性肝炎时，肝细胞变性、坏死，肝功能障碍；小儿急性喉炎时，严重的喉头水肿可引起窒息。

二、炎症的全身反应

炎症的全身急性期反应包括发热、末梢血白细胞增多等表现。

1. 发热

多见于病原微生物引起的炎症。一定程度的发热，能使机体代谢增强，促进抗体的形成、增强吞噬细胞的吞噬能力和肝的解毒功能，从而提高了机体的防御能力。但是高热或长期发热，可影响机体的代谢过程，引起各系统尤其是中枢神经系统的损害和功能紊乱。如果炎症病变严重，体温不升高反而降低，说明机体抵抗力低下，是预后不良的征兆。

2. 末梢血白细胞增多

末梢血白细胞计数增多是炎症防御反应的常见表现，各种致炎因子引起的急性炎症更是如此。白细胞计数可达（15~20）×10^9/L，若达到（40~100）×10^9/L 称为类白血病反应（leukemoid reaction）。一般急性炎症早期或化脓性炎症多引起中性粒细胞增加；寄生虫感染和过敏反应多引起嗜酸粒细胞增加；一些病毒感染选择性地引起淋巴细胞比例增加。但多数病毒、立克次体和原虫感染，甚至极少数细菌（如伤寒杆菌）感染则引起末梢血白细胞计数减少。

第五节　炎症的类型

一、炎症的临床类型

炎症依其病程经过分为四大类。

（一）超急性炎症（peracute inflammation）

超急性炎症反应急剧或呈爆发性经过，短期内引起器官、组织严重功能障碍，甚至导致机体死亡。局部病变以变质和渗出为主，多见于超敏反应性损害，如器官移植的超急性排斥反应。

（二）急性炎症（acute inflammation）

急性炎症起病急，反应迅速，症状明显，持续时间短，一般在 1 个月以内。病变以渗出为主，炎细胞浸润以中性粒细胞为主。

（三）慢性炎症（chronic inflammation）

慢性炎症持续时间较长，为数月到数年，病变以增生为主，其炎细胞浸润以淋巴细胞和单核细胞为主。

（四）亚急性炎症

亚急性炎症病程介于急性和慢性之间，一般在 1 个月至数月，如亚急性细菌性心内膜炎等。

二、炎症的病理类型

根据炎症的基本病变，将炎症分为变质性炎、渗出性炎和增生性炎三类。

（一）变质性炎

变质性炎（alterative inflammation）是以局部组织、细胞变性、坏死改变为主的炎症，而渗出、增生改变较轻微。

常见于重症感染、中毒及超敏反应等。主要发生于肝、肾、心、脑等实质性器官。由于器官的实质细胞变性、坏死改变突出，故这类炎症常引起相应器官明显的功能障碍。例如，急性重型病毒性肝炎，肝细胞广泛坏死，出现严重的肝功能障碍；由白喉杆菌外毒素引起的中毒性心肌炎，心肌纤维变性、坏死，引起严重的心功能障碍；流行性乙型脑炎时，神经细胞变性、坏死及脑细胞软化灶形成，引起严重的中枢神经系统功能障碍。

（二）渗出性炎

渗出性炎（exudative inflammation）是以渗出性改变为主的炎症，依据渗出物的主要成分和病变特点的不同，将渗出性炎分为以下几种。

1. 浆液性炎

浆液性炎（serous inflammation）以浆液渗出为主要特征，渗出物以血清成分为主，含有 3%～5% 的蛋白质，主要为清蛋白，同时混有少量中性粒细胞和纤维素。病变常发生于疏松结缔组织、浆膜和黏膜等处。浆液性渗出物弥漫地浸润组织，局部出现炎性水肿，如毒蛇咬伤、皮肤Ⅱ度烧伤时，浆液性渗出物蓄积于表皮内和表皮下而形成水疱。浆膜体腔的浆液性炎可引起炎性积液，如结核性胸膜炎等。黏膜的浆液性炎又称浆液性卡他性炎。卡他（catarrh）的含义是渗出物沿黏膜表面顺势下流。黏膜或浆膜发生浆液性炎时，上皮细胞和间皮可发生变性、坏死和脱落。

浆液性炎一般较轻，易于消退。但浆液性渗出物过多也会产生不利影响，如胸腔和心包腔的大量积液可影响心肺功能。

2. 纤维素性炎

纤维素性炎（fibrinous inflammation）以纤维蛋白原渗出继而形成纤维蛋白（即纤维素）为主。在 HE 切片中纤维素呈红染、相互交织的网状，间隙混有中性粒细胞和坏死细胞碎片。纤维蛋白原大量渗出说明血管壁损伤较重，多由某些细菌毒素（如白喉杆菌、痢疾杆菌和肺炎球菌的毒素）或各种内源性和外源性毒物（如尿毒症时的尿素和汞）引起。病变易发生于黏膜、浆膜和肺组织。

（1）发生在黏膜的纤维素性炎　渗出的纤维素、坏死组织和中性粒细胞共同形成一层灰白色的膜状物，称假膜。故发生于黏膜的纤维素性炎又称假膜性炎。白喉的假膜性炎，若发生于咽部不易脱落称为固膜性炎；发生于气管较易脱落则称为浮膜性炎，可引起窒息。

（2）浆膜的纤维素性炎　常见于胸膜和心包膜。如发生于心包膜的纤维素性炎，由于心脏的不断搏动，渗出的纤维素形成无数绒毛状物，覆盖于心脏表面，称"绒毛心"。

（3）发生在肺的纤维素性炎　除了有大量纤维素渗出外，亦可见大量中性粒细胞，常见于大叶性肺炎红色肝样变期和灰色肝样变期。渗出的纤维素可被中性粒细胞释放的纤维蛋白酶水解，或被吞噬细胞搬运清除，或通过自然管道排出体外，病变组织得以愈复。若纤维素渗出过多、中性粒细胞渗出过少或组织内抗胰蛋白酶含量过多，致纤维素清除障碍，从而发生机化，形成浆膜的纤维性粘连或大叶肺炎肉质变。

3. 化脓性炎

化脓性炎（suppurative inflammation）以中性粒细胞渗出，并伴有不同程度的组织坏死和脓液形成为其特点。化脓性炎多由化脓菌（如葡萄球菌、链球菌、脑膜炎双球菌、大肠杆菌）感染引起，亦可由坏死组织继发感染产生。脓性渗出物称为脓液（pus），主要由渗出的中性粒细胞和脓细胞（变性、坏死的中性粒细胞）、化脓菌、坏死组织碎片和少量浆液组成。化脓性炎依病因和发生部位的不同可分为表面化脓和积脓、蜂窝织炎和脓肿。

（1）表面化脓和积脓　发生于黏膜和浆膜表面的化脓性炎称表面化脓。此时中性粒细胞向黏膜表面渗出，深部组织的中性粒细胞浸润不明显（图6-6、6-7）。当化脓性炎发生于浆膜、胆囊和输卵管时，脓液积存在浆膜腔、胆囊和输卵管腔内，称为积脓（empyema）。

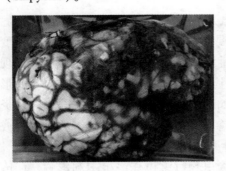

图6-6　流行性脑脊髓膜炎（表面化脓）

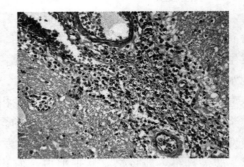

图6-7　流行性脑脊髓膜炎
蛛网膜下腔增宽，大量中性粒细胞、少量单核细胞浸润

（2）蜂窝织炎（phlegmonous inflammation）　为疏松结缔组织中发生的弥漫性化脓性炎。常发生于皮肤、肌肉和阑尾，主要由溶血性链球菌引起。该菌能分泌透明质酸酶，降解疏松结缔组织中的透明质酸；分泌链激酶，溶解纤维素。因此，细菌易于通过组织间隙和淋巴管扩散，表现为组织内大量中性粒细胞弥漫性浸润（图6-8、6-9）。

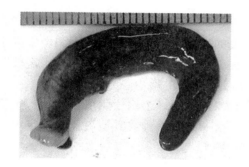

图6-8 急性蜂窝织炎性阑尾炎（大体标本）

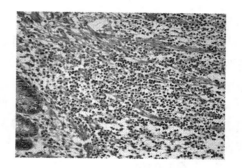

图6-9 急性蜂窝织炎性阑尾炎
疏松结缔组织中弥漫性中性粒细胞浸润

（3）脓肿（abscess） 是以局部组织坏死溶解，形成充满脓液的腔为主要特征的局限性化脓性炎症。脓肿可发生于皮下和内脏，主要由金黄色葡萄球菌引起。金黄色葡萄球菌可产生血浆凝固酶，使渗出的纤维蛋白原转变成纤维素，交织成网，可阻止病原菌的扩散，因而病变较为局限。小脓肿可以吸收消散，较大脓肿由于脓液过多，吸收困难，常需切开排脓或穿刺抽脓，而后局部由肉芽组织修复。

疖是毛囊、皮脂腺及其周围组织的脓肿。疖中心部分液化变软后，脓液便可破出。痈是多个疖的融合，在皮下脂肪和筋膜组织中形成许多相互沟通的脓肿，必须及时切开引流排脓，方能愈合。皮肤、黏膜的脓肿向表面穿破时，脓液排出后形成的缺损称为溃疡；深部组织的脓肿若向体表或体内的自然管道穿破，可形成窦道（只有一个开口的病理性盲管）或瘘管（连接于体表与自然管道之间或两个自然管道之间的有两个开口的病理性管道）。如肛周脓肿，可仅向皮肤穿破形成窦道；也可向皮肤穿破的同时又向直肠肠腔内穿破，形成瘘管，临床称肛瘘。窦道和瘘管长期排出脓性渗出物，经久不愈。

4. 出血性炎 （hemorrhagic inflammation）

出血性炎是指炎症灶的血管损伤严重，渗出物中含有大量红细胞。出血性炎不是独立的炎症类型，常合并其他类型渗出性炎而存在，如浆液性出血性炎、化脓性出血性炎等。常见于流行性出血热（图6-10）、鼠疫和钩端螺旋体病等。

炎症渗出过程复杂，一方面上述各种类型可单独发生，亦可合并存在，如浆液性纤维素性炎、纤维素性化脓性炎、纤维素性出血性炎等；另一方面在炎症的发展过程中，一种炎症可转变成另一种炎症，如浆液性炎可转变成纤维素性炎或化脓性炎。

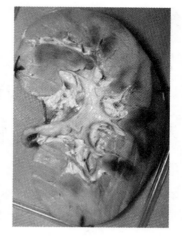

图6-10 流行性出血热：出血性肾炎

（三）增生性炎

以增生性改变为主的炎症，渗出和变质改变较轻。除少数增生性炎如伤寒、急性肾炎等属于急性炎症外，大多数属于慢性炎症。按增生性炎的形态学特点分为两类。

1. 非特异性增生性炎

非特异性增生性炎多见于慢性炎症，最重要的特点是：①炎症灶内浸润炎细胞主要为淋巴细胞、浆细胞和单核细胞；②主要由炎细胞引起的组织破坏；③常出现较明显的纤维结缔组织、血管以及上皮细胞、腺体和实质细胞的增生。

在致炎因子的长期刺激下，局部黏膜上皮、腺体及结缔组织增生可形成突起于黏膜表面带蒂的肿块，称炎性息肉，如鼻息肉和子宫颈息肉；肺或其他脏器局部组织的炎性增生可形成境界清楚的肿瘤样团块，称炎症假瘤。

2. 肉芽肿性炎

肉芽肿性炎（chronic granulomatous inflammation）是以肉芽肿形成为基本特点的炎症。所谓肉芽肿是由巨噬细胞及其演变的细胞构成的境界清楚的结节状病灶。病灶较小，直径一般在 0.5 ~ 2 mm。肉芽肿中激活的巨噬细胞常呈上皮样形态。不同的病因可引起形态不同的肉芽肿，病理学家常可根据肉芽肿形态特点做出病理诊断。

（1）异物性肉芽肿　由于异物不易被消化，长期刺激形成的局灶性结节。常见的异物有外科缝线、滑石粉、矽尘、寄生虫虫卵等。

（2）感染性肉芽肿　由不同病原微生物引起，能形成具有特殊结构的细胞结节。如结核肉芽肿（图 6 – 11）、风湿肉芽肿、伤寒肉芽肿、树胶肿（见于梅毒）等。

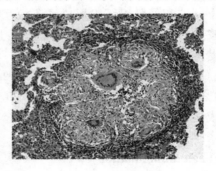

图 6 – 11　结核肉芽肿

第六节　炎症的结局

大多数急性炎症能够痊愈，少数迁延为慢性炎症，极少数可蔓延扩散到全身。

一、痊愈

在炎症过程中病因被清除，若少量的炎症渗出物和坏死组织被溶解吸收，则通过周围尚存的细胞完全性或不完全性再生加以修复。

二、迁延不愈

如果致炎因子在机体内持续起作用，炎症反复发作，可使急性炎症转变成慢性炎症，病情长期不愈。

三、蔓延扩散

在机体抵抗力低下，或病原微生物毒力强、数量多的情况下，病原微生物可不断繁殖，并沿组织间隙或脉管系统向周围和全身器官扩散。

1. 局部蔓延

炎症局部的病原微生物可通过组织间隙或自然管道向周围组织和器官扩散蔓延。如急性膀胱炎可向上蔓延到输尿管或肾盂。炎症局部蔓延可形成糜烂、溃疡、瘘管、窦道和空洞。

2. 淋巴道扩散

急性炎症渗出的富含蛋白的炎性水肿液或部分白细胞可通过淋巴管回流至淋巴结，引起淋巴管炎和淋巴结炎。如足部感染时腹股沟淋巴结可肿大，在足部感染灶和肿大的腹股沟淋巴结之间出现红线，即为淋巴管炎。

3. 血行道扩散

炎症灶中的病原微生物可直接或通过淋巴路侵入血循环，病原微生物的毒性产物也可入血引起菌血症、毒血症、败血症和脓毒败血症。

（1）菌血症（bacteremia） 细菌由局部病灶入血，全身无中毒症状，但血液中可查到细菌，称为菌血症。一些炎症性疾病的早期就有菌血症，如大叶性肺炎。菌血症发生在炎症的早期阶段，肝、脾和骨髓的吞噬细胞可组成一道防线，以清除细菌。

（2）毒血症（toxemia） 细菌的毒性产物或毒素被吸收入血称为毒血症。临床上出现高热和寒战等中毒症状，严重时出现中毒性休克。

（3）败血症（septicemia） 细菌由局部病灶入血后，大量繁殖，并产生毒素，引起全身中毒症状和病理变化，称为败血症。败血症除有毒血症的临床表现外，还常出现皮肤和黏膜的多发性出血斑点，以及脾脏和淋巴结肿大等。此时血液常可培养出病原菌。

（4）脓毒败血症（pyemia） 化脓菌所引起的败血症可进一步发展成为脓毒败血症。此时除有败血症的表现外，可在全身一些脏器中出现多发性栓塞性脓肿（embolic abscess），或称转移性脓肿（metastatic abscess）。显微镜下小脓肿中央的小血管或毛细血管中可见细菌菌落，周围大量中性粒细胞限局性浸润伴有局部组织的化脓性溶解破坏。

第七节 病理与临床护理联系

一、炎症局部表现与临床护理的联系

急性炎症早期，因局部组织炎性充血、渗出、血流多而快，产热增加，患者炎症部位出现红、肿、热；后期，因淤血、渗出，加之氧合血红蛋白含量减少，呈暗红色、肿胀。又因炎症局部炎症介质、钾离子的致痛作用及渗出物压迫神经末梢等多种因素作用，疼痛明显。因此，对局部表现明显的急性炎症患者，临床进行局部护理时，早期要注意抑制炎症反应，减轻红、肿、热、痛等症状，后期要活血化瘀，促进局部损伤的修复。

二、炎症全身反应与临床护理的联系

发热是机体的防御性反应，多见于病原微生物引起的炎症。但是高热或长期发热，可影响机体的代谢过程，引起各系统尤其是中枢神经系统的损害和功能紊乱。如果炎症病变严重，体温不升高反而降低，说明机体抵抗力低下，是预后不良的征兆。因此，临床护理中要密切监测患者体温变化，积极查找发热或体温降低的原因，对高热患者要采取物理或药物降温等措施，减轻机体损伤。

目标检测

一、名词解释

1. 炎症
2. 变质
3. 渗出
4. 肉芽肿
5. 菌血症

二、填空题

1. 炎症局部的基本病变为_____、_____、_____。
2. 急性炎症渗出过程主要有_____、_____、_____三个方面的变化。
3. 炎细胞的渗出中，化脓性炎以_____为主；慢性炎症以_____、_____细胞为主；寄生虫感染时以_____细胞为主。
4. 渗出性炎据渗出物的不同分为_____、_____和_____炎症。
5. 炎症的局部临床表现为_____、_____、_____、_____和_____。
6. 化脓性炎症的病理类型有_____、_____、_____。
7. 肉芽肿大致可分为_____和_____两类。

三、单项选择题

1. 在葡萄球菌感染的炎症反应中所见到的主要细胞是
   A. 淋巴细胞   B. 单核细胞
   C. 嗜酸粒细胞   D. 肥大细胞
   E. 中性粒细胞
2. 炎症的渗出主要由于
   A. 血液动力学改变   B. 血管壁通透性改变
   C. 小静脉血栓形成   D. 循环血量增加
   E. 组织间液比重降低

3. 溶血性链球菌最常引起
    A. 蜂窝织炎   B. 假膜性炎
    C. 坏死性炎   D. 脓肿
    E. 出血性炎

4. 巨噬细胞、纤维母细胞和淋巴细胞增生最常见于
    A. 急性炎症   B. 肉芽组织
    C. 伤口愈合处   D. 慢性炎症
    E. 化脓性炎

5. 下列哪项不属于渗出性炎症
    A. 假膜性炎症   B. 卡他性炎症
    C. 肾盂肾炎   D. 乙型脑炎
    E. 流行性脑炎

6. 下列哪项是变质性炎症
    A. 肾盂肾炎   B. 菌痢
    C. 大叶性肺炎   D. 阿米巴肝脓肿
    E. 阑尾炎

7. 下列有关炎症的理解哪项不正确？
    A. 血管反应是炎症的中心环节
    B. 对机体损害的任何因素均可为致炎因子
    C. 炎症对机体有利，又有潜在危害性
    D. 凡是炎症都运用抗生素抗炎
    E. 炎症既有局部反应，又可有全身反应

四、简答题

1. 如何区别渗出液与漏出液？
2. 何谓肉芽肿？请举出几种你所学过的肉芽肿（至少4种）。
3. 叙述炎症渗出的发生过程。

五、案例分析题

患儿，女，3岁，以"发热咳嗽2天，声嘶气促1天"入院。查体：T 37℃，P 138 次/分，R 65 次/分，吸气性呼吸困难，精神差，唇绀，双侧扁桃体Ⅱ度肿大，扁桃体上覆有一层灰白色膜状物，不易拭去，双肺呼吸音清，心率138 次/分，律齐，心音低钝，未闻及杂音，腹软，肝肋下2 cm。出生后未进行预防接种，入院诊断为白喉，入院1 h后死亡。

讨论题：

1. 请问白喉是什么性质的炎症？
2. 该患者扁桃体上被覆的灰白色膜状物是如何形成的？

（舒文环）

肿　瘤

掌握：肿瘤细胞异型性的概念；肿瘤的生长方式和扩散方式；良、恶性肿瘤的区别；恶性肿瘤对机体的影响。

熟悉：肿瘤的概念；良、恶性肿瘤的命名原则和分类；癌和肉瘤的区别。

了解：肿瘤的病因和发病机制；肿瘤的防治原则及临床护理。

引导案例　患者，男性，56 岁，因进行性吞咽困难 1 个月入院。患者 1 月前出现进行性吞咽困难，初为固体食物，后为流质食物，伴有吞咽后疼痛、哽噎感。查体：消瘦，贫血貌，无声音嘶哑，双肺呼吸音清。食管镜检查：食管中段可见凸向管腔的扁圆形肿块，表面有浅溃疡。取活组织镜检为鳞状细胞癌。

讨论题：

1. 该病变对机体有什么影响？

2. 该患者应该采取哪些护理措施？

肿瘤已成为威胁人类健康的常见病、多发病，尤其是恶性肿瘤。恶性肿瘤的侵袭性和转移的特性决定了肿瘤的高病死率。据统计资料显示 2005 年我国肿瘤死亡率最高的是肺癌，其次有肝癌、胃癌、食管癌、结直肠癌、白血病、脑瘤、女性乳腺癌和胰腺癌等。本章重点从病理学角度介绍肿瘤的基本知识（包括肿瘤的形态结构、生物学特性、分类等），掌握这些知识，有利于提高对肿瘤患者的护理水平。

第一节　肿瘤的概念

肿瘤（tumor，neoplasm）是在各种致瘤因素作用下，机体细胞异常增生形成的新生物，常表现为机体局部的肿块。肿瘤的形成，是机体的细胞出现生长调控异常而增生的结果。其增生要与炎症性增生区别。

肿瘤性增生是一种失去了分化成熟能力的增生，是失去机体控制的克隆性增生（指机体正常细胞发生瘤变后反复分裂增殖的过程），这种增生表现为与机体的不协调性、失控性，去除病因仍继续增生的过程。炎症性增生是针对局部刺激发生的反应性增生，是受机体控制，与机体协调的增生过程，增生的细胞表现为分化成熟，当刺激因素消失，增生也停止。

第二节　肿瘤的特性

一、肿瘤的一般形态与结构

（一）肿瘤的形态

1. 形状

肿瘤的形状因其起源组织、发生部位、生长方式和良恶性质的不同而不同。位于体表、体腔的常呈乳头状、息肉状、菜花状；位于实质器官内常呈结节状、分叶状；分泌黏液或浆液的肿瘤可呈囊状。恶性肿瘤常呈浸润性、溃疡状等。

2. 大小

肿瘤的体积差别很大，与生长时间和发生部位等有关。小的肿瘤显微镜下才能观察到，大的肿瘤，重量可达数千克甚至数十千克，多为良性肿瘤。恶性肿瘤的体积愈大，发生转移的机会也愈大，因此恶性肿瘤的体积是肿瘤分期的一项重要指标。

3. 颜色

肿瘤的颜色与起源组织相关。例如，纤维组织的肿瘤，切面多呈灰白色；脂肪瘤常呈黄色；血管瘤常呈红色；有些肿瘤产生色素，如黑色素瘤为黑褐色。

4. 质地

肿瘤质地与其起源组织、细胞间质相关。例如，脂肪瘤起源于脂肪细胞一般比较软；乳腺癌起源于乳腺导管上皮细胞质地较硬；肿瘤间质若纤维丰富，质地较硬。

5. 数目

大多数肿瘤单发，也可同时或先后发生多个原发肿瘤，例如多发性子宫肌瘤。

（二）肿瘤的组织结构

肿瘤组织分为实质和间质两部分。肿瘤的实质即肿瘤细胞，根据肿瘤细胞的形态判断组织来源和良、恶性。肿瘤间质一般由结缔组织和血管组成，起着支持和营养肿瘤细胞的作用。恶性肿瘤血管丰富，利于肿瘤的生长和扩散；良性肿瘤纤维较丰富，因限制肿瘤细胞的生长，所以生长缓慢。

二、肿瘤的异型性

肿瘤的细胞形态和组织结构与其起源组织存在不同程度的差异，这种差异称为肿瘤细胞的异型性（atypia），差异越大，恶性程度越高。还可通过肿瘤的分化程度来判断肿瘤的良恶性。分化程度（degree differentiation）是指肿瘤组织在形态和功能上与正常组织的相似度，如果肿瘤的组织形态和功能比较接近其正常组织，说明其分化程度高或分化好；反之，则说明其分化程度低。良性肿瘤一般分化程度高，异型性小，而恶性肿瘤分化程度低，异型性较大。

肿瘤的异型性可分为结构异型性和细胞异型性。

1. 肿瘤组织结构异型性

是指肿瘤组织在空间排列方式上与相应正常组织之间存在的差异。良、恶性肿瘤都会表现出结构的异型性，恶性肿瘤结构更为紊乱，常常失去极性，如良性平滑肌瘤，结构紊乱，呈编织状；鳞状上皮癌，癌细胞排列显著紊乱，失去极性。

2. 肿瘤细胞的异型性

肿瘤细胞常表现为：①体积较大，但大小不一，可出现瘤巨细胞；②肿瘤细胞核的体积增大，正常核浆比多为1:（4~6），恶性肿瘤细胞核浆比为1:1；③肿瘤细胞核大、深染，可见核仁，核分裂象增多；④恶性肿瘤可见病理性核分裂象，如不对称性核分裂、多极性核分裂等（图7-1）；⑤胞浆呈嗜碱性。

一般良性肿瘤细胞异型性较小，组织结构可有不同程度的异型性；恶性肿瘤无论细胞还是组织结构都有明显的异型性。

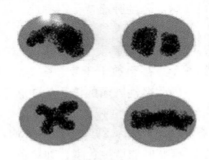

图7-1　肿瘤细胞异型性的模式图

三、肿瘤的生长与扩散

（一）肿瘤的生长

1. 肿瘤的生长方式

（1）膨胀性生长　实质器官的良性肿瘤多呈膨胀性生长，其生长速度较慢，常有完整包膜，与周围组织分界清楚。手术易完整摘除，不易复发。这种生长方式主要造成局部器官、组织的压迫和阻塞。

（2）外生性生长　发生在体表、体腔和自然管道的肿瘤，呈乳头状、息肉状、菜花状等。良、恶性肿瘤都可呈外生性生长，但恶性肿瘤在外生性生长的同时，其基底部往往向远处浸润。

（3）浸润性生长　恶性肿瘤多呈浸润性生长，肿瘤细胞长入并破坏周围组织，常无包膜或包膜不完整，瘤体与正常组织无明显界限。触诊时，肿瘤与周围组织发生粘连而固定，活动度小；手术治疗时，需要扩大范围切除，以便将肿瘤细胞彻底清除，减少肿瘤的复发。

2. 肿瘤生长速度

良性肿瘤生长一般较缓慢，肿瘤生长的时间可达数年甚至数十年。恶性肿瘤生长较快，可在短期内形成明显的肿块，当缺乏营养时，细胞死亡而形成溃疡。

（二）肿瘤的扩散

恶性肿瘤不仅破坏周围组织、器官，还具有向远处转移的特点，这是恶性肿瘤重要的生物学特性。恶性肿瘤的扩散方式如下。

1. 直接蔓延

肿瘤细胞沿着组织间隙或神经束衣向周围扩散，破坏邻近器官或组织，这种现象称为直接蔓延。例如晚期子宫颈癌可直接蔓延到直肠、膀胱及盆腔壁。

2. 转移

恶性肿瘤细胞侵入淋巴管、血管或体腔，转移到其他部位，继续生长，形成同种类型的肿瘤，称为转移性肿瘤。原发部位的肿瘤称为原发肿瘤。恶性肿瘤通过以下几种途径转移。

（1）淋巴道转移 肿瘤细胞侵入淋巴管，随淋巴管到达局部淋巴结。转移至淋巴结时，淋巴结质地变硬，当肿瘤细胞侵袭出被膜，可与周围组织发生粘连，淋巴结不易推动。肿瘤细胞可继续转移至下一站的其他淋巴结，最后经胸导管入血，继发血道转移。例如乳腺外上象限发生的癌常首先转移至同侧的腋窝淋巴结，之后可转移至锁骨上淋巴结等。淋巴道转移常是癌的早期转移途径，临床上淋巴结的检查有助于判断肿瘤是否转移、预后及术后复发的情况。

（2）血道转移 肿瘤细胞侵袭入血管后，可随血流到达远处的器官，继续生长，形成转移瘤（图7-2）。由于静脉壁较薄，同时管内压力较低，故肿瘤细胞多经静脉入血，少数亦可经淋巴管间接入血。恶性肿瘤可以通过血道转移累及许多器官，但最常受累的脏器是肺和肝。临床上判断有无血道转移，可作肺及肝的影像学检查以确定患者的临床分期和治疗方案。形态学上，转移性肿瘤的特点是边界清楚，多个，散在分布，接近于器官的表面。位于器官表面的转移性肿瘤，由于出血、坏死而下陷形成"癌脐"。进入血管内的恶性肿瘤细胞，并非都能够迁徙至其他器官形成转移灶，这是因为：①单个肿瘤细胞大多数被自然杀伤细胞（NK cell）消灭，但当肿瘤细胞与血小板凝集后就不易被消灭而发生转移；②某些肿瘤表现出对某些器官的亲和性，例如肺癌易转移到肾上腺和脑，乳腺癌常转移到肺、肝、骨、卵巢和肾上腺等。

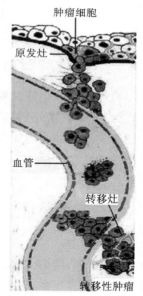

图7-2 血道转移模式图

（3）种植性转移 发生于胸、腹腔等体腔内器官的恶性肿瘤，侵及器官表面时，瘤细胞可以脱落，像播种一样种植在体腔其他器官的表面，形成多个转移性肿瘤，例如胃肠道黏液癌侵及浆膜后，可种植到大网膜、腹膜、卵巢等处。

四、肿瘤的复发

肿瘤的复发是指肿瘤治疗后消退，过段时间又出现了同种性质的肿瘤，可复发在原发部位，也可发生在其他部位。其复发与肿瘤是否清除干净有关，复发时间与机体免疫状态有关。

五、肿瘤的分级和分期

恶性肿瘤的分级是描述其恶性程度的指标。病理学上根据恶性肿瘤的分化程度、异型性、核分裂象的数目等对恶性肿瘤进行分级，I级为高分化，分化良好，恶性程度低；II级为中度分化，中等恶性；III级为低分化，恶性程度高。

肿瘤的分期用来评价恶性肿瘤的恶性程度，可通过肿瘤的大小和扩散程度来评定，国际上广泛采用TNM分期法。T代表原发瘤的情况，根据肿瘤的大小和邻近组织受累范围，依次用$T_1 \sim T_4$来表示，Tis代表原位癌；N代表淋巴结转移情况，淋巴结未受累时用N_0表示，随着淋巴结受累程度和范围的增加，依次用$N_1 \sim N_3$表示；M代表血道转移的情况，没有远处转移用M_0表示，有远处转移者用M_1表示。肿瘤体积越大，扩散程度越广，病人的预后越差。

肿瘤的分级和分期是制定治疗方案和估计预后的重要指标，分级和分期越高，生存率越低。

第三节　肿瘤对机体的影响

一、良性肿瘤对机体的影响

良性肿瘤分化较成熟，生长缓慢，不转移，故一般对机体的影响相对较小，主要表现为局部压迫和阻塞症状。这些症状的有无或者严重程度，主要与肿瘤发生部位和大小有关。例如颅内的良性肿瘤，可压迫脑组织，引起颅内高压症状，威胁生命；内分泌腺的良性肿瘤如垂体生长激素腺瘤分泌过多生长激素，可引起巨人症或肢端肥大症。

二、恶性肿瘤对机体的影响

恶性肿瘤除可引起局部压迫和阻塞症状外，由于其分化不成熟，生长迅速，浸润并破坏器官的结构还易并发坏死、出血和感染等。当肿瘤累及局部神经，可引起顽固性疼痛。肿瘤产物或合并感染可引起机体发热。晚期恶性肿瘤患者可表现为严重消瘦、贫血和脏器衰竭的状态，称为恶病质。

异位内分泌综合征是指一些非内分泌腺肿瘤，可以产生和分泌激素或激素类物质，如促肾上腺皮质激素、降钙素、生长激素、甲状旁腺素等，引起的内分泌症状。此类肿瘤多为恶性肿瘤，以癌居多，如肺癌、胃癌、肝癌等。

副肿瘤综合征是指患者出现内分泌、神经、消化、造血、骨关节、肾脏及皮肤等系统的异常，但此处无肿瘤转移。一些肿瘤患者在发现肿瘤之前，先表现出副肿瘤综合征，做进一步检查，可能及时发现肿瘤；另外，已确诊的肿瘤患者也可出现副肿瘤综合征的表现。

第四节　良性肿瘤与恶性肿瘤的区别

良性肿瘤和恶性肿瘤有明显区别的生物学特点。良性肿瘤一般易于治疗，治疗效果好；恶性肿瘤易转移、复发，治疗效果较差。若将恶性肿瘤误诊为良性肿瘤，可能延误治疗，或者治疗不彻底。相反，如把良性肿瘤误诊为恶性肿瘤，可能导致过度治疗。因此区别良性肿瘤与恶性肿瘤具有重要意义（表7-1）。

表7-1　良性肿瘤与恶性肿瘤的区别

	良性肿瘤	恶性肿瘤
分化程度	分化程度高，异型性小，与起源组织的形态相似。核分裂像无或稀少	分化程度低，异型性大，与起源组织形态差别大。核分裂像多，可见病理性核分裂像
生长速度	通常生长缓慢	生长较快
生长方式	多呈膨胀性或外生性生长，常有包膜或蒂，边界清楚，有一定活动度	侵袭性或外生性生长，无包膜，边界不清，常粘连固定，不活动
继发改变	很少发生坏死、出血、感染	常发生坏死、出血、溃疡形成及感染
复发	很少复发	易复发
转移	不转移	常有转移
对机体的影响	较小，主要为压迫或阻塞	较大，除压迫、阻塞外。破坏组织器官的结构、功能，引起坏死、出血、感染、发热、疼痛、恶病质等

需要指出的是良、恶性肿瘤没有绝对的界限，影响肿瘤的生物学因素很多，非常复杂，需结合临床实际情况。例如黑色素瘤为恶性肿瘤，个别病例出现患者抵抗力增强后肿瘤自然消退现象；有一些肿瘤其组织形态和生物学行为介于良性和恶性之间，称为交界性肿瘤，如卵巢交界性浆液性乳头状囊腺瘤，个别情况下可恶变。在病理学上，通过形态学等指标来判断肿瘤的良恶性，借以对其生物学行为和预后进行估计，是目前各种肿瘤检查诊断方法中最重要的方法。

第五节　肿瘤的命名与分类

一、肿瘤的命名

（一）肿瘤命名的一般原则

1. 良性肿瘤命名

一般原则是在组织来源后面加一个"瘤"字。例如：来自腺体的良性肿瘤称为腺瘤；来自脂肪组织的良性肿瘤称为脂肪瘤。一般命名方法以外，有时还结合肿瘤的形态特点命名，如瘤体呈乳头状及囊状结构的腺瘤，称为乳头状囊腺瘤。

2. 恶性肿瘤命名

（1）癌　上皮组织的恶性肿瘤称为癌（carcinoma），命名方式是在上皮名称后加一个"癌"字。例如鳞状上皮的恶性肿瘤称为鳞状细胞癌，简称鳞癌；腺上皮的恶性肿瘤称为腺癌。

（2）肉瘤　间叶组织的恶性肿瘤统为肉瘤（sarcoma），间叶组织包括纤维组织、脂肪、肌肉、血管和淋巴管、骨、软骨组织等。命名方式是在间叶组织名称之后加"肉瘤"二字，例如纤维肉瘤、脂肪肉瘤、骨肉瘤等。

临床上常说的癌症（cancer）泛指所有恶性肿瘤，包括癌和肉瘤。

（二）肿瘤命名的特殊情况

1. 以"母细胞瘤"命名

有些肿瘤的形态类似发育过程中的某种幼稚细胞或组织，称为"母细胞瘤"，良性者如骨母细胞瘤；恶性者如神经母细胞瘤、髓母细胞瘤和肾母细胞瘤等。

2. 沿用习惯名称的恶性肿瘤

白血病、精原细胞瘤等，名字为"病"或"瘤"，实际上是恶性肿瘤。

3. 在肿瘤前加"恶性"两字

有些恶性肿瘤在肿瘤前面加恶性两字，如恶性黑色素瘤、恶性畸胎瘤等。

4. 以"人名"命名的恶性肿瘤

有的肿瘤以起初描述或研究该肿瘤的学者的名字命名，如尤文（Ewing）肉瘤、霍奇金（Hodgkin）淋巴瘤。

二、肿瘤的分类

根据肿瘤细胞的组织来源和良恶性制订肿瘤组织学分类标准（表7-2）。

表7-2　肿瘤的分类

组织来源	良性肿瘤	恶性肿瘤
1. 上皮组织		
鳞状细胞	乳头状瘤	鳞状细胞癌
	基底细胞	基底细胞癌
腺上皮	腺瘤	腺癌
	乳头状腺瘤	乳头状腺癌
	囊腺瘤	囊腺癌
	多形性腺瘤	恶性多形性腺瘤
移行上皮	乳头状瘤	移行上皮癌
2. 间叶组织		
纤维结缔组织	纤维瘤	纤维肉瘤
纤维组织细胞	纤维组织细胞	恶性纤维组织细胞瘤
脂肪组织	脂肪瘤	脂肪肉瘤
平滑肌组织	平滑肌瘤	平滑肌肉瘤
横纹肌组织	横纹肌瘤	横纹肌肉瘤
血管组织	血管瘤	血管肉瘤

续表

组织来源	良性肿瘤	恶性肿瘤
淋巴管组织	淋巴管瘤	淋巴肉瘤
骨组织	骨瘤	骨肉瘤
软骨组织	软骨瘤	软骨肉瘤
滑膜组织	滑膜瘤	滑膜肉瘤
间皮	间皮瘤	恶性间皮瘤
3. 淋巴造血组织		
淋巴组织		恶性淋巴瘤
造血组织		各种白血病
		多发性骨髓瘤
4. 神经组织		
神经鞘膜组织	神经纤维瘤	神经纤维肉瘤
神经鞘细胞	神经鞘瘤	恶性神经鞘瘤
胶质细胞	胶质细胞瘤	恶性胶质细胞瘤
原始神经细胞		髓母细胞瘤
脑膜组织	脑膜瘤	恶性脑膜瘤
交感神经节	节细胞神经瘤	神经母细胞瘤
5. 其他肿瘤		
黑色素细胞	黑痣	恶性黑色素瘤
胎盘滋养叶细胞	葡萄胎	绒毛膜上皮癌
	生殖细胞	精原细胞瘤
		无性细胞癌
		胚胎性癌
性索	支持细胞－间质细胞瘤	恶性支持细胞－间质细胞瘤
	颗粒细胞瘤	恶性颗粒细胞瘤
三个胚层组织	畸胎瘤	恶性畸胎瘤

第六节 癌前病变、非典型增生、上皮内瘤变及原位癌

一、癌前病变

具有癌变潜在可能的良性病变，称为癌前病变（precancerous lesion）。应当注意，癌前病变并不是一定会发展为恶性肿瘤。从癌前状态发展为癌，可以经过很长时间，以下为常见的癌前病变。

1. 黏膜白斑

常发生在口腔、外阴等处。鳞状上皮过度增生、过度角化，呈白色斑块。长期不愈有可能转变为鳞状细胞癌。

2. 乳腺纤维囊性病

常见于 40 岁左右的妇女，主要表现为乳腺导管囊性扩张、小叶和导管上皮细胞增生。伴有导管上皮增生者发生癌变的几率增加。

3. 慢性胃炎与肠上皮化生

胃的肠上皮化生与胃癌的发生有一定关系。慢性幽门螺杆菌性胃炎与胃的黏膜相关淋巴组织发生的 B 细胞淋巴瘤及胃腺癌有关。

4. 慢性溃疡性结肠炎

是一种肠道的炎症性疾病，在反复发生溃疡和黏膜增生的基础上可发生结肠腺癌。

5. 大肠腺瘤

常见，可单发或多发，均可发生癌变。家族性腺瘤性息肉病，常为多发，易发生癌变。

6. 皮肤慢性溃疡

由于长期慢性刺激，鳞状上皮增生，可进一步发展为癌。常见于反复不愈的皮肤溃疡，如小腿部慢性溃疡。

二、非典型增生

非典型增生（atypical hyperplasia）指上皮细胞增生并出现异型性，但还不足以诊断为肿瘤的一些病变。根据异型性大小和累及范围，非典型增生可分为轻、中、重三级。轻度非典型增生，异型性较小，累及上皮层的下 1/3；中度非典型增生，异型性中等，累及上皮层的下 2/3；重度非典型增生，异型性较大，累及上皮 2/3 以上但未达到全层。轻度非典型增生可恢复正常；中重度非典型增生则较难逆转。

三、上皮内瘤变

上皮内瘤变是指从非典型性增生到原位癌连续发展的过程。上皮内瘤变也分为三级，轻度非典型增生称为上皮内瘤变 I 级，中度非典型增生称为上皮内瘤变 II 级，重度非典型增生和原位癌称为上皮内瘤变 III 级；例如，子宫颈上皮内瘤变。将重度非典型增生和原位癌统称为上皮内瘤变 III 级，主要是因为重度非典型增生和原位癌二者实际上难以截然划分，而且其处理原则基本一致。

四、原位癌

原位癌是指发生于上皮组织内的具有明显异型性的细胞累及上皮全层，但没有突破基底膜的病变。原位癌常见于复层上皮和移行上皮，如子宫颈、食管、皮肤、膀胱等处；如能及时发现和治疗原位癌，可防止其发展为浸润性癌。肿瘤防治的一个重要工作是建立早期发现原位癌的技术方法。

第七节　常见肿瘤举例

一、上皮组织肿瘤

（一）上皮组织良性肿瘤

1. 乳头状瘤

见于鳞状上皮、尿路上皮等被覆的部位，称为鳞状细胞乳头状瘤、尿路上皮乳头状瘤等。乳头状瘤呈外生性向体表或体腔生长，形成指状、乳头状、菜花状或绒毛状突起。肿瘤的根部可有蒂与正常组织相连。镜下见乳头的轴心由血管和结缔组织等间质成分构成，表面覆盖上皮。

2. 腺瘤　是腺上皮的良性肿瘤，如肠道、乳腺、甲状腺等器官发生的腺瘤（图7-3）。黏膜的腺瘤多呈息肉状；腺器官内的腺瘤则多呈结节状，与周围正常组织分界清楚，常有被膜。腺瘤的腺体与相应正常组织腺体结构相似（图7-4），可具有分泌功能。根据腺瘤的组成成分或形态特点，又可将之分为管状腺瘤、绒毛状腺瘤、囊腺瘤、纤维腺瘤、多形性腺瘤等类型。在家族性腺瘤性息肉病，腺瘤发展为癌的几率极高，发生癌变时患者的年龄也较轻。

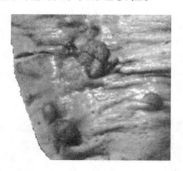

图7-3　肠乳头状腺瘤

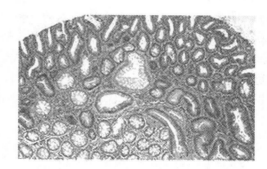

图7-4　肠腺瘤

（二）上皮组织恶性肿瘤

上皮组织的恶性肿瘤称为癌，常见于50岁以上的人群。发生在皮肤、黏膜表面的癌，可呈息肉状、蕈伞状或菜花状，表面可坏死形成溃疡；发生在器官内的癌，常为不规则结节状，呈树根状或蟹足状向周围组织浸润。癌早期一般多经淋巴道转移，到晚期可发生血道转移。

1. 鳞状细胞癌

简称鳞癌，常发生在鳞状上皮被覆的部位，如皮肤、口腔、唇、食管、喉、子宫颈、阴道、阴茎、支气管、膀胱等，常呈菜花状。癌质地较硬，切面常为灰白色；镜下见癌细胞排列成巢状，称为癌巢，实质与间质分界一般较清楚。高分化鳞癌，癌巢中央可出现角化物，称为角化珠或癌珠（图7-5），细胞间可见细胞间桥；低分化鳞癌无角化珠，细胞间桥少或无。

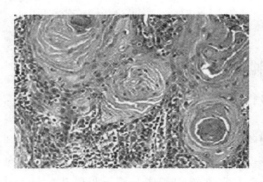

图 7 - 5　高分化鳞癌

2. 腺癌

是腺上皮的恶性肿瘤。腺癌较多见于胃肠道、肺、乳腺、女性生殖系统等（图 7 - 6）。根据其形态结构和分化程度，可分为乳头状腺癌、黏液癌和实性癌。癌细胞常不规则地排列成多层，核大小不一，核分裂象多见（图 7 - 7）。乳头状结构为主的腺癌称为乳头状腺癌；腺腔高度扩张呈囊状的腺癌称为囊腺癌，伴乳头状生长的囊腺癌称为乳头状囊腺癌；分泌大量黏液的腺癌称为黏液癌，又称为胶样癌，癌组织内含有大量半透明胶冻样物质，常见于胃和大肠，镜下可见腺体崩解形成黏液池，癌细胞漂浮在黏液中；有时黏液聚集在癌细胞内，将核挤向一侧，使癌细胞呈印戒状，称为印戒细胞，由印戒细胞形成的癌称为印戒细胞癌。实性癌分为硬癌和髓样癌。癌巢小而少，间质结缔组织多，质地硬，称为硬癌；髓样癌癌巢较大而多，间质结缔组织相对较少，并可伴有较丰富的淋巴细胞浸润，质软如脑髓。

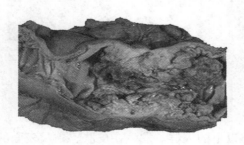

图 7 - 6　大肠癌

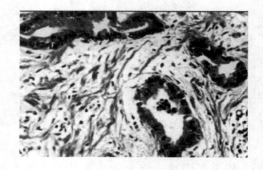

图 7 - 7　胃腺癌

3. 基底细胞癌

多见于老年人面部如眼睑、面颊及鼻翼等处。基底细胞癌生长缓慢，表面常形成溃疡，浸润破坏深层组织，但很少发生转移，对放射治疗很敏感，临床上为低度恶性，本病的发生多与暴露部位的皮肤受外界因素刺激损害有关。

4. 移行细胞癌

常发生于膀胱、输尿管和肾盂等处的移行细胞，呈乳头状、菜花状；始发症状为血尿。

二、间叶组织肿瘤

（一）间叶组织良性肿瘤

1. 脂肪瘤

是最常见的良性软组织肿瘤。脂肪瘤好发于背、肩、颈及四肢近端皮下组织。肉眼观：呈分叶状，有被膜，质地柔软，切面呈黄色，似脂肪组织。常为单发性，也可多发。镜下观：似正常脂肪组织，呈不规则分叶状，有纤维间隔。脂肪瘤一般无明显症状，手术易切除。

2. 血管瘤

常见，可发生在许多部位，如皮肤、肌肉、内脏器官等，以皮肤多见；分为毛细血管瘤、海绵状血管瘤、静脉血管瘤等类型。皮肤或黏膜血管瘤可呈鲜红色或紫红色肿块，无被膜，界限不清；内脏血管瘤多呈结节状。血管瘤常见于儿童，多为先天性，可随身体的发育而长大，成年后一般停止发展，甚至可以自然消退。

3. 淋巴管瘤

是淋巴管发育畸形所形成的一种良性肿瘤，常见于儿童及青少年，好发于舌、唇、颈、腋窝、腹股沟等处；由增生的淋巴管构成，淋巴管可呈囊性扩张并互相融合，内含大量淋巴液，又称囊状水瘤。

4. 平滑肌瘤

见于子宫和胃肠道等部位，以子宫最常见，如子宫平滑肌瘤。平滑肌瘤可单发，亦可多发，呈膨胀性生长，界限清楚，可无包膜。瘤细胞呈梭形，形态比较一致，核呈长杆状，两端钝圆，形态类似平滑肌瘤细胞，排列成束状、编织状，少见核分裂象。

5. 软骨瘤

发生于手足短骨和四肢长骨骨干髓腔内者，称为内生性软骨瘤。发生于骨膜并向外突出者，称为外生性软骨瘤。肿瘤切面呈淡蓝色或银白色，半透明；镜下见瘤组织由成熟的透明软骨组成，呈不规则分叶状，小叶由疏松的纤维血管间质包绕。位于盆骨、胸骨、肋骨、四肢长骨或椎骨者易恶变；发生在指（趾）骨者极少恶变。

6. 骨瘤

好发于头面骨和颌骨，也可见于四肢骨，形成局部隆起。镜下见由成熟的骨组织组成，但失去了正常的排列方向。

（二）间叶组织恶性肿瘤

间叶组织的恶性肿瘤统称肉瘤，较癌少见，多发生于儿童或青少年，如横纹肌肉瘤、骨肉瘤等；有些肉瘤则主要发生于中老年人，如脂肪肉瘤。肉瘤质软，切面多呈鱼肉状，易发生出血、坏死等继发性改变。镜下肿瘤细胞弥漫性生长，与间质分界不清，间质内血管较丰富，故肉瘤早期即可经血道转移。癌与肉瘤的区别见表7-3。

表 7 -3 癌与肉瘤的区别

	癌	肉瘤
组织来源	上皮组织	间叶组织
发病率	较常见，约为肉瘤的9倍	较少见
年龄	多发生于40岁以上中、老年人	多发生于青少年
大体特点	质较硬，灰白色，较干燥，切面多呈粗颗粒状，常伴有坏死	质脆软，灰红色，湿润，切面细腻呈鱼肉状，常伴有出血
组织学特点	癌细胞呈实性条索、团块状结构（癌巢），实质与间质分界清楚，间质中常有纤维组织增生及淋巴细胞浸润	肉瘤细胞弥漫分布，实质与间质分界不清，间质中血管丰富，纤维组织较少
网状纤维染色	癌巢被网状纤维包绕，但癌细胞间无网状纤维	肉瘤细胞间有网状纤维，并包绕瘤细胞
免疫组化特点	上皮细胞性标记物，如角蛋白（keratin）、上皮细胞膜抗原（EMA）等阳性	上皮细胞性标记物阴性，但间充质性标记物，如波形蛋白、结蛋白等阳性
转移	多经淋巴道转移	多经血道转移

1. 脂肪肉瘤

是成人多见的肉瘤之一，常发生于软组织深部、腹膜后等部位，与脂肪瘤的分布相反。大体观察：多呈结节状或分叶状，可似脂肪瘤，亦可呈黏液样或鱼肉样。组织学观察：瘤细胞形态多种多样，以出现脂肪母细胞为特点，胞质内可见多少不等、大小不一的脂质空泡。生长缓慢，切除后易复发。

2. 横纹肌肉瘤

好发于头颈部、泌尿生殖道等，偶见于四肢。肿瘤由不同分化阶段的横纹肌母细胞组成，儿童常见，少见于成人。横纹肌肉瘤有胚胎性横纹肌肉瘤、腺泡状横纹肌肉瘤和多形性横纹肌肉瘤等组织类型。恶性程度高，生长迅速，易早期发生血道转移，预后差。

3. 平滑肌肉瘤

多见于子宫，也可见于腹膜后、肠系膜、大网膜及皮肤等处，软组织平滑肌肉瘤患者多为中老年人。肿瘤呈不规则，有假包膜，切面呈灰红色。肿瘤细胞呈梭形、圆形或卵圆形（图7-8），核分裂象的多少对平滑肌肉瘤的诊断及其恶性程度的判断很重要。

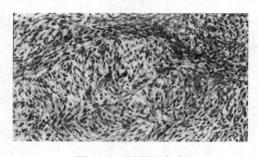

图 7 -8 平滑肌肉瘤

4. 纤维肉瘤

好发于四肢皮下组织，呈浸润性生长，切面灰白色、鱼肉状，常伴有出血、坏死；镜下见肿瘤细胞呈梭形细胞。发生在婴儿和幼儿的婴儿型纤维肉瘤，较成人纤维肉瘤的预后好。

5. 骨肉瘤

为最常见的骨恶性肿瘤，多见于青少年，常有外伤史，好发于四肢长骨干骺端，尤其是股骨下端和胫骨上端。大体观察：切面灰白色、鱼肉状，出血坏死常见；肿瘤破坏骨皮质，掀起其表面的骨外膜形成三角形隆起，形成 X 线检查所见的 Codman 三角。由于骨膜被掀起，在骨外膜和骨皮质之间，可形成与骨表面垂直的放射状反应性新生骨小梁，X 线上表现为日光放射状阴影。这些影像学表现是骨肉瘤的特点。组织学观察：肿瘤细胞异型性明显，梭形或多边形，形成肿瘤性骨样组织或骨组织，这是诊断骨肉瘤最重要的组织学依据。骨肉瘤恶性度很高，生长迅速，发现时常已有血行转移。

三、淋巴造血组织肿瘤

淋巴造血组织肿瘤起源的肿瘤均为恶性肿瘤，主要有淋巴瘤和白血病。

（一）淋巴瘤

淋巴瘤是起源于淋巴组织的一组恶性肿瘤，常见 B 淋巴细胞。主要表现为淋巴结的无痛性肿大、发热、消瘦、贫血和局部压迫症状等。根据细胞的特征和组织结构可分为霍奇金淋巴瘤和非霍奇金淋巴瘤两类。

1. 霍奇金淋巴瘤

也称为霍奇金病，占淋巴瘤的 10%～20%。多发生于颈部和锁骨上淋巴结，淋巴结无痛性肿大，质硬，切面灰白呈鱼肉状。组织学观察：多种反应性炎细胞间见数量不等、形态不一的瘤细胞；肿瘤细胞包括 R－S 细胞和其变异性细胞；R－S 细胞体积增大，胞质丰富略呈嗜酸性或嗜碱性，核圆形或椭圆形，多核或双核，核内可见清晰核仁；典型双核 R－S 细胞其双核呈面对面排列，彼此对称形成镜影细胞。

2. 非霍奇金淋巴瘤

占淋巴瘤的 80%～90%，其中 2/3 原发于淋巴结，1/3 原发于淋巴结外器官或组织。目前该病病因不明，流行病学研究显示与环境、饮食、免疫状态和感染等有关。非霍奇金淋巴瘤组织成分单一，常以一种细胞类型为主，但组织学分类复杂，临床表现多样，浅表淋巴结肿大或形成结节肿块为最常见的首发临床表现，尤以颈淋巴结肿大最为常见。

（二）白血病

白血病是骨髓造血干细胞克隆性增生形成的恶性肿瘤，表现为骨髓内可见异常的白细胞弥漫性、克隆性增生，取代正常白细胞并随血液进入周围组织，浸润肝、脾、淋巴结等全身组织器官，同时使正常造血功能受到抑制。患者出现贫血、出血和感染等。白血病可分为急性和慢性两类。急性白血病起病急，细胞多为原始细胞及早期幼稚细胞，病情发展迅速，自然病程仅数月。慢性白血病起病缓慢，细胞多为较成熟的幼稚细胞或成熟细胞，病情发展慢，自然病程一般在一年以上。

四、其他肿瘤

（一）黑色素瘤

黑色素瘤为高度恶性的黑色素细胞肿瘤，又称为恶性黑色素瘤，多见于皮肤，也可发生在其他一些部位，如黏膜和内脏。日光照射、家族史是危险因素。恶性黑色素瘤细胞可含黑色素，但有些恶性黑色素瘤可以没有色素，皮肤的恶性黑色素瘤可由色素痣发展而来。黑色素瘤的预后多数较差，晚期可有淋巴道及血液转移。

（二）畸胎瘤

畸胎瘤来源于多向分化的生殖细胞的肿瘤，因肿瘤来源于人体三种胚叶组织成分，尤其以外胚叶多见，因此含有皮肤、毛发、牙齿和分泌腺等组织。良恶性程度取决于肿瘤组织的成熟程度，根据其外观又可分为囊性和实性两种。良性畸胎瘤多为囊性，常见于卵巢，囊内可见毛发、牙齿、软骨等各种分化成熟的组织；恶性畸胎瘤多为实性，睾丸比卵巢常见，瘤体由分化不成熟的胚胎组织组成，常发生转移。

第八节 肿瘤的病因和发病机制

一、肿瘤的病因

确定致瘤因素并不容易，需要结合临床观察、流行病学资料和实验研究等多方面的结果。导致恶性肿瘤发生的物质称为致癌物（carcinogen）。某些物质本身无致癌性，但可以增加致癌物的致癌性，这些物质叫作促癌物。同种致瘤因素的存在，是否发生肿瘤还取决于遗传、免疫等内在因素。

（一）环境因素

1. 化学因素

致癌的化学物质很多，多数化学致癌物需在体内（主要是在肝脏）代谢活化后才致癌，称为间接致癌物，如多环芳烃类、芳香胺类、亚硝胺类等。少数化学致癌物不需在体内进行代谢转化即可致癌，称为直接致癌物，如烷化剂、酰化剂类。

（1）多环芳烃类 存在于石油、煤焦油中，是分布范围最广的致癌物。致癌性特别强的有3，4-苯并芘、1，2，5，6-双苯并蒽等。3，4-苯并芘是煤焦油的主要致癌成分，可由有机物的燃烧产生，存在于工厂排出的煤烟和烟草点燃后的烟雾中，是大气污染的主要成分之一。近几十年来肺癌的发病率日益增加，与吸烟和大气污染有密切关系。此外，烟熏和烧烤的鱼、肉等食品中也含有多环芳烃，可能和某些地区胃癌的发病率较高有一定关系。

（2）芳香胺类 有致癌作用的芳香胺类很多，如乙萘胺、联苯胺等，主要存在于各种染料中，如印染厂工人的膀胱癌发病率较高。氨基偶氮染料，如过去食品工业中使用的奶油黄（二甲基氨基偶氮苯）和猩红，主要经肝代谢，可引起肝癌。

（3）亚硝胺类 亚硝胺类致癌谱广，亚硝酸盐可作为肉类、鱼类食品的保存剂和着色剂，硝酸盐随食物进入机体，可被细菌分解为亚硝酸盐，并与来自食物的二级胺合成亚硝胺。我国河南林县的食管癌发病率很高，与食物中的亚硝胺含量高有关。

（4）真菌毒素　黄曲霉菌广泛存在于霉变食品中，如霉变的花生、玉米及谷类等。黄曲霉毒素种类很多，其中黄曲霉毒素 B_1 致癌性最强，有稳定的化学性，加热不易分解。黄曲霉毒素 B_1 是异环芳烃，在肝脏代谢为环氧化物，这种毒素可诱发肝细胞癌变。乙型肝炎病毒（HBV）感染导致肝细胞慢性损伤和再生，可能给黄曲霉毒素 B_1 的致突变作用提供了条件。HBV 感染与黄曲霉毒素 B_1 的协同作用可能是我国肝癌高发的重要因素。

（5）烷化剂和酰化剂　有些烷化剂用于临床肿瘤的化疗，如环磷酰胺既是抗癌药物又是很强的免疫抑制剂，这类药物应用相当长的时间后可诱发第二种肿瘤。由于它们可能诱发恶性肿瘤（如粒细胞性白血病），应谨慎使用。

2. 物理因素

（1）电离辐射　根据辐射的来源将其分为天然辐射和人工辐射。天然辐射是指来自于宇宙、地球本身的及食物中的各种天然的放射性核素。人工辐射包括医用 X 射线、来自大气核武器试验的放射性灰尘、由核工业排出的放射性废物、工业用射线等。X 射线、α 射线、β 射线和 γ 射线可以导致肿瘤的发生。紫外线可引起皮肤鳞状细胞癌、基底细胞癌和恶性黑色素瘤。长期接触射线而又缺乏有效防护措施，皮肤癌和白血病的发病率较一般人高。辐射能使染色体发生断裂、转位和点突变，导致癌基因激活或者肿瘤抑制基因灭活。

（2）慢性炎症和异物刺激　慢性炎症时产生细胞生长因子使细胞持续增生，基因发生突变而形成肿瘤。慢性炎症有促癌作用，如慢性皮肤溃疡、慢性宫颈炎等；异物持续刺激相当于慢性炎症刺激，如金属、硅胶、石棉和寄生虫等刺激物。

（3）创伤　临床上有些肿瘤与外伤史有关，如骨肉瘤、脑瘤等，但两者属于偶合还是有因果关系需具体分析。

3. 生物因素

（1）病毒　人类乳头瘤病毒与宫颈癌有关。EB 病毒与伯基特淋巴瘤和鼻咽癌等肿瘤有关，EB 病毒主要感染人类口咽部上皮细胞和 B 淋巴细胞。乙型肝炎病毒感染的患者，肝癌发病率是未感染者的 200 倍。

（2）细菌　幽门螺杆菌是慢性胃炎和胃溃疡的常见致病因素。幽门螺杆菌引起的胃炎与一些胃腺癌的发生也有关系。

（二）遗传因素

某些肿瘤的发生与遗传因素相关，例如家族性视网膜母细胞瘤、家族性腺瘤性息肉病、神经纤维瘤病等。在这些疾病中，肿瘤抑制基因发生突变或缺失，为常染色体显性遗传；某些肿瘤的发生，基因决定着易感性，如着色性干皮病，患者受紫外线照射后易患皮肤癌。一些肿瘤有家族聚集倾向，如乳腺癌、胃肠癌等，为遗传与环境共同作用有关。在大多数肿瘤的发生中，遗传因素的作用是使患者对某些肿瘤具有易感性。

（三）免疫因素

免疫功能低下者恶性肿瘤的发病率明显增加，说明正常机体存在免疫监视，能及时清除瘤细胞，起到抗肿瘤作用。免疫监视功能的下降可能参与肿瘤的发生。机体抗肿瘤免疫反应主要是细胞免疫，由细胞毒性 T 细胞、自然杀伤细胞和巨噬细胞参与杀伤肿瘤细胞。

二、肿瘤的发病机制

肿瘤的形成是一个复杂的过程，是细胞生长与增生出现调控紊乱的结果。正常细胞在致瘤因素的作用下，细胞内多个癌基因激活，或肿瘤抑制基因失活，这个过程的发生一般需要较长的时间，所以癌症往往发生在年龄较大的人群。

肿瘤的发生归纳如下：致瘤因素引起基因损伤，激活原癌基因，或者灭活肿瘤抑制基因，原癌基因正常时并不导致肿瘤，原癌基因通过点突变、基因扩增、特定基因过度复制、染色体转位等方式激活；肿瘤抑制基因在细胞生长与增生的调控中起限制细胞生长的作用，肿瘤抑制基因发生突变或丢失，可导致细胞发生转化；肿瘤的生长速度，取决于细胞增生与细胞死亡的比例，所以调节细胞凋亡的基因在某些肿瘤的发生上也起着重要的作用。肿瘤细胞通过演进，异质化形成具有不同生物学特性的亚克隆，获得浸润和转移的能力成为恶性肿瘤。一般情况下，正常细胞内 DNA 的轻微损害，可通过 DNA 修复机制予以修复，以维持基因组稳定性；在进一步基因损伤基础上，DNA 修复机制异常时，这些受损的 DNA 保留下来并表达，形成肿瘤。

第九节　肿瘤的防治和临床护理联系

一、肿瘤的防治原则

（一）肿瘤的预防

肿瘤的预防分为三级。一级预防：病因预防，积极开展健康教育，避免接触或暴露于致瘤因素下，养成良好的生活习惯，积极锻炼身体，增强机体抗肿瘤的能力。二级预防：对肿瘤采取"三早"原则（即早期发现、早期诊断、早期治疗），在癌前病变阶段积极治疗，通过筛查提早发现、治疗。三级预防：临床诊断肿瘤后，通过治疗，提高治愈率、生存率和生存质量，减轻痛苦，延长寿命等。

（二）肿瘤的治疗

手术治疗是治疗肿瘤的有效方法，是早、中期肿瘤患者的最主要的治疗手段之一，如早期的食管癌、宫颈癌、乳腺癌患者的 5 年治愈率已超过 90%。即使中晚期肿瘤患者经过手术也能大大提高治愈率，或者达到延长生存时间的目的。

化学治疗简称化疗，即指用药物治疗肿瘤。适用于对抗癌药物敏感性肿瘤及身体状况良好者，但化疗药物不良反应较大，主要有恶心、呕吐、脱发、白细胞减少等。对于中晚期的患者，肿瘤的广泛转移，手术、放疗困难，因此药物治疗就成为重要的手段。由于化疗药物的发展及化疗方案的改进，治疗效果大大提高，使不少晚期癌症患者减轻症状延长生存时间。

放射治疗主要是利用放射线杀死肿瘤细胞，适用于肿瘤相对局限、对射线敏感的肿瘤，如食管癌、肺癌、鼻咽癌、皮肤癌等。肿瘤一旦扩散，放疗效果较差，放疗本身也会带来一些不良反应。

另外，生物治疗、热疗、射频治疗、介入治疗、中医治疗等也成为治疗肿瘤的有效方法。随着对肿瘤深入了解，新的治疗方法将不断出现。

二、肿瘤的临床护理联系

（一）健康教育，定期体检

1. 积极预防

合理饮食，养成良好的生活习惯，预防肿瘤的发生，积极治疗癌前病变。不吸烟、不酗酒、不食用变质发霉的食物，避免长期接触有害物质。积极治疗慢性炎症，避免有害因素的长期刺激。

2. 减少化学物质及射线的接触

远离有损害性的物质和环境，例如苯及苯的衍生物等。避免滥用药物，如细胞毒类抗癌药、免疫抑制剂等影响免疫系统的化学物质；避免和减少射线接触，如儿童避免 X 线的照射等。

3. 定期体检

肿瘤的普查是提高生存率的关键。如女性宫颈刮片，提高了子宫颈癌的诊断率和治愈率。

（二）及时治疗，定期复查

恶性肿瘤具有侵袭性，因其具有浸润性生长和向远处转移的特性，早期发现，尽早手术切除，减少扩散和转移的概率。恶性肿瘤易复发，术后需定期复查，医护工作者和家属协助患者做好定期复查计划，提高生存率。

（三）术前术后护理

1. 病情观察

观察肿瘤的颜色、生长速度、皮肤黏膜颜色等。

2. 饮食护理，增强抵抗力

恶性肿瘤患者机体消耗大，身体抵抗力弱，给予患者高蛋白、易消化、营养丰富的饮食，以纠正患者的贫血，改善全身营养状况；化疗后患者免疫功能下降，胃肠反应剧烈，更需要积极进行营养支持，鼓励患者进食；症状缓解期或好转期，鼓励患者积极锻炼身体，提高自身免疫力。

3. 加强精神、心理护理，注意休息

肿瘤的发生与机体免疫力下降相关，良好的心理状态能提高自身免疫力。及时与患者沟通，向患者介绍相关疾病的特点、手术治疗、放疗、化疗的作用和不良反应，激发患者以乐观自信的心理正确对待疾病，建立战胜疾病的信心。保持干净的室内环境，避免过度劳累、受凉，防止因机体防御力低下，造成病原微生物的感染。

目标检测

一、名词解释

1. 异型性
2. 分化
3. 癌前病变
4. 原位癌

二、填空题

1. 肿瘤组织分肿瘤实质和间质两部分，肿瘤的实质指＿＿＿＿。
2. 肿瘤的生长方式常为＿＿＿＿、＿＿＿＿、＿＿＿＿三种。
3. 恶性肿瘤的转移途径为＿＿＿＿、＿＿＿＿、＿＿＿＿。

三、单项选择题

1. 肿瘤细胞的异型性大，表示该肿瘤细胞
   A. 分化程度低，恶性程度低
   B. 分化程度高，恶性程度低
   C. 分化程度低，恶性程度高
   D. 分化程度高，恶性程度高
   E. 与起源组织相似
2. 肿瘤的生长速度主要取决于
   A. 机体的营养状况
   B. 机体的免疫状态
   C. 肿瘤间质多少
   D. 肿瘤实质的多少
   E. 肿瘤细胞分化成熟程度
3. 良、恶性肿瘤最主要的区别在于
   A. 分化程度和生长特点
   B. 有无核分裂象
   C. 有无包膜
   D. 有无继发改变
   E. 对机体影响的大小
4. 下列哪项不属于癌与肉瘤的区别点
   A. 组织起源
   B. 大体特点
   C. 组织结构
   D. 恶性程度
   E. 转移途径

四、简答题

1. 试比较肿瘤性增生与炎症性增生。
2. 简述肿瘤的命名原则。
3. 肿瘤的生长方式及扩散方式有哪些?
4. 简述良性肿瘤与恶性肿瘤的区别。

五、案例分析题

患者，男性，56 岁，主诉反复咳嗽、咯痰伴胸痛两个月。患者两月前无明显诱因出现反复咳嗽，为刺激性干咳，咳脓痰，痰中带血，伴有发热、胸痛、呼吸困难，无盗汗，无声音嘶哑。查体：消瘦，右肺语颤减弱，呼吸音减弱。实验室检查：断层 X 片显示有一直径 1cm 的肿块阴影突入支气管腔内；肺 CT 扫描显示纵隔淋巴结肿大；支气管镜取活组织检查，镜下见高分化鳞癌。患者有吸烟史。

讨论题：

1. 该患者在护理过程中应注意哪些问题？
2. 结合该患者分析恶性肿瘤的转移途径？
3. 试分析该肿瘤对机体的影响？

（关　鑫）

第八章

酸碱平衡紊乱

掌握：各类单纯型酸碱平衡紊乱的概念及对机体的影响。

熟悉：各类单纯型酸碱平衡紊乱原因、机制及机体的调节。

了解：各类单纯型酸碱平衡紊乱防治与临床护理的联系、混合型酸碱平衡紊乱的概念及分类。

引导案例 患者，男性，45 岁。因昏迷 28min 入院，既往糖尿病史 8 年。查体：BP 90/40 mmHg，P 101 次/分，R 28 次/分。血生化结果：血糖 10.1 mmol/L、β - 羟丁酸 1.0 mmol/L、尿素 8.0 mmol/L、K^+ 5.0 mmol/L、Na^+ 160 mmol/L、Cl^- 104 mmol/L；pH 7.13、$PaCO_2$ 30 mmHg（正常为 40 mmHg）、PaO_2 80 mmHg（正常为 100 mmHg）、HCO_3^- 9.9 mmol/L（正常为 24 mmol/L）；尿：酮体（ + + + ），糖（ + + + ），酸性；脑脊液常规检查及其他检查未见异常。

讨论题：

1. 分析患者昏迷的原因？

2. 哪些因素促使该病发生？

3. 分析该患者出现了哪种基本病理过程？针对这种病理过程应采取哪些护理措施？

人体体液具有一定的酸碱度，正常人动脉血 pH 为 7.35 ~ 7.45，适宜的酸碱度是机体组织细胞进行正常代谢活动的基本条件。在生命活动过程中，尽管机体经常摄入一些酸性和碱性物质，同时体内也不断生成酸性或碱性代谢产物，但是体液酸碱度可以通过机体的调节维持相对稳定。机体通过体内各种缓冲系统、肺和肾的调节维持体液酸碱度相对稳定的过程，称为酸碱平衡（acid – base balance）。

第一节 单纯型酸碱平衡紊乱

酸碱负荷过度、严重不足或调节机制障碍，导致体液内环境酸碱平衡稳定性破坏，这一病理变化称为酸碱平衡紊乱（acid – base disturbance）。

酸碱平衡紊乱可根据血液 pH 值的变化分类：当 pH < 7.35 为酸中毒；当 pH > 7.45 为碱中毒。根据 pH 是否正常分类：血液 pH 在正常范围，称为代偿性酸碱平衡紊乱；pH 在异常范围则称为失代偿性酸碱平衡紊乱。此外，根据血液 HCO_3^- 含量和 H_2CO_3 含量的变化特点分类：血液 HCO_3^- 含量主要受代谢因素影响，因此血液 HCO_3^- 浓度原发性降低或增高分别称为代谢性酸中毒或代谢性碱中毒；H_2CO_3 含量主要受呼吸因素影响，由血液 H_2CO_3 浓度原发性降低或增高引起的酸碱平衡紊乱，称为呼吸性碱中毒或呼吸性酸中毒。临床将仅存在一种酸碱平衡紊乱称为单纯型酸碱平衡紊乱（simple acid - base disturbance）；若同时发生两种或两种以上的酸碱平衡紊乱，则称为混合型酸碱平衡紊乱（mixed acid - base disorders）。

一、代谢性酸中毒

代谢性酸中毒（metabolic acidosis）是指细胞外液 H^+ 增加和（或）HCO_3^- 丢失而引起的以血浆 HCO_3^- 原发性减少、pH 降低为特征的酸碱平衡紊乱。

（一）原因和机制

1. 酸过多

（1）酸摄入过多　过量服用水杨酸、氯化铵、盐酸精氨酸等酸性药物，血浆中有机酸增加。

（2）酸产生过多　休克、心力衰竭、肺部疾病、严重贫血等引起的组织缺氧时，糖酵解增强导致乳酸生成增加；此外，糖尿病、严重饥饿及酒精中毒时，葡萄糖利用减少，脂肪分解加速，产生大量酮体形成酮症酸中毒。

（3）酸排泄障碍　急、慢性肾功能衰竭晚期，肾小球滤过率降低，固定酸排泄障碍。Ⅰ型肾小管性酸中毒（renal tubular acidosis - Ⅰ，RTA - Ⅰ），发病环节是集合管泌 H^+ 功能障碍，H^+ 在体内蓄积。

（4）其他　醛固酮的分泌不足或肾小管对其反应性的降低，碳酸酐酶抑制剂（乙酰唑胺等）的大量使用，也可引起肾脏泌 H^+ 功能障碍。

2. 碱丢失

（1）经消化道丢失碱　肠液、胰液和胆汁中的 HCO_3^- 含量均高于血浆，因此，严重腹泻、肠瘘、胆道瘘、肠道引流等均可引起 HCO_3^- 大量丢失。

（2）经肾脏丢失碱　Ⅱ型肾小管性酸中毒（renal tubular acidosis - Ⅱ，RTA - Ⅱ）时可出现近端肾小管上皮细胞重吸收 HCO_3^- 的功能障碍。

3. 高钾血症

细胞外液 K^+ 浓度增高，细胞外 K^+ 通过离子交换（$H^+ - K^+$）移至细胞内，细胞内 H^+ 外移，引起代谢性酸中毒。因肾小管上皮细胞内高 K^+，$K^+ - Na^+$ 交换增强，$H^+ - Na^+$ 交换减弱，使肾排 H^+ 减少，一般代谢性酸中毒时尿呈酸性，而高钾血症引起的酸中毒，因肾排 H^+ 减少，尿呈碱性，故称反常性碱性尿。

（二）机体的代偿调节

1. 血液的缓冲

代谢性酸中毒时，血液中过多的 H^+ 立即被血浆 HCO_3^- 及其他缓冲碱缓冲，其结果是缓冲碱不断被消耗，血浆 HCO_3^- 减少。

2. 肺的调节

血液 H^+ 浓度增加，可通过刺激外周化学感受器，反射性引起呼吸中枢兴奋，CO_2 的排出量增加，使血液 H_2CO_3 浓度继发性降低，以维持 HCO_3^-/H_2CO_3 的正常比值（20/1），pH 趋向正常。呼吸的代偿反应非常迅速，30 min 达高峰。

3. 肾的调节

除了肾功能障碍引起的代谢性酸中毒外，其他原因引起的代谢性酸中毒，肾脏均能起代偿调节作用。代谢性酸中毒时，肾小管上皮细胞中的碳酸酐酶和谷氨酰胺酶活性增强，肾泌 H^+、泌 NH_4^+ 和重吸收 HCO_3^- 增多。肾的代偿作用一般在酸中毒持续数小时后开始，3~5 天达到最大效应。

4. 细胞的调节

H^+ 浓度升高 2~4 h 后，通过 $H^+ - K^+$ 交换方式，细胞外 H^+ 进入细胞内被细胞内缓冲系统缓冲，K^+ 逸出细胞，血钾增高。

通过上述调节，如果能使 HCO_3^- 与 H_2CO_3 的比值维持在 20∶1，血 pH 仍在正常范围，这种代谢性酸中毒称为代偿性代谢性酸中毒。如代偿后 HCO_3^- 与 H_2CO_3 的比值低于 20∶1，则血 pH 低于 7.35，这种代谢性酸中毒称为失代偿性代谢性酸中毒。

（三）代谢性酸中毒对机体的影响

代谢性酸中毒主要引起心血管系统和中枢神经系统的功能障碍。

1. 对心血管系统的影响

（1）心肌收缩力减弱　代谢性酸中毒可引起心肌收缩力降低，可能的机制：①H^+ 竞争性地抑制 Ca^{2+} 与肌钙蛋白结合；②H^+ 减少胞外 Ca^{2+} 内流；③H^+ 抑制心肌细胞内肌浆网释放 Ca^{2+}。

（2）心律失常　代谢性酸中毒时出现的心律失常主要与血钾升高有关。严重高钾血症对心脏有明显的毒性作用，可引起心脏传导阻滞、心室纤维性颤动甚至心脏停搏。

（3）血管系统对儿茶酚胺的反应性降低　酸中毒时，外周血管尤其是毛细血管前括约肌对儿茶酚胺的反应性降低，引起血管扩张，回心血量减少，加上心肌收缩力减弱，导致血压降低。

2. 对中枢神经系统的影响

代谢性酸中毒对中枢神经系统功能的影响主要表现为抑制，可出现乏力、倦怠、嗜睡、昏迷等症状。其发生机制为：①能量供应不足，酸中毒时参与生物氧化的酶类活性受到抑制，导致 ATP 生成减少，脑组织能量供应不足；②抑制性神经递质生成增多，酸中毒时谷氨酸脱羧酶活性增强，使抑制性神经递质 γ - 氨基丁酸生成增多，加重中枢神经系统的抑制效应。

3. 对骨骼的影响

慢性肾衰所致的慢性代谢性酸中毒，患者骨骼中的钙盐释放以进行缓冲，这不仅影响骨骼发育，延迟小儿生长，严重者可发生肾性佝偻病和纤维素性骨炎；成人则发生骨软化症和骨骼畸形，甚至出现病理性骨折。

（四）代谢性酸中毒防治与临床护理的联系

1. 防治原发病

去除引起代谢性酸中毒的原因。

2. 纠正酸中毒

补碱的剂量和方法应根据病情而定，一般在血气监护下分次补碱，剂量宜小不宜大，因为肾具有排酸保碱的能力，约有 50% 的酸，要靠非碳酸氢盐缓冲系统来调节。通常首选的碱性药物是碳酸氢钠，也可选用乳酸钠等。乳酸钠通过肝脏可转化为 HCO_3^-，但在肝功能不良或乳酸酸中毒时不宜使用。

3. 纠正水、电解质紊乱

代谢性酸中毒时由于细胞内 K^+ 外流，掩盖机体缺钾状态，纠正酸中毒后，K^+ 返回细胞内，可出现低血钾。酸中毒时游离钙增多，纠正酸中毒后，游离钙明显减少，有时可出现手足抽搐。因此及时补钾补钙，防治低血钾和低血钙的出现。

4. 临床护理

针对不同病情的患者，尤其对高钾血症、低钙血症要密切观察，处理好每一突发事件的沟通疏导工作。

二、呼吸性酸中毒

呼吸性酸中毒（respiratory acidosis）是指 CO_2 排出障碍或吸入过多引起的以血浆 H_2CO_3 浓度原发性升高、pH 呈降低趋势为特征的酸碱平衡紊乱。

（一）原因和机制

1. CO_2 排出障碍

（1）呼吸中枢抑制　颅脑外伤、脑肿瘤、脑炎、脑血管意外及一些麻醉剂、镇静剂等的使用不当，均可引起呼吸中枢抑制。

（2）呼吸肌功能障碍　见于脊髓灰质炎、多发性神经炎、有机磷中毒，重症肌无力，低钾血症或家族性周期性麻痹，高位脊髓损伤等。由于呼吸运动减弱，导致 CO_2 潴留。

（3）肺部疾病　这是引起呼吸性酸中毒的最常见原因，如急性呼吸窘迫综合征、肺部广泛性炎症、重度肺气肿、肺纤维化、肺实变、肺水肿、慢性阻塞性肺疾病等。

（4）气道阻塞　异物阻塞、溺水、喉头痉挛和水肿等常引起急性呼吸性酸中毒。而慢性阻塞性肺部疾病，支气管哮喘等是引起慢性呼吸性酸中毒的常见原因。

（5）胸廓病变　常见于胸外伤、严重气胸、胸腔积液、胸廓畸形等。

2. CO_2 吸入过多

在通风不良的环境如坑道，呼吸机使用不当（通气量过小），吸入气中 CO_2 浓度过高。

（二）分类

根据发病时间长短分为两类：发病在 24 h 以内者为急性呼吸性酸中毒，发病达 24 h 以上者为慢性呼吸性酸中毒。

（三）机体的代偿调节

肺通气功能障碍是导致呼吸性酸中毒的最主要环节。所以在呼吸性酸中毒时，呼吸系统的代偿调节作用往往难以发挥，血浆中增高的 H_2CO_3 浓度也不能靠碳酸氢盐缓冲系统缓冲，此时的代偿主要靠血液非碳酸氢盐缓冲系统和肾脏的代偿调节来完成。

1. 细胞的缓冲

这是急性呼吸性酸中毒的主要代偿方式。

（1）血浆 HCO_3^- 的生成　急性呼吸性酸中毒时，潴留的 CO_2 使血浆 H_2CO_3 升高，H_2CO_3 解离为 H^+ 和 HCO_3^-。H^+ 通过 H^+-K^+ 交换进入细胞内进而被蛋白质缓冲系统缓冲，细胞内 K^+ 交换出细胞以维持电中性，结果导致血钾增高；而 HCO_3^- 则留在细胞外液起一定代偿作用。

（2）红细胞的缓冲　血浆中急剧增加的 CO_2 弥散入红细胞，在碳酸酐酶的催化下生成 H_2CO_3，然后解离为 H^+ 和 HCO_3^-。H^+ 被血红蛋白缓冲系统缓冲，HCO_3^- 则与血浆中的 Cl^- 交换，交换结果是血浆 HCO_3^- 增加，而血 Cl^- 降低。

但是这种代偿十分有限，难以维持 HCO_3^-/H_2CO_3 的正常比值，故急性呼吸性酸中毒患者往往处于失代偿状态。

2. 肾的调节

这是慢性呼吸性酸中毒的主要代偿方式。肾小管上皮细胞泌 H^+，泌 NH_4^+ 和重吸收 HCO_3^- 增加，3～5 天后才达到高峰。因此，急性呼吸性酸中毒时肾脏来不及代偿；慢性呼吸性酸中毒时，由于肾脏具有强大的排酸保碱作用，使 HCO_3^-/H_2CO_3 比值接近正常，因此轻中度的慢性呼吸性酸中毒可以是代偿的。

（四）呼吸性酸中毒对机体的影响

1. 对中枢神经系统的影响

呼吸性酸中毒尤其是急性呼吸性酸中毒引起的中枢神经系统功能紊乱较代谢性酸中毒更为严重，其机制如下。

（1）CO_2 易通过血脑屏障　CO_2 是脂溶性的，能迅速通过血脑屏障，引起脑内 H_2CO_3 浓度增高；而 HCO_3^- 是水溶性的，通过血脑屏障缓慢。因此，呼吸性酸中毒时脑脊液 pH 值降低的程度较代谢性酸中毒更为明显。

（2）CO_2 扩张脑血管　CO_2 潴留可直接扩张脑血管，使脑血流量增加，引起颅内高压、脑水肿等。患者可出现持续性头痛，这种头痛以晨起、夜间为重。

当 $PaCO_2$ 大于 80 mmHg（10.7kPa）时，可出现 CO_2 麻醉现象。CO_2 麻醉的初期症状是持续头痛、烦躁不安、焦虑等，进一步发展可表现为精神错乱、震颤、嗜睡、抽搐直至昏迷。

2. 对心血管系统的影响

呼吸性酸中毒对心血管方面的影响与代谢性酸中毒相似，因为这两类酸中毒均有 H^+ 浓度的升高和由此引起的高钾血症。但慢性呼吸性酸中毒易出现肺动脉高压，这是因为呼吸性酸中毒时常伴有缺氧，缺氧可引起肺小动脉收缩，而 $PaCO_2$ 升高和 pH 值降低又可增强肺小动脉对缺氧的敏感性。

（五）吸性酸中毒防治与临床护理的联系

1. 治疗原发病，加强护理

应针对呼吸系统疾病的发病环节，去除引起通气障碍的各种原因，密切观察病情，保持气道通畅。如呼吸中枢抑制应给予呼吸中枢兴奋剂，必要时可作气管插管或使用人工呼吸机。

2. 纠正酸中毒

如 pH 过低，在保证患者有足够的通气的前提下，给予碱性药物（如三羟甲基氨基甲烷）。

3. 给氧

低浓度、低流量、持续性给氧（见呼吸衰竭），对反应强烈的患者应做好沟通及劝解。

三、代谢性碱中毒

代谢性碱中毒（metabolic alkalosis）是指细胞外液碱增多或 H^+ 丢失而引起的以血浆 HCO_3^- 原发性增多、pH 呈上升趋势为特征的酸碱平衡紊乱。

（一）原因和机制

1. 酸性物质丢失过多

（1）经胃丢失　见于频繁呕吐和胃液引流等原因引起的胃液大量丢失，导致 HCl 大量丧失。同时伴有 Cl^-、K^+ 的丢失和细胞外液容量减少，这些因素均参与代谢性碱中毒的发生。

（2）经肾丢失　①醛固酮增多：多见于有效循环血量减少引起的继发性醛固酮增多症，也可见原发性醛固酮增多症、Cushing 综合征等。醛固酮能促进肾远曲小管和集合管 $Na^+ - H^+$ 和 $Na^+ - K^+$ 的交换、$NaHCO_3$ 的重吸收增加，出现代谢性碱中毒，伴有低钾血症。②使用利尿剂：如速尿这类利尿剂主要抑制髓袢升支对 Cl^-、Na^+、H_2O 的重吸收，导致远端肾小管原尿流速加快，促进了 H^+ 的排出；Na^+ 在远端肾小管内含量增多，进而促进肾远曲小管和集合管 $Na^+ - H^+$ 和 $Na^+ - K^+$ 的交换、$NaHCO_3$ 重吸收增加，导致血浆 HCO_3^- 浓度增高；Cl^- 则以氯化铵的形式排出，引起低氯性碱中毒；此外，过度利尿也可导致有效循环血量不足，醛固酮分泌增多，发生代谢性碱中毒和低钾血症。

2. 碱性物质摄入过多

多见于医源性因素。

（1）碳酸氢盐摄入过多　消化道溃疡病患者服用过量的碳酸氢钠或纠正酸中毒时，输入过多的碳酸氢钠。

（2）乳酸钠摄入过多　纠正酸中毒时输乳酸钠溶液过量，经肝脏代谢生成 HCO_3^-。

（3）枸橼酸盐摄入过多　大量输入库血，因为库血常用枸橼酸盐抗凝，枸橼酸盐在体内经代谢产生 HCO_3^-。1 L 库血所含的枸橼酸盐经代谢可产生 30 mmol HCO_3^-。

3. 低钾血症

细胞外液 K^+ 浓度降低，细胞内 K^+ 通过离子交换（$H^+ - K^+$）移至细胞外，细胞

外 H^+ 内移，引起代谢性碱中毒。因肾小管上皮细胞内低 K^+，$K^+ - Na^+$ 交换减弱，$H^+ - Na^+$ 交换增强，使肾排 H^+ 增多，一般代谢性碱中毒时尿呈碱性，而低钾血症引起的碱中毒，因肾排 H^+ 增多，尿呈酸性，故称反常性酸性尿。

（二）分类

根据对盐水治疗的不同反应，代谢性碱中毒可分为盐水反应性碱中毒（saline - responsive alkalosis）和盐水抵抗性碱中毒（saline - resistant alkalosis）。盐水反应性碱中毒常见于呕吐、胃液吸引及利尿剂应用不当等情况。盐水抵抗性碱中毒多见于原发性醛固酮增多症、严重低血钾、全身水肿等情况。

（三）机体的代偿调节

1. 血液的缓冲

血液对代谢性碱中毒的缓冲能力较弱。这是因为：①缓冲系统的组成中，碱性成分远多于酸性成分，故血液对碱性物质的缓冲能力有限；②碱中毒时，OH^- 浓度升高，OH^- 可被缓冲系统中的弱酸（H_2CO_3、$H_2PO_4^-$、HPr、$HHbO_2$ 等）缓冲，如 $OH^- + H_2CO_3 \rightarrow HCO_3^- + H_2O$，$OH^- + HPr \rightarrow Pr^- + H_2O$，缓冲的结果 HCO_3^- 和缓冲碱（Pr^-）均增加。所以，缓冲意义不大。

2. 肺的调节

血浆 H^+ 浓度降低，可抑制呼吸中枢，呼吸变浅变慢，肺泡通气量降低，CO_2 排出减少，血浆 H_2CO_3 继发性升高，以维持 HCO_3^-/H_2CO_3 的比值接近正常。但这种代偿是有限的，因为肺泡通气量减少引起动脉血氧分压（PaO_2）< 60 mmHg（8kPa）时，可兴奋呼吸中枢，继而引起肺泡通气量增加。

3. 细胞的调节

碱中毒时，细胞内 H^+ 向细胞外移动，细胞外 K^+ 向细胞内移动，使血钾降低。同时肾小管上皮细胞因 H^+ 浓度降低，使 $H^+ - Na^+$ 交换减弱，$K^+ - Na^+$ 交换增强，导致肾排 K^+ 增多，引起低钾血症。

4. 肾的调节

代谢性碱中毒时，肾小管上皮细胞的碳酸酐酶和谷氨酰胺酶活性受到抑制，肾泌 H^+、泌 NH_4^+ 减少，HCO_3^- 重吸收减少，使血浆 HCO_3^- 浓度有所下降，尿呈碱性。

（四）代谢性碱中毒对机体的影响

轻度代谢性碱中毒患者通常缺乏典型的症状和体征，临床表现常被原发疾病所掩盖。但急性或严重的代谢性碱中毒可出现如下变化。

1. 中枢神经系统功能障碍

急性代谢性碱中毒患者可出现烦躁不安、精神错乱、谵妄、意识障碍等中枢神经系统症状。其发生机制：①抑制性递质 γ - 氨基丁酸减少：碱中毒时脑组织内谷氨酸脱羧酶活性降低，γ - 氨基丁酸转氨酶活性增高，导致 γ - 氨基丁酸生成减少、分解加强；由于 γ - 氨基丁酸含量减少，对中枢神经系统的抑制作用减弱，从而出现兴奋症状；②脑组织缺氧：脑组织对缺氧特别敏感，血液 pH 升高使血红蛋白结合的氧不易释放，导致脑组织供氧不足，引起中枢神经系统功能障碍。

2. 对神经肌肉的影响

急性碱中毒患者可出现腱反射亢进、面部和肢体肌肉抽动、手足搐搦、惊厥等神经肌肉应激性增高的症状。其发生机制主要与血浆游离钙（Ca^{2+}）浓度降低有关。血钙分为结合钙和游离钙，二者之间的相互转变受 pH 值的影响。当血浆 pH 升高时，结合钙增多而游离钙减少。游离钙能稳定细胞膜电位，对神经肌肉的应激性有抑制作用。因此，碱中毒时，由于血浆游离钙浓度降低，使神经肌肉阈电位下降，兴奋性增高。此外，碱中毒引起的惊厥可能与脑组织 γ–氨基丁酸含量减少有关。

3. 低钾血症

细胞外液 H^+ 浓度降低，细胞内 H^+ 与细胞外 K^+ 交换，使细胞内 K^+ 浓度升高，而细胞外 K^+ 浓度降低；同时，肾脏发生代偿作用，使 $H^+ - Na^+$ 交换减弱，$K^+ - Na^+$ 交换增强，肾排 K^+ 增多，导致低钾血症，尿呈碱性。

4. 血红蛋白氧解离曲线左移

碱中毒时，血液 H^+ 浓度下降，血红蛋白对 O_2 的亲和力增强，血红蛋白氧解离曲线左移，使血液流经组织时氧合血红蛋白不易释放 O_2，导致组织缺氧。

（五）代谢性碱中毒防治与临床护理的联系

1. 对症治疗

对盐水反应性碱中毒患者，给予等张或半张盐水治疗，以恢复有效循环血量，促进血液中过多的 HCO_3^- 从尿中排出。对失氯、失钾引起的代谢性碱中毒，需补充氯化钾。严重的代谢性碱中毒患者可酌量给予弱酸性药物或酸性药物治疗。

对盐水抵抗性碱中毒患者，对肾上腺皮质激素过多引起的代谢性碱中毒，可用醛固酮拮抗剂，以减少 H^+、K^+ 从肾脏排出。对全身性水肿患者，应尽量少用髓袢利尿剂，可给予碳酸酐酶抑制剂（如乙酰唑胺等），增加 Na^+ 和 HCO_3^- 排出，纠正碱中毒和水肿。

2. 临床护理

密切观察病情，妥善处理各种情况。尤其对有中枢神经系统表现的患者更要耐心细致的劝解。

四、呼吸性碱中毒

呼吸性碱中毒（respiratory alkalosis）是指肺通气过度引起血浆 H_2CO_3 浓度原发性减少、pH 呈升高趋势为特征的酸碱平衡紊乱。

（一）原因和机制

1. 肺部病变

许多肺疾病如肺炎、肺水肿、肺栓塞等可引起缺氧，PaO_2 降低而引起通气过度，造成 CO_2 排出过多，发生呼吸性碱中毒。

2. 中枢神经系统疾病

可见脑部病变，如癔症、脑外伤、脑炎、脑肿瘤等。某些药物，如水杨酸、氨等。可兴奋呼吸中枢，引起通气过度。

3. 机体代谢率升高

如高热、甲状腺功能亢进、败血症等因机体分解代谢亢进可刺激呼吸中枢，引起肺通气过度。

4. 呼吸机使用不当

吸气、呼气比例失调引起通气过度，导致医源性呼吸性碱中毒。

（二）分类

急性呼吸性碱中毒一般是指 $PaCO_2$ 在 24 h 内急剧下降而导致 pH 升高，常见于低氧血症、高热和呼吸机使用不当等情况。慢性呼吸性碱中毒常见于慢性颅脑疾病、肺部疾病、肝脏疾病等引起的 $PaCO_2$ 持久下降。

（三）机体的代偿

呼吸性碱中毒的发生机制是肺泡通气过度。如果刺激肺泡通气过度的原因持续存在，则肺的调节作用不明显，需通过以下方式进行代偿

1. 细胞的调节

这是急性呼吸性碱中毒的主要代偿方式。急性呼吸性碱中毒时，由于血浆 H_2CO_3 浓度迅速降低，HCO_3^- 浓度相对增高。细胞内 H^+ 与细胞外 K^+ 交换，H^+ 外移并与细胞外 HCO_3^- 结合生成 H_2CO_3，血浆 HCO_3^- 浓度有所下降，H_2CO_3 浓度有所回升；细胞外 K^+ 交换入细胞，引起血钾降低。此外，血浆中部分 HCO_3^- 与红细胞内 Cl^- 交换，HCO_3^- 进入红细胞，并与红细胞内的 H^+ 结合生成 H_2CO_3，H_2CO_3 分解为 CO_2 和 H_2O，CO_2 自红细胞弥散入血形成 H_2CO_3，促使血浆 H_2CO_3 浓度回升；由于红细胞内 Cl^- 交换入血，可造成血 Cl^- 浓度升高。这种缓冲作用十分有限，难以维持 HCO_3^-/H_2CO_3 的正常比值，所以急性呼吸性碱中毒患者往往处于失代偿状态。

2. 肾的调节作用

肾脏的调节起效慢，一般需 3 ~ 5 天才能达到最大效应，它是慢性呼吸性碱中毒的主要代偿方式。慢性呼吸性碱中毒时，肾小管上皮细胞内的碳酸酐酶和谷氨酰胺酶活性降低，肾泌 H^+、泌 NH_4^+ 和重吸收 HCO_3^- 均减少，尿液呈碱性。

（四）对机体的影响

呼吸性碱中毒对机体的影响与代谢性碱中毒相似，更易出现窒息感、气促、眩晕，四肢和口周感觉异常，手足搐搦（与血浆游离 Ca^{2+} 降低有关）等症状。呼吸性碱中毒引起的神经系统功能障碍除与碱中毒对脑功能的损伤有关外，还与低碳酸血症引起脑血管收缩导致脑血流量减少有关。

（五）呼吸性碱中毒的防治与临床护理的联系

1. 治疗原发病

去除引起通气过度的原因。

2. 吸入 CO_2

对急性呼吸性碱中毒患者可给予吸入含 5% CO_2 的混合气体，也可用面罩或纸袋罩于患者口鼻使其吸入呼出的气体（含 CO_2），以维持血浆 H_2CO_3 浓度。

3. 加强护理，对症处理

对精神性通气过度患者可酌情给予镇静剂；有手足抽搐的患者，可静脉补充钙剂；使用呼吸机的患者应及时调整吸、呼气比例。

第二节 混合型酸碱平衡紊乱

混合型酸碱平衡紊乱（mixed acid – base disorders）是指患者体内同时存在两种或两种以上单纯型的酸碱平衡紊乱。主要有以下几类。

一、双重性酸碱平衡紊乱

双重性酸碱平衡紊乱（double acid – base disorders）是指患者体内同时存在两种单纯型的酸碱平衡紊乱。

通常把两种酸中毒或两种碱中毒合并存在，pH 向同一方向移动的酸碱失衡称为酸碱一致型或相加性酸碱平衡紊乱。包括：①呼吸性酸中毒合并代谢性酸中毒；②代谢性碱中毒合并呼吸性碱中毒。

把一种酸中毒与一种碱中毒合并存在，pH 变动不大的酸碱失衡，称为酸碱混合型或相消性酸碱平衡紊乱。包括：①呼吸性酸中毒合并代谢性碱中毒；②代谢性酸中毒合并呼吸性碱中毒；③代谢性酸中毒合并代谢性碱中毒。

二、三重性混合型酸碱平衡紊乱

三重性酸碱平衡紊乱（triple acid – base disorders）是指患者体内同时存在三种单纯型酸碱平衡紊乱。因同一患者不可能同时发生呼吸性酸中毒和呼吸性碱中毒，故三重性酸碱失衡只有两类：①呼吸性酸中毒合并代谢性酸中毒和代谢性碱中毒；②呼吸性碱中毒合并代谢性酸中毒和代谢性碱中毒

一般来说，酸碱平衡紊乱的合并类型越多，对患者生命影响越大，治疗难度亦加大；另外碱中毒对患者的影响比酸中毒大，有更高的死亡率，患者耐受碱中毒能力比耐受酸中毒差。在临床治疗时"宁酸毋碱"就是这个道理。总之，混合型酸碱平衡紊乱的病理变化较为复杂，要做出正确的判断，必须充分了解原发疾病和进行一系列相关的实验室检查。

目标检测

一、名词解释

1. 代谢性酸中毒
2. 代谢性碱中毒

二、填空题

1. _____、_____、_____可引起代谢性酸中毒。
2. 任何引起肺通气过度的因素均可引起_____中毒。
3. 急性代谢性酸中毒时，机体的代偿方式主要依靠_____的代偿。
4. 肾脏排酸保碱功能增强是慢性_____中毒的重要代偿方式。

5. 代偿性代谢性酸中毒时，血浆 pH 是_____。

6. 呼吸性酸中毒时主要依靠_____、_____缓冲系统进行代偿调节。

7. 酸中毒往往引起血钾_____，碱中毒可引起血钾_____。

三、单项选择题

1. 反常性碱性尿见于
   - A. 全身性水肿
   - B. 应用利尿剂
   - C. 剧烈呕吐
   - D. 盐皮质激素过多
   - E. 高钾血症

2. 急性代谢性酸中毒时机体的代偿最主要依靠
   - A. 血液的缓冲作用
   - B. 肺的代偿
   - C. 组织细胞的缓冲
   - D. 肾脏的代偿
   - E. 骨盐分解

3. 急性呼吸性酸中毒对机体主要的影响是
   - A. 肺性脑病
   - B. 高钾引起心律失常
   - C. 心肌收缩减弱
   - D. 功能性肾衰竭
   - E. 缺氧

4. 碱中毒时神经－肌肉应激性增高，出现手足抽搐的发生机制是
   - A. 钠降低
   - B. 钙降低
   - C. 钾降低
   - D. 镁降低
   - E. 磷降低

5. 剧烈呕吐引起代谢性碱中毒时机体主要的代偿调节方式为
   - A. 肺的调节
   - B. 细胞外液的缓冲作用
   - C. 肾的调节
   - D. 骨骼缓冲
   - E. 细胞内缓冲

6. 下列项目不是代谢性酸中毒的原因
   - A. 高热
   - B. 呕吐
   - C. 休克
   - D. 饥饿
   - E. 肾功能衰竭

7. 使用利尿剂的过程中较易出现的酸碱平衡紊乱类型是
   - A. 代谢性酸中毒
   - B. 代谢性碱中毒
   - C. 呼吸性酸中毒
   - D. 呼吸性碱中毒
   - E. 以上都不是

8. 反常性酸性尿可见于
   - A. 代谢性酸中毒
   - B. 呼吸性酸中毒
   - C. 缺钾性碱中毒
   - D. 呼吸性碱中毒
   - E. 乳酸酸中毒

9. 急性代谢性碱中毒时可出现
   - A. 中枢神经系统功能抑制
   - B. 心肌收缩力增强

C. 神经肌肉应激性增高   D. 血管平滑肌紧张度降低

E. 血红蛋白氧解离曲线右移

四、简答题

1. 简述代谢性酸中毒时机体的代偿性调节有几种方式？

2. 什么是反常性酸性尿？缺钾性碱中毒为什么会出现反常性酸性尿？

3. 急性呼吸性酸中毒时机体的主要代偿措施是什么？

五、案例分析题

患者，男性，38 岁，有咳嗽、咳痰、呼吸困难、发绀等表现。血浆 pH 7.15、$PaCO_2$ 80 mmHg。

讨论题：

1. 该患者的酸碱平衡紊乱类型可能是什么？

2. 该患者血中电解质可能有什么变化？

（商战平）

第九章

发　热

学习目标

掌握：发热的概念，发热的分期及各期的热代谢特点和主要临床表现。
熟悉：发热的原因，发热时机体的代谢和功能变化。
了解：发热的发生机制。

引导案例　患儿，男，6岁。高热3天，抽搐3h入院。3天前食不洁食物后发热。初为低热（37.6℃），发热7h后体温升至39.5℃，近3h内多次出现双眼上翻，四肢强直。无口吐白沫及大小便失禁。伴呕吐。排黏液稀便，色黄，无脓血，每日5～7次。镇静处理后，抽搐缓解。

体检：发育正常，营养中等，嗜睡，T 39.5℃，P 120次/分，R 30次/分，双肺呼吸音清，未闻及干、湿性啰音，心律齐，心音有力，心脏未闻及杂音。腹胀，肝脾触诊肋下未触及，神经系统未见明显异常。

化验：红细胞4.3×10^{12}/L，血红蛋白105 g/L，白细胞15.1×10^9/L，中性粒细胞82%。粪检：红细胞（－），白细胞（＋＋＋），隐血（－），虫卵（－）。

讨论题：

1. 患儿发热导致机体功能有哪些变化？

2. 该患儿发热的原因可能是什么？

3. 根据患儿的表现应该采取哪些护理措施？

发热（fever）是指机体在致热原的作用下，体温调节中枢的调定点上移，引起以调节性体温升高（超过正常体温0.5℃）为主要表现的全身性病理过程。观察发热患者的体温变化并进行相应的处理，是临床护理工作的一项重要任务。

当体温上升超过正常值的0.5℃时，称为体温升高。正常成人腋下平均温度约36.5℃，所以，临床上将腋下温度超过37℃作为发热的判断标准。但体温升高并不等同于发热。由于体温调节障碍、散热障碍或产热器官功能异常等，使体温不能控制在与调定点相适应的水平上，而引起的非调节性体温升高，称为过热（hyperthermia）。此外，某些生理状态下，如剧烈运动、月经前期、心理性应激等，也可出现体温升高，但属于生理性反应，称为生理性体温升高。

第一节 发热的原因和机制

一、发热的原因

引起发热的原因很多。通常把引起人或动物发热的物质称为致热原，致热原可来源于体外，也可由体内生成。致热原包括发热激活物和内生致热原。

（一）发热激活物

发热激活物（pyrogenic activator）是指能够激活体内产内生致热原细胞，使其产生和释放内生致热原的物质。主要包括外致热原和某些体内产物。

1. 外致热原

来自体外的致热物质称为外致热原，主要包括各种病原生物，如细菌、病毒、真菌、螺旋体、疟原虫等。其中，革兰阴性菌死亡裂解后产生的内毒素是最常见的外致热原，其耐热性强（干热160℃，2 h以上才能灭活），一般灭菌方法难以清除。在临床输液或输血过程中，若输入的液体或输液器具被内毒素感染，患者可出现高热、寒战等反应。由病原生物感染引起的发热又称为感染性发热。

2. 体内产物

指机体内产生的致热物质，包括抗原－抗体复合物、某些类固醇代谢产物、恶性肿瘤、无菌性炎症（严重创伤、大面积烧伤、大手术后、心肌梗死等组织坏死产物引起的炎症）等。由非生物病原体引起的发热称为非感染性发热。

发热激活物分子量较大，不能通过血－脑屏障，因此不能直接作用于体温调节中枢引起发热。

（二）内生致热原

内生致热原（endogenous pyrogen，EP）是指机体在发热激活物作用下，由产内生致热原细胞合成和释放的能引起体温升高的物质。

体内所有能够产生和释放内生致热原的细胞称产内生致热原细胞，主要有：单核细胞、巨噬细胞、淋巴细胞、内皮细胞、朗格汉斯巨细胞、肿瘤细胞等。这些细胞与发热激活物结合后被激活，产生和释放内生致热原。目前公认的内生致热原有：白细胞介素－1（interleukin－1，IL－1）、肿瘤坏死因子（tumor necrosis factor，TNF）、干扰素（interferon，IFN）、白细胞介素－6（interleukin－6，IL－6）等。

内生致热原分子量较小，可以通过血－脑屏障，直接作用于体温调节中枢而引起发热。

二、发热的机制

发热的发生机制尚无定论，目前认为主要经过以下环节：发热激活物激活体内的产内生致热原细胞，使其产生和释放内生致热原；内生致热原经血液循环作用于下丘脑体温调节中枢，通过改变中枢发热介质的数量，使体温调节中枢调定点上移。此时，血液温度低于调定点的设定值，从而引起一系列的调温效应。体温调节中枢发出神经冲动，一方面，使运动神经兴奋引起骨骼肌紧张度增强，产热增加；另一方面通过交感神经使皮肤血管收缩，散热减少。由于机体产热大于散热，使体温不断升高，从而达到与调定点相适应的水平。通常情况下，在体温上升的同时，诱导了负调节介质释放，对调定点的上移和体温的上升起到限制作用，使发热时体温很少超过41℃，体现了机体的自我保护功能和自稳调节机制，具有重要的生物学意义。

第二节　发热的分期和热型

一、发热的分期

按体温变化的趋势，将发热过程分为三个时相。

1. 体温上升期

是发热的开始阶段，此期机体热代谢的特点是：产热增加，散热减少，体温不断上升。由于体温调节中枢调定点上移，原来的正常体温变成了"冷刺激"，体温调节中枢发出冲动，引起皮肤血管收缩，血流减少，导致皮肤温度降低，散热减少；同时指令到达产热器官，引起寒战和物质代谢增强，使产热增加。此期患者常出现畏寒、皮肤苍白、干燥、起"鸡皮疙瘩"、寒战等表现。

2. 高温持续期

此期热代谢的特点是：产热增加，散热也相应增加，当体温上升至新的调定点水平时，产热与散热在较高水平上保持相对平衡。患者常表现为：皮肤发红，自觉酷热，皮肤、口唇比较干燥。

3. 体温下降期

此期热代谢的特点是：产热减少，散热增多，体温逐渐下降至正常水平。这是由于发热激活物、内生致热原以及中枢发热介质的消除，体温调节中枢的调定点恢复到正常水平。由于血液温度高于调定点，通过调温效应器的反应，引起皮肤血管进一步扩张，汗腺分泌增多，患者出现皮肤潮红和大量出汗，严重者可导致脱水。此期快慢不一，体温在数小时或 24 h 内降至正常者，称骤退。在数天内逐渐恢复正常者，称渐退。

二、热型

热型是指发热病人体温单上体温曲线的形态。某些发热性疾病具有独特的热型，加强观察有助于疾病的诊断，常见的热型如下。

1. 稽留热

体温持续在 39~40℃甚至更高水平，达数日或数周，24 h 内波动范围不超过1℃。常见于大叶性肺炎、伤寒等。

2. 弛张热

体温在 39℃以上，持续高热，24 h 内波动范围超过1℃，但最低体温仍高于正常水平。常见于败血症、化脓性炎症、风湿热等。

3. 间歇热

体温骤然升高至39℃以上，持续数小时后又迅速降至正常水平，每日或隔日反复一次。常见于疟疾、急性肾盂肾炎等。

4. 周期热

又称波浪热，体温上升至39℃以上，数天后逐渐下降至正常，持续数天后又逐渐升高，呈波浪起伏，多次反复。常见于布鲁菌病、回归热等。

5. 不规则热

发热持续时间不定，体温变化无规律。常见于结核病、系统性红斑狼疮等。

第三节 发热时机体的代谢和功能变化

一、代谢变化

发热时，机体的代谢改变包含两个方面，一方面是在致热原的作用下，体温调节中枢发出神经冲动，引起甲状腺激素、肾上腺素分泌增加，促使物质的分解代谢增强，产热量增加，这是引起体温升高的物质基础；另一方面是体温升高后物质代谢增强，一般认为，体温每升高1℃，基础代谢率可提高13%。

1. 糖代谢

发热时，糖分解代谢加强，肝糖原和肌糖原分解增多，使糖原储备减少，血糖增高，甚至出现糖尿。同时，对氧的需求大幅度增加，氧供应相对不足，使糖无氧酵解增强，导致血中乳酸生成增多，患者可出现肌肉酸痛，严重者可发生代谢性酸中毒。

2. 脂肪代谢

发热时，由于糖代谢加强，使糖原储备不足，加上患者食欲差，糖摄入相对减少，致使机体动员脂肪储备。一方面，由于脂肪分解代谢加强和氧化不全，使有的患者可能出现酮血症、酮尿；另一方面，可能使长期发热患者因脂肪的大量消耗而逐渐消瘦。

3. 蛋白质代谢

发热时体内蛋白质分解加强，如果未能及时补充足够的蛋白质，将产生负氮平衡，导致患者机体抵抗力下降和组织修复能力减弱。

4. 维生素代谢

发热时，维生素消耗增多，而摄入和吸收减少，患者易出现维生素缺乏，尤其是维生素B族和维生素C缺乏更多见。因此，发热患者饮食中应注意及时补充维生素。

5. 水、电解质代谢

在体温上升期，由于尿量常明显减少，致使体内水、Na^+、Cl^-排出减少。在高热持续期，皮肤和呼吸道水分蒸发增加，若饮水不足可能引起脱水。在体温下降期，大量出汗及尿量增多，Na^+、Cl^-排出增加，可能加重脱水。发热时，机体分解代谢增强，使K^+从细胞内释放，可能导致细胞外液K^+浓度升高。

二、功能变化

1. 中枢神经系统的功能变化

在发热初期，由于中枢神经系统的兴奋性增高，患者常有头痛、头晕、失眠等症状。当体温上升至 40 ~ 41℃ 时，患者可出现烦躁不安、谵语、幻觉等。持续高热时，由于大脑皮质受抑制，患者可出现表情淡漠、嗜睡等症状。小儿高热易出现全身或局部肌肉抽搐，称为高热惊厥，这可能与小儿的中枢神经系统尚未发育成熟有关。

2. 心血管系统的功能变化

发热早期，由于交感－肾上腺髓质系统兴奋性增强和血液温度升高刺激窦房结，可引起心跳加快、心肌收缩力加强、血压略有升高等表现。一般体温每升高 1℃，心率可能增加 10 ~ 20 次/分。高温持续期由于外周血管扩张，可能使血压轻度下降。体温下降期由于副交感神经兴奋，心率可能减慢，加上外周血管扩张和大量出汗，患者血压可能轻度下降。高热骤退时，患者可能因大量出汗而导致休克，应注意及时预防。

3. 呼吸系统的功能变化

发热时，由于血液温度升高和酸性代谢产物的积聚，引起呼吸中枢兴奋，使呼吸加深加快。这种变化有利于机体散热和促进氧的供应，但也可能因过度通气，CO_2 排出过多而引起呼吸性碱中毒。持续的体温过高，可使大脑皮质和呼吸中枢发生抑制，以致呼吸变浅、变慢或不规则。

4. 消化系统的功能变化

发热时，交感神经兴奋，消化液分泌减少，消化酶活性降低，胃肠道蠕动减弱，常引起消化功能障碍。唾液分泌减少可引起口干舌燥；食物在胃内滞留发酵，分解产物刺激胃黏膜，引起食欲减退、恶心、呕吐；肠液、胰液、胆汁分泌减少，以及肠蠕动减弱，使蛋白质和脂肪消化不良，食物在肠内滞留发酵、产气，可引起患者腹胀；结肠食物残渣中水分吸收过多可引起便秘。

5. 泌尿系统的功能变化

体温上升期和高温持续期，患者可出现尿量减少和尿比重增高，可能与交感神经兴奋、肾动脉收缩、醛固酮和抗利尿激素分泌增多有关。持续高热可引起肾小管上皮细胞水肿，患者可出现蛋白尿和管型尿。体温下降期由于肾动脉扩张，患者尿量增加，尿比重逐渐降至正常。

第四节　病理生理与临床护理联系

一、发热不同时期与临床护理的联系

1. 体温上升期

体温上升期因皮肤血管收缩，血流量减少，汗腺分泌减少，患者可出现皮肤苍白、干燥等表现，皮肤立毛肌收缩可出现"鸡皮疙瘩"；皮肤温度降低，刺激皮肤冷感受器，冲动传至中枢引起畏寒表现；运动神经兴奋，全身骨骼肌不随意收缩导致寒战。

此期应注意给患者保暖,增加衣被,脚部放热水袋,同时给服热饮料,以造成较温暖的内部及周围环境,从而缩短畏寒、寒战的时间。此期且不可应用冰敷及酒精擦浴方法降温,因"冷刺激"会进一步加重畏寒、寒战,不但无法降温,反而会使体内产生更多的热量,使体温快速上升。同时,密切观察体温变化,若体温超过38.5℃,则应用退烧药。另外,体温上升期心率过快和心肌收缩力加强会增加心肌负担,对有心肌劳损或心脏潜在病变的人易诱发心力衰竭;因此,发热患者应安静休息,减少体力劳动和情绪激动,以避免诱发心力衰竭。此期因出现畏寒、寒战,患者可产生恐惧、紧张、不安等心理反应,应允许患者家属陪同,以便进行耐心解释,做好精神安慰。

2. 高热持续期

高热持续期时因皮肤血管开始扩张,体表血流量增加,故皮肤发红、皮肤温度上升,患者自觉酷热,畏寒和寒战消失。高热使皮肤水分蒸发较多,故皮肤和口唇比较干燥。此时应给患者退热,补充水分,并密切观察体温变化。如果发热不超过38.5℃,一般采用物理降温,如降低室温、温水擦浴或温水浴、酒精擦浴、冰敷等,同时需要少穿衣服才能达到降温效果。体温如果达到38.5℃以上,需要物理降温配合药物降温。由于持续高热可引起患者焦虑等身心不适表现,应合理处理患者的需求。做好患者的解释工作,多安慰、开导,消除患者的思想顾虑,稳定情绪,增强患者战胜疾病的信心。

3. 体温下降期

体温下降期皮肤血管进一步扩张,汗腺分泌增多,患者大量出汗,同时尿量增多。应及时补充水分和适当补充电解质,更换被汗湿透的衣服、被单,适当减少患者的盖被。此期患者大量出汗,会丧失较多液体,年老体弱及患有心血管疾病者,易出现血压下降、脉搏细弱、四肢湿冷等休克表现,容易诱发心血管疾病。此期应注意观察及加强护理,满足患者要求舒适的心理。

二、发热与饮食护理的联系

发热患者新陈代谢增快,营养物质的消耗大大增加,体内水分的消耗也明显增加,心率加快,氧消耗增加,需要补充充足的能量和营养。发热时,交感神经兴奋,消化液分泌减少,胃肠蠕动减弱,引起消化功能障碍,食欲下降。故应耐心向高热患者及其家属解释营养摄取在治疗过程中的重要性。根据患者的病情及进食能力,制订合理的饮食计划,尽可能选择热量适量、蛋白质适量、高维生素、多水分、易消化的流质或半流质饮食,少量多餐。同时因为患者退热时会大量出汗,应及时补充水和电解质,鼓励患者多喝水,遵医嘱静脉补液。

三、发热与口腔护理的联系

发热时,交感神经兴奋,患者唾液分泌减少,使口腔黏膜干燥,口腔自我清洁能力减弱,易使食物碎屑滞留,便于细菌繁殖而引起口腔炎、齿龈炎等,所以应对患者做好口腔护理,可用消毒棉蘸3%硼酸水轻轻擦洗口腔或用生理盐水含漱。

目标检测

一、名词解释

1. 发热
2. 发热激活物
3. 内生致热原

二、填空题

1. 发热激活物包括_____和_____两大类。
2. 最常见的外致热原是_____。
3. 内生致热原是由_____合成和释放的能引起_____的物质。
4. 发热的过程可分为_____、_____和_____三期。
5. 发热时物质分解代谢_____，这是引起体温升高的物质基础。

三、单项选择题

1. 体温上升期的特点是
   A. 皮肤温度高于调定点　　　　　　　B. 皮肤温度等于调定点
   C. 皮肤温度低于调定点　　　　　　　D. 出汗
   E. 皮肤发红
2. 高热持续期的热代谢特点是
   A. 产热超过散热　　　　　　　　　　B. 产热与散热在高水平上相对平衡
   C. 散热超过产热　　　　　　　　　　D. 只产热不散热
   E. 对流热明显减少
3. 皮肤出现"鸡皮疙瘩"是由于
   A. 全身性骨骼肌不随意的节律性收缩　B. 皮肤血管收缩
   C. 下肢骨骼肌不随意的周期性收缩　　D. 立毛肌收缩
   E. 汗腺分泌减少
4. 发热患者最易出现
   A. 代谢性酸中毒　　　　　　　　　　B. 呼吸性酸中毒
   C. 混合性酸中毒　　　　　　　　　　D. 代谢性碱中毒
   E. 混合性碱中毒

四、简答题

1. 发热分哪几期？各期的热代谢特点是什么？
2. 简述发热时机体主要的代谢和功能变化。

五、案例分析题

患者，男性，30岁，发热、呼吸困难、咳嗽、咳铁锈色痰、胸痛3天，发热初期伴有畏寒、寒战。体检示 T 39.5℃，R 36 次/分，P 110 次/分，双侧扁桃体肿大、化脓。右肺下叶叩诊呈实音，听诊呼吸音粗，胸片示右肺下叶呈大片密度均匀致密的阴影。化验：白细胞 14.3×10^9/L，中性粒细胞 85%。临床诊断为大叶性肺炎。

试分析：

1. 患者发热初期可出现哪些表现？为什么会出现这些表现？
2. 发热时机体各系统的主要功能变化有哪些？
3. 该患者出现什么症状表明已进入退热期？为什么？
4. 在护理高热患者时应注意哪些事项？

（游晓功）

第十章

缺 氧

学习目标

掌握：缺氧的类型及各型血氧指标的变化。
熟悉：缺氧时机体的功能、代谢的变化。
了解：缺氧的原因及发生机制。

引导案例 患者，李某，女，62岁，因头晕、恶心、呕吐入院。患者晨起出现头晕、恶心、呕吐、胸闷、呼吸困难。患者独居，家中有煤火炉，家属将其送入医院。体检：T 37℃，P 90次/分，R 28次/分，BP 140/90 mmHg，面色潮红，口唇樱桃红色。

讨论题：

1. 该患者是否缺氧？造成缺氧的原因是什么？

2. 缺氧有哪些类型？

缺氧（hypoxia）是指由于组织、细胞的供氧减少或用氧障碍引起的代谢、功能和形态结构发生异常变化的病理过程。呼吸由外呼吸（肺通气和肺换气）、气体在血液中运输、内呼吸三个基本环节构成，任何一环节出现问题，都会引起组织缺氧。缺氧是造成细胞损伤的最常见原因，细胞损伤导致器官功能下降而出现一系列临床表现。血氧指标是评价缺氧的重要指标。

第一节 常用的血氧指标

1. 血氧分压

是指以物理状态溶解在血液内的氧分子所产生的张力。动脉血氧分压（PaO_2）约100 mmHg，主要取决于吸入气体的氧分压、呼吸系统的呼吸功能；静脉血氧分压（PvO_2）正常值为40 mmHg，主要反映组织细胞摄取、利用氧的情况。

2. 血氧容量

指100 ml血液中的血红蛋白所结合的最大氧量。正常血氧容量约20 ml/dl。血氧容量取决于血红蛋白的质和量。

3. 血氧含量

指 100 ml 血液中血红蛋白实际结合的氧量。正常动脉血氧含量（CaO$_2$）约 19 ml/dl，静脉血氧含量（CvO$_2$）约 14 ml/dl。血氧含量主要取决于血氧分压和血氧容量。

4. 动-静脉血氧含量差

即动脉血氧含量减去静脉血氧含量。反映组织对氧的摄取消耗量。正常动脉血与静脉血氧差约 5 ml/dl。

5. 血氧饱和度

指血液中结合氧的血红蛋白占总血红蛋白的百分比。正常动脉血氧饱和度（SaO$_2$）约 95%~97%，静脉血氧饱和度（SvO$_2$）约 75%。血氧饱和度高低主要取决于血氧分压的高低。

第二节 缺氧的原因和类型

根据缺氧的原因和血氧的变化，可将缺氧分为乏氧性缺氧、血液性缺氧、循环性缺氧、组织性缺氧。

一、乏氧性缺氧

乏氧性缺氧又称为低张性缺氧，主要表现为动脉氧分压（PaO$_2$）下降，导致动脉血氧含量减少的缺氧类型。

（一）原因

1. 吸入气氧分压低

例如海拔 3000 m 以上的高原或高空；通风不好的矿井、坑道内；或吸入低氧的混合气体等。由于吸入气氧分压低，动脉血氧分压随之降低。

2. 外呼吸功能障碍

外呼吸包括肺通气和肺换气，肺通气障碍如窒息、慢性阻塞性肺疾病、肺气肿等；肺换气障碍如肺水肿、肺炎等。

3. 静脉血分流入动脉

多见于先天性心脏病如房间隔或室间隔缺损，伴有肺动脉狭窄或肺动脉高压，右心的静脉血可部分流入左心，以致 PaO$_2$ 降低。

（二）乏氧性缺氧的特点

乏氧性缺氧主要表现为动脉血氧分压（PaO$_2$）下降，随之动脉血氧含量和动脉血氧饱和度都降低，静脉血氧分压、静脉血氧含量和静脉血氧饱和度亦随之降低。动-静脉血氧含量差降低。动脉血氧分压下降，血液中脱氧血红蛋白的浓度增加，当血液中脱氧血红蛋白的浓度超过 5 g/dl 时，患者皮肤、黏膜呈紫蓝色，称为发绀。

二、血液性缺氧

血液性缺氧是指由于血液中血红蛋白量的减少或性质的改变，导致血液携带的氧减少，或结合氧不易释出所引起的缺氧。由于以物理状态溶解在血液内的氧量正常，

所以这型缺氧的 PaO_2 正常，属于等张性的缺氧。

（一）原因

1. 贫血

见于各种原因引起的血红蛋白减少性的贫血。血液携带氧量减少，血氧分压和血氧饱和度正常，但血氧容量降低，血氧含量减少。

2. 一氧化碳中毒

一氧化碳（CO）与血红蛋白结合成为碳氧血红蛋白（HbCO），CO 与 Hb 的亲和力是 O_2 与 Hb 亲和力的 210 倍，吸入 CO 时，血液中的血红蛋白可能有 50% 为 HbCO。此外，CO 还能抑制红细胞内糖酵解，使氧和血红蛋白中的氧不宜释放，可导致严重的缺氧。

3. 高铁血红蛋白血症

血液中血红蛋白的二价铁，在氧化剂的作用下，可氧化成三价铁，形成高铁血红蛋白，高铁血红蛋白的三价铁因与羟基牢固结合而丧失携带氧的能力，导致血氧含量下降。常见于食用大量含硝酸盐的腌菜或剩菜后，经肠道细菌将硝酸盐还原为亚硝酸盐，亚硝酸盐使二价铁氧化为三价铁失去携氧能力，形成高铁血红蛋白血症，又称为"肠源性发绀"。

（二）血液性缺氧的特点

贫血时动脉血氧分压和血氧饱和度正常，血氧容量和血氧含量减少。高铁血红蛋白血症和碳氧血红蛋白血症时动脉血氧分压和血氧容量正常，血氧含量和血氧饱和度降低；动 - 静脉血氧含量差常小于正常。血液性缺氧由于 PaO_2 正常，一般不引起发绀。严重贫血的患者面色苍白；一氧化碳中毒的患者，皮肤、黏膜呈樱桃红色；高铁血红蛋白血症患者，皮肤、黏膜呈咖啡色或青石板色。

三、循环性缺氧

循环性缺氧是指由于血液循环障碍，供给组织的血液减少而引起的缺氧。循环性缺氧可分为局部的和全身性缺氧；也可分为缺血性和淤血性缺氧。

（一）原因

1. 全身血液循环障碍

常见于心力衰竭和休克，早期因心输出量减少和有效循环血量降低，组织灌流量不足，而引起组织缺血、缺氧。后期因血液淤积于器官微循环而引起淤血性缺氧。

2. 局部血液循环障碍

见于动静脉血管管腔的栓塞、受压和血管的病变，如动脉粥样硬化、脉管炎等造成的局部组织缺血；静脉血栓形成、静脉受压等造成的组织淤血。

（二）循环性缺氧的特点

血氧分压、血氧含量、血氧容量、血氧饱和度正常。由于血流缓慢，组织从血液内摄取的氧增多，静脉血氧分压、静脉血氧饱和度和静脉血氧含量降低，动 - 静脉血氧含量差增大，但组织供氧量减少。

四、组织性缺氧

组织性缺氧是由于组织细胞利用氧障碍所引起的缺氧。

（一）原因

1. 组织中毒

如氰化物、硫化氢、磷等引起中毒；最典型的是氰化物中毒，各种氰化物迅速与氧化型细胞色素氧化酶的三价铁结合为氰化高铁细胞色素氧化酶，使之不能还原成还原剂细胞色素氧化酶，以致呼吸链中断，组织不能利用氧引起组织缺氧。

2. 线粒体损伤

放射线、细菌毒素、过热等可损伤线粒体，引起生物氧化过程障碍，造成氧的利用障碍。

3. 维生素缺乏

许多维生素参与了许多呼吸酶辅酶的构成，如维生素 B_1、维生素 B_2、维生素 PP，所以维生素缺乏则会导致呼吸酶活性下降，抑制呼吸链，引起组织用氧障碍。

（二）组织性缺氧的特点

动脉血氧分压、动脉血氧含量、动脉血氧饱和度正常。静脉氧分压、静脉氧饱和度和静脉氧含量高于正常，所以动 – 静脉血氧含量差变小。

临床上还可发生混合型缺氧，如心力衰竭主要表现为循环型缺氧，当累及肺脏又可以引起乏氧性缺氧。

第三节 缺氧对机体的影响

各种类型的缺氧所引起的变化，既有相似之处，又各具特点，以下主要以乏氧性缺氧为例，说明缺氧对机体的影响。

一、呼吸系统的变化

急性低张性缺氧，如快速登上 4000 m 以上的高原时，可在 1～4 天内发生肺水肿，表现为呼吸困难、咳嗽、咳出血性泡沫痰、肺部有湿性啰音、皮肤黏膜发绀等，称为高原性肺水肿。高原性肺水肿发生机制不明确，可能与肺动脉高压有关。造成肺动脉高压的原因为：①急性缺氧引起外周血管收缩，使回心血量和肺血流量增加；②缺氧导致肺血管收缩，引起肺动脉阻力增加；③肺血管舒缩不一致，导致局部肺毛细血管压增高；④局部肺毛细血管损伤，通透性增加；肺水肿加重组织缺氧，PaO_2 过低可直接抑制呼吸中枢，导致中枢性呼吸衰竭。

二、循环系统的变化

心脏为机体不耐受缺氧的器官，缺氧状态下易出现损伤性表现。心血管系统缺氧表现为以下损伤性表现。

1. 肺动脉高压

慢性阻塞性肺疾病或久居高原者，因长期 PaO_2 低，体内缩血管物质增多或交感缩血管神经兴奋；慢性缺氧细胞代谢障碍，细胞内钙离子转运障碍，导致血管收缩。肺血管持久收缩导致肺动脉高压，右心室后负荷增加，心输出量下降，造成肺源性心脏病，最终右心衰竭。

2. 心肌舒缩功能降低

缺氧可直接造成心肌细胞损伤，心肌收缩功能下降。发生机制：①缺氧导致心肌细胞 ATP 生成不足；离子转运障碍，尤其钙离子与心肌细胞收缩密切相关；②慢性缺氧时，由于代偿作用血液中红细胞增多，导致血液黏滞性增高，心脏射血阻力增加。

3. 心律失常

心肌细胞缺氧导致心肌兴奋性和自律性增高，传导性降低，发生传导阻滞。由于 PaO_2 降低，颈动脉体反射性地引起迷走神经兴奋，导致窦性心动过缓。

4. 回心血量减少

缺氧引起外周微循环局部代谢产物增加，血管扩张，回心血量减少。回心血量的减少加重心肌缺血，心输出量下降加重外周缺氧。

三、中枢神经系统的变化

缺氧引起的中枢神经系统功能障碍与脑水肿有关，脑水肿导致颅内压升高，可发生致命的脑疝。脑水肿发生机制：①缺氧直接扩张脑血管，导致毛细血管压增高；缺氧产生的代谢酸性产物可使血管通透性增加；②缺氧导致 ATP 生成不足，钠离子泵功能障碍，细胞内钠水潴留。

脑对缺氧十分敏感，因脑储备量低，高消耗，对缺氧的耐受性差。急性缺氧可引起头痛、情绪激动、思维、记忆力、判断力降低或丧失以及运动不协调等；慢性缺氧者则有易疲劳、嗜睡、注意力不集中等症状；严重缺氧可导致烦躁不安、惊厥、昏迷甚而死亡。

四、血液系统的变化

慢性缺氧时，含氧量低的血液流经肾脏，刺激球旁细胞释放促红细胞生成素（EPO），红细胞数量增加，增加了携氧能力。但红细胞过多，血液黏稠，增加了血流阻力，会加重缺氧。

五、组织细胞的变化

缺氧可直接引起细胞膜、线粒体和溶酶体损伤，发生机制主要与 ATP 生成较少有关。ATP 生成减少，细胞膜的物质转运功能障碍，细胞内钠离子、钙离子增多，细胞水钠潴留；钙离子增多抑制了氧化磷酸化，线粒体损伤；无氧酵解产生的酸和细胞内的钙超载激活了磷脂酶，使溶酶体膜溶解，释放溶酶体引起细胞自溶，造成广泛细胞损伤。

第四节 影响机体对缺氧耐受性的因素

一、机体的代谢耗氧率

基础代谢高者，如发热、机体过热或甲状腺功能亢进的患者，由于耗氧多，故对缺氧的耐受性较低。寒冷、体力活动、情绪激动等可增加机体耗氧量，也使对缺氧的耐受性降低。体温降低、神经系统的抑制能降低机体耗氧率，使机体对缺氧的耐受性升高，故低温麻醉可用于心脏外科手术，以延长手术所必需阻断血流的时间。

二、机体的代偿能力

（一）呼吸系统代偿反应

当 PaO_2 降低（低于 60 mmHg），刺激颈动脉体和主动脉体化学感受器，反射性地引起呼吸加深加快，从而使肺泡通气量增加，肺泡气氧分压升高，PaO_2 也随之升高。肺通气量增加是对急性乏氧性缺氧最重要的代偿性反应。血液性缺氧和组织性缺氧因 PaO_2 不降低，故呼吸一般不增强；循环性缺氧累及肺循环时（如心力衰竭引起肺淤血、水肿）可使呼吸加快。

（二）循环系统代偿性反应

1. 心输出量增加

轻度缺氧时心率加快、心肌收缩力增强、静脉回流量增加，使心输出量增加。心率加快、心肌收缩力增强可能是通气量增加，刺激肺牵张感受器，反射性地通过交感 - 肾上腺髓质系统兴奋，血液中儿茶酚胺增加引起的；胸廓呼吸运动及心脏活动增强，可导致静脉回流量增加和心输出量增多。

2. 血流分布改变

急性缺氧时，皮肤、腹腔内脏交感神经兴奋，缩血管作用占优势，故血管收缩；而心、脑血管因以局部组织代谢产物的扩血管作用为主，故血管扩张，血流增加。这种血流分布的改变显然对于保证生命重要器官氧的供应是有利的。

3. 肺血管收缩

肺泡缺氧、肺静脉血的氧分压降低等引起肺小动脉收缩，流经肺泡的血流量减少，维持缺氧肺泡通气/血流的适当比例，使流经这部分肺泡的血液仍能获得较充分的氧，从而可维持较高的 PaO_2。

4. 毛细血管增生

长期慢性缺氧可促使毛细血管增生。毛细血管的密度增加可缩短血氧弥散至细胞的距离，增加对细胞的供氧量。

（三）血液系统的代偿变化

血液的代偿反应通过释放促红细胞生成素，使血液中红细胞数量增加，增加携氧能力，以改善缺氧；另外因缺氧红细胞内 2，3 - 二磷酸甘油酸增加，血红蛋白与氧的亲和力降低，易于将结合的氧释出供组织利用。

（四）细胞的代偿适应

慢性缺氧时，细胞内线粒体的数目增加，使细胞的内呼吸功能增强，细胞利用氧的能力增强；无氧酵解增强，以致磷酸果糖激酶活性增强，可补偿能量的不足；慢性缺氧可使肌肉中肌红细胞蛋白含量增多。肌红蛋白和氧的亲和力较大，肌红蛋白可释放出大量的氧供细胞利用。

第五节　病理生理与临床护理联系

1. 去除病因

是治疗缺氧的关键环节。如乏氧性缺氧改善肺通气或肺换气功能；高铁血红蛋白血症应用美兰和维生素 C 等还原剂；一氧化碳中毒吸入纯氧，加速 HbCO 解离，促进 CO 的排出；细胞中毒引起的缺氧用解毒药等。

2. 吸氧

是治疗缺氧的基本方法。不同缺氧类型，吸氧治疗效果也不同。乏氧性缺氧吸氧最有效果，但右向左分流吸氧效果不明显；高原肺水肿吸入纯氧可显著改善症状；血液性缺氧和循环性缺氧 PaO_2、SaO_2 正常，通过吸氧提高血液中物理溶解氧改善缺氧；组织性缺氧，吸氧可提高血浆和组织之间的氧浓度差，促进氧弥散改善缺氧。

3. 吸氧注意事项

吸氧时，注意观察患者脉搏、血压、精神状态等情况有无改善，及时调整用氧浓度，避免发生氧中毒。湿化瓶每次用后均须清洗、消毒。氧气筒内氧气不可用尽，压力表上指针降至 $5kg/cm^2$ 时，即不可再用。对未用或已用空的氧气筒应分别放置并挂"满"或"空"的标记，以免急用时搬错而影响抢救工作。

目标检测

一、名词解释

1. 缺氧
2. 发绀

二、填空题

1. 根据缺氧的原因，可将缺氧分为_____、_____、_____和_____。
2. 血液性缺氧的血氧变化特点是：动脉血氧分压和血氧饱和度_____，血氧容量和血氧含量_____。_____。

三、单项选择题

1. 静脉血掺杂入动脉可引起
   A. 组织性缺氧　　　　　　　　B. 乏氧性缺氧
   C. 血液性缺氧　　　　　　　　D. 循环性缺氧

E. 混合性缺氧

2. 高空飞行、高山攀登或通风不良的矿井、坑道等发生缺氧的原因为
　　A. 血液携氧能力低　　　　　　　B. 肺循环血流量少
　　C. 组织血液循环障碍　　　　　　D. 吸入气的氧分压低
　　E. 肺部气体交换差

3. 引起肠源性发绀的原因是
　　A. 一氧化碳中毒　　　　　　　　B. 氰化物中毒
　　C. 亚硝酸盐中毒　　　　　　　　D. 硫化物中毒
　　E. 砷化物中毒

4. 一氧化碳中毒时，皮肤黏膜的颜色为
　　A. 紫蓝色　　　　　　　　　　　B. 鲜红色
　　C. 咖啡色　　　　　　　　　　　D. 樱桃红色
　　E. 淡红色

5. 循环性缺氧时，血氧变化特点是
　　A. 动脉血氧分压降低　　　　　　B. 动静脉氧差变小
　　C. 动静脉血氧差增大　　　　　　D. 动脉血氧饱和度降低
　　E. 血氧容量下降

6. 组织中毒性缺氧时，血氧指标正确的是
　　A. 动脉血氧分压下降　　　　　　B. 动 – 静脉血氧差变小
　　C. 动 – 静脉血氧差增大　　　　　D. 动脉血氧含量下降
　　E. 动脉血氧分压不变

7. 下列哪种中毒能引起组织中毒性缺氧
　　A. 氰化物中毒　　　　　　　　　B. 亚硝酸盐中毒
　　C. 一氧化碳中毒　　　　　　　　D. 有机磷中毒
　　E. 氟化物中毒

四、简答题

1. 简述缺氧的类型及各型缺氧的血氧变化特点。
2. 缺氧时机体功能发生哪些主要变化？

五、案例分析题

患者，王某，因左心衰竭呼吸困难入院，体检急性病容，端坐呼吸，皮肤黏膜发绀；实验室血气分析检测：动脉氧分压（PaO_2）55 mmHg；动脉血氧含量（CaO_2）13 ml/dl、血氧饱和度 SO_2 70%，血常规无异常。

讨论题：

1. 该患者为何种缺氧类型？该型缺氧的原因有哪些？
2. 该患者应该采取哪些护理措施？

（关　鑫）

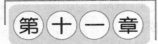

第十一章

弥散性血管内凝血

学习目标

掌握：DIC的概念、原因和发病机制。
熟悉：影响DIC发生发展的因素、分期和主要临床表现。
了解：DIC分型及与临床护理的联系。

引导案例 患者，男，38 岁。3 周前无明显诱因咽痛，口服消炎药后好转，1 周前又加重，并伴鼻出血和皮肤出血点。体检：急性病容，T 39℃，P 88 次/分，R 20 次/分，BP 110/70 mmHg，皮肤散在出血点和瘀斑，咽充血（＋）。辅助检查：血化验及骨髓检查都支持急性早幼粒细胞白血病，血小板 30×10^9/L，外周血见裂体细胞。凝血检查：凝血酶原时间 19.9 s，纤维蛋白原 1.5g/L，3P 试验阳性。

讨论题：

该患者可能诊断为何病？依据是什么？

弥散性血管内凝血（disseminated intravascular coagulation，DIC）是在某些致病因素作用下，由于凝血因子和血小板被活化，引发的以凝血功能障碍为主要特征的全身性病理过程。在此过程中，消耗了大量的凝血因子和血小板，形成广泛的微血栓，并伴有纤维蛋白溶解亢进，常以出血、休克、器官功能障碍和贫血为临床表现。

一、病因和发病机制

许多致病因素可引起 DIC，见表 11－1。DIC 的发病过程比较复杂，不同的疾病可通过以下的一种或多种途径，激活外源性和（或）内源性凝血系统而引发 DIC。

表 11－1　DIC 的病因

类型	常见疾病
感染性疾病	细菌感染、败血症、病毒性肝炎、流行性出血热、病毒性心肌炎等
恶性肿瘤	恶性肿瘤、白血病等
产科意外	胎盘早剥、羊水栓塞、宫内死胎、子宫破裂、流产、腹腔妊娠、剖宫产手术等
创伤及大手术	严重创伤、挤压综合征、大面积烧伤、各脏器大手术等
其他	异性输血、糖尿病、高脂血症、毒蛇咬伤、严重肝病、休克等

（一）组织损伤，激活外源性凝血系统

组织损伤可释放出组织因子（即凝血因子Ⅲ），组织因子在 Ca^{2+} 的协助下与血浆中的凝血因子Ⅶ结合，形成复合物Ⅶa－Ⅲ，并进一步激活凝血因子Ⅹ（传统通路），启动外源性凝血系统。组织因子也可通过激活凝血因子Ⅸ（选择通路），使凝血系统激活（图11－1）。正常组织（特别是脑、肺、胎盘）和恶性肿瘤组织中富含组织因子。当这些组织严重损伤时，例如：严重组织损伤（严重创伤、挤压综合征、大面积烧伤、外科大手术等）、产科意外（胎盘早期剥离、宫内死胎等）、恶性肿瘤晚期（前列腺癌、胃癌等）或肝、肾等实质性器官坏死等，可因大量的组织因子释放入血而引发DIC。另外在感染时，因内毒素和炎症介质（如 IL－1、TNF）的诱导作用可使血管内皮细胞、中性粒细胞、单核细胞、巨噬细胞表达和释放较多的组织因子，而使血浆中组织因子水平明显增高，促进 DIC 发生。

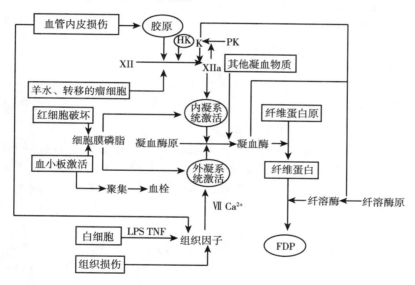

图 11－1 DIC 的发生机制

HK：高分子激肽原。PK：激肽释放酶原。K：激肽释放酶。

LPS：脂多糖。TNF：肿瘤坏死因子。FDP：纤维蛋白降解产物。

（二）血管内皮细胞损伤，激活内源性凝血系统

内源性凝血系统即通过激活凝血因子Ⅻ而启动的凝血过程。凝血因子Ⅻ被激活的方式有接触激活和酶性激活。

接触激活是指凝血因子Ⅻ与表面带有负电荷的物质（如胶原、内毒素、免疫复合物等）接触后而被激活。这是由于胶原等表面带有负电荷的物质与无活性的凝血因子Ⅻ接触后，Ⅻ因子的分子构型发生变化，使丝氨酸蛋白酶活性中心暴露，而成为有活性的Ⅻa因子。Ⅻa进一步使其他的凝血因子激活，从而启动了内源性凝血系统（图11－1）。

接触激活可见于细菌、病毒、内毒素、螺旋体、抗原抗体复合物、持续缺血、缺

氧、酸中毒及高热等，均可引起血管内皮细胞的广泛损伤，使内皮细胞变性、坏死、收缩或脱落，导致血管基底膜胶原暴露，而使大量的凝血因子Ⅻ被激活形成Ⅻa因子。

酶性激活是指Ⅻ因子在激肽释放酶、凝血酶、纤溶酶和胰蛋白酶等可溶性蛋白水解酶作用下被激活，并水解出分子量不同的活性片段即为Ⅻf。此种激活称为酶性激活。Ⅻa和Ⅻf可使激肽释放酶原（prekallikrein，PK）转变为激肽释放酶（kallikrein，K），后者以正反馈方式加强凝血因子Ⅻ的激活过程，从而使内源性凝血系统的激活过程加强。另外血浆中高分子激肽原（high molecular weight kininogen，HK）也促使凝血因子Ⅻ激活。

血管内皮细胞损伤时，前列环素释放减少，对抗血栓素 A_2 的作用减弱，而使血小板聚集加强，促进微血栓形成。另外，受损的内皮细胞可释放组织因子和凝血因子 V，启动外源性凝血系统。

（三）血细胞大量破坏、血小板激活

当致病因素使血液中红细胞、白细胞或血小板损伤时，均可引发和促进凝血过程（图 11 - 1），在 DIC 发病中具有重要作用。

1. 血细胞大量破坏

（1）红细胞破坏　异型输血、恶性疟疾等可引起急性溶血，使红细胞膜磷脂和 ADP 大量释出。膜磷脂促进凝血过程，ADP 促进血小板黏附、聚集，促进微血栓形成和凝血反应，激活内、外源性凝血系统。

（2）白细胞损伤　中性粒细胞、单核细胞及早幼粒细胞内含有较多的组织因子。内毒素、IL - 1、TNF 可诱导中性粒细胞和单核细胞组织因子的表达。在严重感染或早幼粒细胞性白血病的化疗过程中，可引起这类细胞的大量破坏，而释放出大量组织因子，启动外源性凝血系统。

2. 血小板激活

血小板在 DIC 的发生发展中起着重要作用。胶原、凝血酶、ADP、肾上腺素、血栓素 A_2、血小板激活因子等许多因素均可激活血小板，引起血小板的释放反应。它释放出的促凝物质又可促进血小板的黏附、聚集。血小板表面的多种糖蛋白（GPⅠb，GPⅡb，GPⅢa）可促使血小板与内皮细胞下的胶原黏附，与纤维蛋白原结合（需 Ca^{2+} 参与），使血小板聚集。血小板聚集后又可释放出多种血小板因子（PF_{1-7}），加速凝血反应，促进 DIC 形成。

活化的血小板表面出现带负电的磷脂，在 Ca^{2+} 的参与下与凝血因子Ⅶ、Ⅸ、Ⅹ、Ⅱ结合而促进凝血酶的形成。

（四）其他促凝物质入血

急性胰腺炎时，因大量胰蛋白酶入血，使凝血酶原转变成凝血酶。毒蛇咬伤时，某些蛇毒含有促凝血的成分，可引起 DIC。肿瘤细胞、细菌、羊水成分和某些颗粒性物质通过接触激活使凝血因子Ⅻ活化，启动内源性凝血系统。

综上所述，DIC 的发病机制较为复杂，不同病因可通过多种途径激活凝血过程，其中凝血酶（凝血因子Ⅱ）的形成是整个过程的关键。凝血酶不仅可使纤维蛋白原（凝血因子Ⅰ）转变为纤维蛋白，还可与血管内皮细胞、血小板、血管平滑肌细胞等表面的凝血酶受体结合，进一步促进血小板的黏附、聚集、释放；凝血酶还有促进血管内皮细胞组织因子表达的作用。这些均对 DIC 的发生发展有着重要的作用。

二、影响 DIC 发生发展的因素

除上述原因外，DIC 的发生和发展，在很大程度上还与下列因素有密切关系。常见的因素如下。

（一）单核－吞噬细胞系统功能障碍

单核－吞噬细胞系统具有吞噬、清除血液中已活化的凝血因子和其他凝血物质的功能。内毒素、细菌和病毒、羊水成分等促凝物质均可被单核－吞噬细胞系统清除。当感染性休克、败血症和内毒素血症时，由于单核－吞噬细胞系统吞噬了大量细菌、内毒素、坏死细胞，使其功能损伤和耗竭而处于"封闭状态"，血浆中活化的凝血因子因不能被及时地清除而增高，促使 DIC 发生。严重的酮症酸中毒或长期大量使用肾上腺糖皮质激素时，单核－吞噬细胞系统的功能也可被抑制，也可诱导 DIC。

（二）肝功能严重障碍

血液中的许多凝血因子（如 I、II、V、VII、IX、IX 等）、抗凝血物质（如蛋白 C、抗凝血酶 III）、纤溶酶原等均在肝细胞内合成。同时，肝内有大量的库普弗细胞（Kupffer cell），可吞噬清除激活的凝血因子（如 IXa、Xa、XIa 等）。正常的肝功能对维持凝血、抗凝血及纤溶过程的协调和平衡是非常重要的。当肝功能严重障碍时，因凝血因子、抗凝血物质及纤溶酶原合成减少，对已激活凝血因子的灭活不足，易发生 DIC。

（三）血液的高凝状态

孕妇从妊娠的第三周开始，其血液中的血小板及一些凝血因子（I、II、V、VII、IX、X）的数量就开始逐渐增多，妊娠末期达到最高水平，而抗凝血酶 III 和纤溶酶原激活物却相应减少。同时，来自胎盘的纤溶酶原激活物抑制物（plasminogen activator inhibitor，PAI）也增多，使孕妇血液趋向高凝状态，到妊娠末期最为明显。因此，当发生宫内死胎、胎盘早期剥离、羊水栓塞等产科意外时，因促凝物质释放入血和血液的高凝状态，较易发生 DIC。此外，严重酸中毒、恶性肿瘤晚期患者均可出现血液高凝状态，促进 DIC 的发生。

（四）微循环障碍

休克时，因微循环严重障碍，使血液淤滞、血浆成分外渗，血管内血细胞比容增大，血液黏度增加；微循环障碍引起的血管内皮细胞损伤、酸中毒等因素均可促使 DIC 发生（参见休克）。

三、DIC 的发展过程及分型

（一）DIC 的发展过程

按照 DIC 发生后的血液凝固性变化的特点，可将 DIC 的发展过程分为三期。

1. 高凝期

因各种病因的作用，使血液中凝血因子被激活，凝血酶产生增多，血液处于高凝状态。该期是血管内微血栓形成时期，发生发展过程快，DIC 的表现常不典型，临床上不易察觉。由于广泛微血栓形成，可出现器官功能障碍。实验室检查：凝血时间、凝血酶原时间缩短，血小板黏附性增强。

2. 消耗性低凝期

继高凝期之后，因微血栓形成过程中凝血因子和血小板被大量消耗和继发性纤溶系统激活，使血液由高凝状态转入低凝状态。患者在该期出现较明显的出血征象。实验室检查：出血时间、凝血时间及凝血酶原时间均延长，血小板计数和纤维蛋白原含量减少。

3. 继发性纤溶亢进期

凝血过程中形成的凝血酶和Ⅻa 因子可使大量纤溶酶原转化成为纤溶酶，纤维蛋白溶解系统激活，继而使纤维蛋白（原）降解为纤维蛋白（原）降解产物（fibrin/fibrinogen degradation products，FDP）。因 FDP 有很强的抗凝作用，患者的出血表现明显加重。实验室检查：血小板计数、纤维蛋白原和纤溶酶原含量均减少，优球蛋白溶解时间缩短，凝血酶原时间延长，血浆鱼精蛋白副凝试验（plasma protamine paracoagulation test，"3P" 试验）阳性。

（二）分型

1. 按临床经过分型

（1）急性型　当病因作用迅速而强烈时，患者可在几小时至 1～2 天内发生 DIC。常有明显的出血和休克等临床表现，病情发展迅速，分期不明显。常见于各种严重感染（特别是革兰阴性细菌感染引起的感染性休克）、异型输血、严重创伤、羊水栓塞、组织器官移植后的急性排异反应等引起的 DIC。实验室检查显著异常。

（2）亚急性型　DIC 在数天内逐渐形成，常见于恶性肿瘤转移、宫内死胎等患者。临床表现介于急性型和慢性型之间。

（3）慢性型　该型常见于恶性肿瘤、胶原病、慢性溶血性贫血等疾病。由于机体有一定的代偿能力，所以 DIC 的表现不明显。此型病程较长，临床诊断较困难，常以某器官功能不全为主要表现，有时仅有实验室检查异常。此型 DIC 往往在尸解后作组织病理学检查时才被发现。

2. 按机体代偿情况分型

（1）失代偿型　常见于急性型 DIC。在 DIC 的发生、发展过程中，凝血因子和血小板产生减少，消耗增加。患者常出现明显的出血和休克。实验室检查可见血小板和纤维蛋白原含量明显低于正常值。

（2）代偿型　常见于轻度的 DIC。实验室检查无明显异常，无明显的出血现象，易被忽视。

（3）过度代偿型　可见于慢性 DIC。此型患者机体的代偿功能较好，凝血因子和血小板可不减少，血浆纤维蛋白原及其他凝血因子的含量可暂时性升高。患者出血的症状不明显。

四、机体的功能代谢变化与临床表现

DIC 的发生过程是血管内凝血因子的激活，血浆中凝血酶大量生成。在凝血酶的作用下，血管内生成大量微血栓，消耗了大量凝血因子和血小板，纤溶活性增高。其中出血和栓塞是主要的病理变化，并出现相应的临床表现。

1. 出血

出血是 DIC 最突出的表现，常在 DIC 的初期就出现。典型的急性 DIC 时，出现突发而广泛的自发性出血。出血程度不一，出血部位广泛。可表现为广泛的皮肤出血点或瘀斑、口腔黏膜和鼻黏膜的出血、伤口或手术切口渗血不止、注射部位渗血呈大片瘀斑等。严重者可有胃肠道、肺及泌尿生殖道等出血，表现为呕血、便血、咳血、血尿和阴道出血；也可发生颅内及眼底的出血。

DIC 时发生出血的基础是凝血功能障碍，其主要机制如下。

（1）凝血物质消耗　在 DIC 发生发展过程中，各种凝血因子和血小板大量消耗，肝和骨髓代偿不足，凝血物质的消耗大于生成，特别是纤维蛋白原、凝血酶原、凝血因子 V、VIII、X 和血小板普遍减少，使凝血过程障碍而引起出血。

（2）继发性纤溶亢进　DIC 时常伴有继发性纤溶亢进。这主要是由于 XII 激活为 XIIa 时形成的 XIIf 可使激肽释放酶原活化成激肽释放酶，激肽释放酶使纤溶酶原激活为纤溶酶，使纤溶系统激活。一些器官（如子宫、前列腺、肺等）受损时，大量纤溶酶原激活物释放入血，也可激活纤溶系统。激活的纤溶酶，不仅使纤维蛋白水解，而且能使凝血酶、凝血因子 V、VIII、XIIa 等水解，导致凝血过程障碍而引起出血。

（3）FDP 形成　由于继发性纤溶亢进，使纤维蛋白和纤维蛋白原降解，形成大量纤维蛋白（原）降解产物（FDP）。FDP 有强大的抗凝血作用，它是 DIC 患者后期发生严重出血的重要因素之一。实验室检查时，血浆鱼精蛋白附凝试验呈阳性。

2. 休克

DIC 发展过程中，因微血栓形成及严重出血等因素，常发生循环功能障碍，引起休克。尤其是急性 DIC 时，常伴有休克发生。而严重休克患者的后期又常继发 DIC 的形成。二者可互为因果，形成恶性循环，造成患者的病情恶化，继而危及生命。DIC 时发生休克的主要机制如下。

（1）微血栓广泛形成　在 DIC 的发病过程中，因凝血因子和血小板的大量激活，使微血管内有广泛的微血栓形成，造成微循环障碍和回心血量不足。冠状动脉系统内微血栓形成，可造成心肌缺血、局灶性坏死，进一步引起心功能障碍，心排出量下降，导致有效循环血量不足。

（2）血容量减少　由于 DIC 引起的广泛而严重的出血，可直接导致血容量明显减少，引起有效循环血量不足；心肌内的灶状出血，可加重心肌损伤和心功能障碍，促进休克发生。

（3）血管扩张　由于激肽、补体系统激活和 FDP 增多，引起血管舒缩障碍。激肽可引起微动脉、毛细血管前括约肌舒张，血管阻力降低和真毛细血管大量开放，引起有效循环血量不足，导致血压下降；补体成分 C3a、C5a 可使肥大细胞和嗜碱粒细胞脱颗粒，释放出大量的组胺，使微血管通透性增高，使血容量进一步下降，促进休克形成。

3. 器官功能障碍

DIC 发生时，常因微血管内广泛的微血栓形成，导致许多器官的血液灌流量减少，引起器官和组织缺血、缺氧及局灶性的出血和坏死，而导致受累器官发生不同程度的组织细胞损伤和功能障碍。DIC 过程中可出现一个器官的功能障碍，也可多个器官同时或先后出现功能障碍。

肾是易损伤的器官，患者出现少尿或无尿、血尿、蛋白尿和氮质血症等急性肾衰竭的临床表现；肺微血管的广泛栓塞，可引起肺水肿、肺出血，可发生急性呼吸衰竭；脑组织微血管的栓塞可引起脑组织多发性灶状坏死，可发生脑皮质出血、蛛网膜下腔出血、脑干出血及脑水肿；冠状血管内微血栓形成，可致心肌缺血和梗死而发生心功能不全；胃肠黏膜损伤，可发生应激性溃疡、上消化道出血、便血等。

有些患者可发生肾上腺皮质出血性坏死，出现急性肾上腺皮质功能衰竭，即华 - 佛综合征（Waterhouse - Friderichsen syndrome）；可因垂体出血、坏死，出现垂体功能低下，即席汉综合征（Sheehan syndrome）。

4. 微血管病性溶血性贫血

DIC 时可伴发微血管病性溶血性贫血（microangiopathic hemolytic anemia），其特点是周围血涂片中可发现一些形态异常的红细胞及红细胞碎片，称为裂体细胞（schistocyte）。其外形可呈盔甲形、星形、新月形、不规则形等。这些裂体细胞脆性很大，易发生溶血。这主要是由于 DIC 时，微血管管腔内有纤维蛋白丝网形成。当血流中的红细胞通过网孔时，红细胞可黏附、滞留或挂在纤维蛋白丝上，并在血流的冲击下发生破裂，形成裂体细胞。另外，因微血栓形成后造成血流受阻，红细胞被挤入内皮细胞间隙发生扭曲、变形，或破裂而溶血。因该溶血过程与微血管的病变关系密切，故称为微血管病性溶血性贫血。在 DIC 过程中，内毒素等因素可引起红细胞变形能力下降，促进溶血的发生。

五、DIC 与临床护理的联系

DIC 的临床护理应采取综合措施，主要原则如下。

1. 防治原发病

DIC 常发生在危重病患者，因此对那些能够引起 DIC 的疾病，要采取有效措施，积极治疗。如积极控制感染、尽早清除宫内死胎、及时抢救休克等。

2. 改善微循环

及时纠正微循环障碍，可增加器官和组织微循环的血液灌流量，疏通被微血栓阻塞的微循环。如补充血容量、使用血管舒张药物、抗血小板黏附药物（如阿司匹林、潘生丁）等。对栓塞现象明显的患者，可适当使用溶栓药物（如尿激酶、链激酶等），促进微血栓的溶解，有利于微循环的改善。出血征象明显时，则禁用溶栓治疗。

3. 重建凝血与纤溶的动态平衡

DIC 早期阶段是以大量凝血因子和血小板消耗、凝血过程加强为特征。因此，可用抗凝治疗延缓或阻止凝血物质的过度消耗，如肝素抗凝治疗。在 DIC 的后期阶段，纤溶活性亢进是造成出血的重要原因，可考虑给予抗纤溶药物（如 6 - 氨基己酸），以利于凝血和纤溶之间动态平衡恢复。另外，可酌情输入新鲜全血、血浆或凝血因子等，以补充血中凝血因子的不足。

4. 临床护理

采取常规护理。对出血者，按出血的常规护理，严格按医嘱掌握抗凝剂、凝血因子的剂量。对微循环衰竭者，使呼吸道保持通畅，吸氧，改善低氧血症。对意识障碍者要执行安全保护措施，定时测量体温、脉搏、呼吸、血压、观察尿量、尿色变化。建立静脉通道，按医嘱给药，纠正酸中毒，维持水、电解质平衡，维持血压，及时做好各项基础护理，预防并发症的产生。

DIC 的治疗是一个棘手而复杂的问题。对不同的患者、不同的病因和 DIC 的不同阶段，要根据病情及时做出正确的判断，采取相应的治疗措施。

目标检测

一、名词解释

1. DIC

2. FDP

二、填空题

1. DIC 的病理特征是_____形成。

2. 异型输血引起 DIC 的机制是大量_____入血启动_____系统。

3. DIC 患者发生出血主要与_____有关。

4. 在 DIC 的原发病中，最为常见的疾病是_____。

5. DIC 时引起器官功能障碍的根本原因是_____。

6. DIC 时的贫血属_____贫血。

7. DIC 发病的关键环节是_____。

三、单项选择题

1. DIC 患者最初常表现为

    A. 少尿   B. 出血

    C. 呼吸困难   D. 贫血

    E. 嗜睡

2. 严重组织损伤引起 DIC 的主要机制是

    A. 凝血因子Ⅲ入血   B. 红细胞受损

    C. 凝血因子Ⅴ被激活   D. 血小板受损

    E. 凝血因子Ⅻ被激活

3. DIC 引起的贫血属于

    A. 再生障碍性贫血   B. 失血性贫血

    C. 中毒性贫血   D. 溶血性贫血

    E. 缺铁性贫血

4. DIC 的主要特征是

    A. 出血

    C. 微血栓形成

    E. 纤溶亢进

    B. 贫血

    D. 凝血功能失常

5. DIC 最主要的病理生理学特征是

    A. 大量微血栓形成

    C. 纤溶过程亢进

    E. 溶血性贫血

    B. 凝血功能失常

    D. 凝血物质大量被消耗

6. DIC 时，血液凝固性表现为

    A. 凝固性增高

    C. 凝固性先增高后降低

    E. 凝固性无明显变化

    B. 凝固性降低

    D. 凝固性先降低后增高

7. 下列哪项是导致 DIC 发病的共同环节

    A. 凝血因子XII的激活

    C. 凝血酶生成增加

    E. 凝血因子 V 的激活

    B. 组织因子大量入血

    D. 纤维蛋白的生成

四、简答题

1. 什么是弥散性血管内凝血、微血管病性溶血性贫血？

2. 简述 DIC 的发展过程及各期的临床表现。

3. 简述 DIC 的分型。

4. 简述 DIC 与休克的关系？

五、案例分析题

患者，女性，30 岁。在分娩过程中突然出现呼吸困难、发绀，继而出现皮肤湿冷、脉搏细速、血压下降、无尿，皮肤出现出血点，经抢救无效死亡。尸检两肺微血管中见大量羊水成分。

讨论题：

1. 该患者的诊断可能是什么？

2. 该患者皮肤出血的原因是什么？

（商战平）

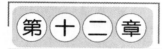

第十二章

休 克

学习目标

掌握：休克的概念、休克的分期及各期的微循环特点和主要临床表现。理解休克的临床护理联系。

熟悉：休克的原因、休克时机体的代谢和功能变化。

了解：休克的发生机制。

引导案例 患者，女性，19岁，不慎从高处坠落，事发后由他人救起。体格检查：面色苍白、脉搏细弱，四肢湿冷，左肾区大片瘀斑、血肿。BP 65/50 mmHg，HR 125次/分，T 36.8℃。伤后立即送往医院，途中患者逐渐昏迷，抢救无效死亡。

讨论题：

1. 该患者属于哪种休克？

2. 送医院前患者处于休克的哪一阶段？此阶段微循环变化的特点是什么？

3. 请从病理生理学的角度提出抢救此患者的原则。

4. 护送过程中患者应采取什么体位？该患者首要救治措施是什么？

休克即英文 shock（打击、震荡）的音译，后被用于描述各种强烈致病因素所引起的危重综合征。现代医学认为，休克是由于各种强烈的致病因素引起的全身有效循环血量急剧减少，组织微循环血液灌流量严重不足，导致细胞和重要器官功能障碍、结构损害的全身性病理过程。休克患者的典型临床表现有面色苍白或发绀、皮肤湿冷、血压下降、脉压减小、脉搏细速、呼吸加速、尿量减少、神志淡漠，甚至昏迷等。微循环障碍是各种休克发展过程中的共同环节。休克是临床各科常见的危重病症之一，如不及时进行治疗和护理，可导致多器官功能衰竭而危及生命。

第一节 休克的病因与分类

一、休克的病因

引起休克的病因很多，常见的如下。

（一）失血

若快速失血量超过机体总血量的 20%，即可引起失血性休克；失血量超过机体总血量的 50%，常可迅速导致死亡。常见于创伤出血、食管静脉曲张破裂出血、胃溃疡出血、异位妊娠出血及产后大出血等。

（二）失液

大量体液丢失，有效循环血量急剧减少，可引起失液性休克。常见于剧烈呕吐、腹泻、肠梗阻、大量出汗等。

（三）创伤

严重创伤可造成大量失血和失液，使循环血量减少，引起创伤性休克，尤其在意外事故、自然灾害或战时多见。

（四）感染

细菌、病毒、真菌、立克次体等感染，可引起感染性休克。最常见的是革兰阴性细菌引起的内毒素休克。

（五）烧伤

大面积烧伤伴有大量血浆渗出，导致体液丢失，有效循环血量减少，可引起烧伤性休克。早期主要与低血容量和疼痛有关，晚期如继发感染可发展为感染性休克。

（六）过敏

过敏体质者注射某些药物（如青霉素、血清制剂、疫苗等），进食某些食物或接触某些物品，均可引起过敏性休克，属Ⅰ型变态反应，与血管床容积扩大有关。

（七）心脏或大血管病变

大面积心肌梗死、急性心肌炎、室壁瘤破裂、严重心律紊乱（室颤或房颤）等心脏病变以及肺栓塞、张力性气胸等心外阻塞性病变，均可引起心排出量急剧减少，有效循环血量和灌流量显著下降，分别导致心源性休克和心外阻塞性休克。

（八）神经刺激或神经中枢抑制

高位脊髓麻醉、脑干或脊髓损伤、剧烈的疼痛等可抑制血管运动中枢，致广泛的血管扩张，使回心血量减少，引起神经源性休克。

二、休克的分类

（一）按病因分类

按病因分类有助于及时消除病因，是临床常用的分类方法。

休克按病因可分为失血性休克、失液性休克、创伤性休克、感染性休克、烧伤性休克、过敏性休克、心源性休克、心外阻塞性休克、神经源性休克等。

（二）按发病的始动环节分类

休克发病的共同基础是组织灌流量严重不足。而组织灌流量依靠血容量、血管容量和心泵功能三个方面来保证，所以，休克按始动环节不同，可分为三类（图 12 - 1）。

1. 低血容量性休克

失血、失液或烧伤等使血容量急剧减少引起的休克，临床出现"三低一高"：即中心静脉压、心输出量和血压降低，总外周阻力增高。

2. 血管源性休克

正常微循环仅有20%的毛细血管交替开放就足以维持细胞功能的代谢需要。但过敏性休克、神经源性休克及感染性休克时，血管活性物质使毛细血管广泛开放，血管床容积扩大，大量血液淤滞在舒张的小血管内，导致有效循环血量减少而引起休克。

3. 心源性休克

急性心脏泵血功能衰竭或严重的心律紊乱使心脏泵血功能严重障碍，心排出量急剧减少，致组织灌流量急剧减少引起的休克。

将病因和导致有效循环血量减少的始动环节结合起来，有助于临床诊断并针对始动环节进行治疗和护理。

（三）按血流动力学特点分类

按照血流动力学特点，即心输出量与外周阻力的变化，把休克分为三类。

1. 低排高阻型休克

临床最多见。血流动力学特点是：心输出量低，总外周阻力高，血压降低可不明显，脉压明显缩小。由于皮肤血管收缩，血流量减少，皮肤温度降低，故又称"冷休克"。低血容量性休克、心源性休克、创伤性休克和大多数感染性休克均属本类。

2. 高排低阻型休克

血流动力学特点是心排出量高，总外周阻力低，血压略低，脉压可增大。由于皮肤血管扩张，血流量增多，皮肤温度升高，故又称"暖休克"或"温休克"。过敏性休克、神经源性休克和部分感染性休克属于本类。

3. 低排低阻型休克

血流动力学特点是：心输出量和总外周阻力都降低，收缩压、舒张压和平均动脉血压均明显降低，由上述两型休克发展而来，为失代偿的表现。常见于各型休克的晚期。

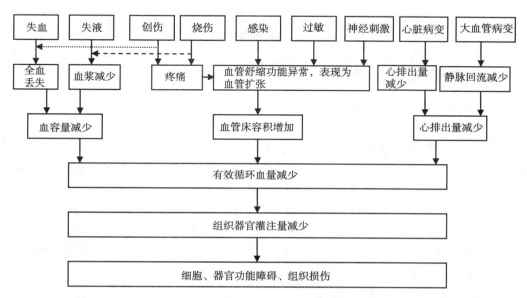

图 12 - 1　休克发生的原因及其始动环节和共同基础

第二节　休克的分期与发生机制

不同病因引起的休克其发病的始动环节不尽相同，但组织灌流量严重不足的本质是相似的，所以，休克的发展过程和临床表现也具有共性。以典型的低血容量性休克为例，根据其微循环的变化特点，将休克过程大致分为三期（图 12 – 2）。

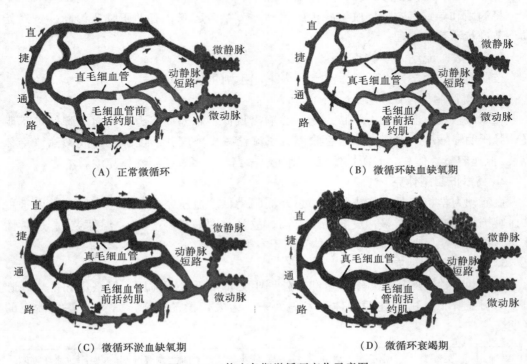

（A）正常微循环　　　　　　　　　　（B）微循环缺血缺氧期

（C）微循环淤血缺氧期　　　　　　　　（D）微循环衰竭期

图 12 – 2　休克各期微循环变化示意图

一、微循环缺血缺氧期

亦称微血管痉挛期、休克代偿期、休克早期。

（一）微循环特点与发生机制

休克早期，强烈的致病因子引起交感 – 肾上腺髓质系统强烈兴奋，儿茶酚胺大量释放入血，全身小血管（包括小动脉、微动脉、后微动脉、毛细血管前括约肌、微静脉、小静脉）持续收缩，血流阻力升高；其中以微动脉、后微动脉和毛细血管前括约肌的收缩最为强烈，使毛细血管前阻力的增加明显大于后阻力。大量真毛细血管网关闭，微循环灌流量明显减少，血液经暂时开放的动静脉吻合支或直捷通路迅速进入微静脉。微循环处于少灌少流、灌少于流的状态，组织缺血缺氧，称为微循环缺血缺氧期。

（二）微循环变化的代偿意义

休克早期微血管痉挛，虽然引起了皮肤、腹腔内脏等器官局部缺血、缺氧，但对整个机体却具有十分重要的代偿意义。

1. 血液重新分布，保证心、脑血液供应

不同器官的血管对儿茶酚胺等缩血管物质的敏感性不同。皮肤、腹腔内脏和骨骼肌的血管 α 受体密度高，对儿茶酚胺的敏感性高，因而收缩明显。脑血管的交感缩血管纤维分布最少，α 受体密度也低，故脑动脉无明显改变。冠状动脉虽有 α 和 β 两种受体，但因交感神经兴奋使心脏活动加强、代谢水平提高致扩血管物质增多，故冠状动脉也没有明显改变。结果，血液重新分布，移缓救急，保证了心、脑重要生命器官的血液供应。

2. "自身输血"，增加回心血量

肌性微静脉和小静脉收缩，肝、脾储血库紧缩，可迅速而短暂地减少血管床容量，增加回心血量，有利于维持动脉血压，起到"自身输血"的作用，这是休克早期机体的一种快速代偿作用。

3. "自身输液"，增加回心血量

由于微动脉、后微动脉和毛细血管前括约肌比微静脉对儿茶酚胺更为敏感，导致毛细血管前阻力大于后阻力，真毛细血管少灌少流，流体静压下降，促使组织液回流进入血管，起到"自身输液"的作用，这是休克早期机体的一种缓慢代偿作用。

4. 兴奋心脏，维持血压

交感－肾上腺髓质系统强烈兴奋，儿茶酚胺大量释放入血，可使心率加快，心肌收缩力增强，心输出量增加。许多脏器组织的微动脉和小动脉收缩，可增加外周阻力，有利于动脉血压的维持。

（三）临床表现

此期患者面色苍白、四肢湿冷、心率加快、脉搏细速、尿量减少、精神紧张、烦躁不安。收缩压正常或稍高，舒张压增高，脉压减小，因此，血压下降并不是判断休克早期的指标，脉压减小对诊断休克早期具有一定意义。由于血液重新分布保证了心脑灌流，所以患者神志一般清醒。

此期是抢救的最好时期，一旦明确诊断，如果能够及时采取输血、输液等措施，降低过于剧烈的应激反应，则休克可以停止发展，逐渐恢复。如果休克早期的患者得不到及时有效的救治，则病情会进一步发展，进入休克进展期。

二、微循环淤血缺氧期

亦称微血管扩张期、可逆性失代偿期、休克进展期。

（一）微循环特点与发生机制

休克继续发展，组织持续而严重的缺氧，导致局部酸性代谢产物（如乳酸等）和 CO_2 堆积，发生酸中毒，酸性物质的积聚使微动脉、后微动脉和毛细血管前括约肌对儿茶酚胺的反应性降低，并开始扩张；而小静脉、微静脉对酸性环境耐受性较强，故仍保持一定的收缩状态。严重的缺血缺氧及酸中毒使组织中的组胺、腺苷、激肽、内源性阿片样物质、细胞外 K^+ 等局部扩血管产物增多，引起小血管扩张和毛细血管通透性增高。所以，微循环内肌性血管收缩较前减弱甚至扩张，血液重新"灌"入真毛细血管网。同时，因毛细血管壁通透性升高，导致血浆外渗，血液浓缩，血流缓慢。红细胞聚集，白细胞黏着、嵌塞，血小板黏附、聚集，血液缓慢、淤滞（图12－3）。另外，其他体液因子和内毒素也通过不同机制，促使微循环淤血。此期循环灌流处于多灌少流，灌大于流，组织呈现淤血性缺氧状态。

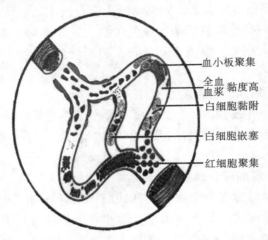

图 12－3　休克期的血液流变学变化模式图

（二）微循环淤血对机体的影响

1. 恶性循环形成

微循环淤血缺氧，导致酸中毒；而酸中毒又加重淤血，两者互为因果，恶性循环，休克进入失代偿阶段。

2. 回心血量减少

大量血液淤积在真毛细血管网，回心血量减少，"自身输血"作用停止。毛细血管血流淤滞，流体静压升高，毛细血管通透性增高，不仅组织液进入毛细血管的"自身输液"停止，反而促进血浆外渗。血液浓缩，促进红细胞聚集，使血液黏度进一步升高，回心血量进一步减少。

3. 血压进行性下降

微动脉和毛细血管前括约肌扩张，降低了外周阻力，使血压下降；同时血液淤积在微循环，回心血量减少，心输出量降低，使血压进行性下降。

4. 重要器官出现功能障碍

由于在此期血压进行性下降，脑、心、肾等重要器官的血管失去自身调节能力，血液重新分布的代偿机制消失，加上血液浓缩，脑、心、肾等重要器官发生严重的缺血、缺氧，出现功能障碍。

（三）临床表现

皮肤发绀（口唇和指端尤为明显），可出现花斑。脉搏细速或脉快而弱。静脉塌陷，充盈缓慢，中心静脉压下降。血压进行性下降，脉压小，心搏无力，心音低钝。由于脑血流量不足，患者神志淡漠或不清。肾血流量严重不足，出现少尿甚至无尿。严重者可发生肺、肾、心功能障碍。

此期机体由代偿向失代偿发展，是休克的危急状态，但经积极抢救仍属可逆。但若病人得不到及时的救治，持续较长时间后就会进入休克晚期。

三、微循环衰竭期

亦称休克晚期、休克难治期、不可逆休克期、DIC 期。

（一）微循环特点与发生机制

此期组织缺血和酸中毒进一步加重，微血管平滑肌麻痹、扩张，对血管活性物质失去反应，微循环处于不灌不流、灌流停止的状态，所以此期又称为微循环衰竭期。长时间的缺血缺氧、酸中毒、内毒素、组织细胞损伤等因素可激活凝血系统；血流缓慢，血液浓缩，红细胞和血小板易于聚集，促进微血栓形成；可能导致弥散性血管内凝血（disseminated inravascular coagulation，DIC）。在感染性休克中最易发生。

（二）微循环衰竭对机体的影响

1. 出现顽固性低血压

此期微循环血管对血管活性药物失去反应，出现顽固性低血压。而且使用升压药无效，输液进行容量复苏失败，难以改善组织低灌流状态。

2. 可引发全身炎症反应综合征

肠管微循环淤血、缺氧，肠壁屏障作用降低，肠腔内的内毒素或细菌随血液或淋巴进入全身，引发全身炎症反应综合征（systemic　inflammatory response syndrome，SIRS）。

3. DIC 严重影响微循环和各器官功能

一旦发生 DIC，病情将进一步恶化，对微循环和各器官功能产生严重的影响。

（1）弥散性血管内凝血，微血栓阻塞微血管，使回心血量锐减。

（2）大量凝血因子被消耗，激发纤溶亢进，引起出血，使回心血量进一步减少，血压持续下降，加重微循环障碍。

（3）凝血和纤溶过程中的产物，加重微血管舒缩功能紊乱。

（4）严重的缺氧、酸中毒和肠源性感染，造成细胞损害，导致肺、肾、心、脑、肠等器官功能障碍甚至衰竭，故此期又称为休克难治期。

（三）临床表现

病情危殆，出现肺、肾、心、脑功能障碍及周围循环衰竭症状：皮肤苍白，面色灰暗，口唇及肢端发绀；浅表静脉空虚，静脉充盈极差；心音低弱，脉细如丝而频速；中心静脉压降低；血压显著降低，且给予升压药难以恢复；呼吸困难、表浅或不规则；少尿或无尿；意识模糊甚至昏迷。伴有 DIC 和器官功能不全时，则有出血及相应表现，甚至出现多器官功能障碍或衰竭。

休克晚期并不一定都出现 DIC。而且，休克可逆与否，尚无可靠的判断标准，因此在临床工作中，绝不能轻易判定患者处于不可逆阶段而放弃治疗。

以上休克发展的三期中，前两期是微循环的应激反应，只要得到及时而合理的救治，病情就可以逆转。第三期则由于微血管的麻痹甚至 DIC 的发生，引起多器官功能障碍，休克将进入不可逆阶段。

第三节　休克时机体的代谢和功能变化

一、机体代谢变化及细胞损伤

休克时发生功能、代谢、形态改变的细胞称为休克细胞。近年来提出了休克发生发展的细胞机制，使人们对休克的认识，逐步深入到细胞和亚细胞水平。

（一）机体代谢障碍

1. 物质代谢障碍

休克时细胞内最早发生的代谢变化是不再优先利用脂肪酸供能，而变为优先利用葡萄糖供能。代谢变化的总趋势是氧耗减少，糖酵解加强，脂肪和蛋白质分解增多，合成减少。表现为一过性高血糖和糖尿，血中游离脂肪酸和酮体增多，血清尿素氮水平增高，尿氮排泄增多，导致负氮平衡。

2. 能量代谢障碍

休克时组织严重缺氧，细胞有氧氧化障碍，糖无氧酵解增强，ATP 生成减少；ATP 减少时，细胞膜上的 $Na^+ - K^+ - ATP$ 酶活性降低，使细胞内 Na^+ 和细胞外的 K^+ 交换减少，引起细胞水肿和高钾血症。

3. 局部酸中毒

休克时细胞无氧酵解增强，乳酸生成增多，肝脏因缺血缺氧功能障碍，摄取乳酸进行糖异生和合成糖原的能力降低，发生高乳酸血症而导致局部酸中毒；微循环灌流障碍使 CO_2 不能及时清除；加之肾功能受损，代谢产物不能顺利排泄，加重代谢性酸中毒。因此，临床上把测定血中乳酸水平作为监测休克的指标。酸中毒越严重，患者预后越差。

（二）细胞结构损伤

细胞损伤可发生在微循环障碍前，由致休克因素直接引起，也可以在微循环障碍后逐步发生。

1. 细胞膜的变化

细胞膜是休克时最早受损的部位。主要表现为：膜通透性增高、细胞膜上的离子泵功能障碍、细胞内外离子分布异常、细胞水肿。细胞水肿可压迫微血管，血管内皮细胞肿胀使管腔狭窄，加重微循环障碍。

2. 线粒体的变化

线粒体肿胀甚至崩解，ATP 生成减少甚至停止，导致细胞坏死。

3. 溶酶体的变化

溶酶体肿胀、水解酶漏出；溶酶体破裂，溶酶体酶释出。主要危害是细胞自溶，组织损伤，加重休克的病理过程，引起器官功能障碍甚至衰竭。

4. 细胞死亡

随着休克的进展，多种细胞（包括各脏器实质细胞、血管内皮细胞、中性粒细胞、单核－吞噬细胞和淋巴细胞等）逐步坏死与凋亡，细胞代谢停止、功能完全丧失，出现不可逆的结构改变。细胞坏死和凋亡是发生器官功能障碍和衰竭的基础。

二、休克时器官功能障碍

休克时各器官功能都先后或同时出现障碍，甚至衰竭。

（一）肺功能障碍

在休克早期，因创伤、出血、感染等刺激使呼吸中枢兴奋，呼吸加深加快，甚至通气过度，导致低碳酸血症和呼吸性碱中毒。休克持续发展，损伤呼吸膜，患者肺充血、水肿、出血、微血栓形成、肺梗死、肺泡萎陷（肺不张）和透明膜形成，称为急性肺损伤（acute lung injury，ALI）或急性呼吸窘迫综合征（acute respiratory distress syndrome，ARDS），过去称为休克肺。ALI 和 ARDS 的特点是"一早两高"，即发病较早、发病率高、死亡率高。患者突发进行性呼吸困难、顽固性低氧血症、严重发绀、呼吸衰竭而死亡。据统计，急性呼吸衰竭约占休克死因的 1/3，是休克致死的主要原因。

（二）肾功能障碍

肾脏是休克时最早和最易受损害的器官之一。各类休克常伴发急性肾功能衰竭（acute renal failure，ARF），过去称休克肾。

休克早期，肾灌注减少，肾小球滤过率降低，发生功能性肾衰竭，不伴有肾小管坏死。临床表现为少尿（< 400 ml/d）或无尿（< 100 ml/d），尿比重常超过 1.020，尿钠常低于 20 mmol/L。此时肾功能的变化是可逆的，一旦休克逆转，血压恢复，肾血流量和肾功能即可恢复正常，尿量也随之恢复正常。故尿量变化是临床判断休克预后和疗效的重要指标。

休克后期，肾持续缺血引起肾小管上皮细胞坏死，发生器质性肾功能衰竭。临床表现为少尿、无尿，尿比重低而固定（常低于 1.015），尿钠含量大于 40 mmol/L，伴有氮质血症、高血钾和代谢性酸中毒。此时即使随着休克好转，恢复肾灌流，患者的肾功能也难以在短期内恢复正常。肾功能的这些改变，将导致严重的内环境紊乱，使休克进一步恶化，故许多休克患者，尤其是老年患者，常死于急性肾功能衰竭。

（三）心功能障碍

除心源性休克有原发性心功能障碍外，其他各型休克早期由于血液重新分布的代偿，能够维持冠脉血流量，心泵功能不受明显影响。随着休克不断发展，心肌缺血缺氧逐渐加重，进而受到酸中毒、高血钾、心肌抑制因子及内毒素等诸多因素的影响，导致心脏出现泵血功能障碍，甚至出现急性心力衰竭。休克持续时间越长，心力衰竭就越重。

（四）脑功能障碍

休克早期，通过血液重新分布和脑循环自身调节，可暂时维持脑的血液供应，一般没有明显的脑功能障碍。患者可因交感神经兴奋，表现为烦躁不安。休克进一步发展，当平均动脉压低于 50～60 mmHg 时，脑的血液循环障碍加重，脑组织缺血缺氧，患者神志淡漠、反应迟钝，甚至昏迷。严重者导致脑水肿和颅内高压，甚至形成脑疝。脑疝压迫延髓生命中枢，可迅速导致患者死亡。

（五）肝脏和胃肠道功能障碍

肝缺血、淤血及肝内微血栓的形成造成肝功能障碍，表现为血清中丙氨酸氨基转移酶、门冬氨酸氨基转移酶和胆红素增高，出现黄疸。胃肠道缺血、淤血和 DIC 形成，导致功能紊乱。肠壁水肿，黏膜糜烂，形成应激性溃疡甚至出血。

（六）多器官功能障碍综合征

多器官功能障碍综合征（multiple organ dysfunction syndrome，MODS）即在严重感染、创伤、休克及大手术等发生 24 h 后，原无器官功能障碍的机体同时或相继发生两个或两个以上器官功能障碍，必须依靠临床干预才能维持内环境稳定的临床综合征。多器官功能障碍综合征或多系统器官衰竭（multiple system organ failure，MSOF），是休克患者死亡的重要原因。医务人员必须早期发现、早期治疗，以提高存活率。

第四节　休克防治与临床护理联系

各种原因引起的休克，都存在着有效循环血量急剧减少，组织微循环灌注严重不足，造成组织缺氧、代谢紊乱和各系统器官的功能障碍。所以尽快去除休克病因，采取综合措施，改善器官的微循环灌流，防止细胞损伤，最大限度地保护各系统器官的功能，成为休克治疗的基本原则。

一、改善微循环与临床护理联系

1. 患者安置休克体位或使用抗休克裤

为保证患者心、脑的血液供应，应为患者安置休克体位（平卧位或中凹卧位）或使用抗休克裤，以利于呼吸和下肢静脉回流，增加有效循环血量。

2. 建立静脉输液通道

为快速提高组织灌流量，提升血压，应迅速建立 1～2 条静脉输液通道：一条选择较深的大静脉，供快速输液和中心静脉插管时用；另一条选择较表浅的静脉供给药用。在紧急情况下可加压输入，同时开放尿管。

3. 扩充血容量注意液量和速度

补液量一定要充分，但又不能过量。输液应当遵循"量需而入"的原则，即"需什么，补什么；需多少，补多少"，一般补液量应当大于失液量。补液速度最初要快，以后可以根据患者的血压、心率和尿量进行调整。血压升高大于 90/60 mmHg，心率减慢到 100 次/分以下时，可减慢输液速度。

4. 注意补液顺序

一般先输入扩容作用迅速的晶体液，再输入扩容作用持久的胶体液。休克时微循环很快进入浓缩和淤滞状态，血管痉挛或麻痹。所以在早期，如果单纯输血，会加重血液黏滞；单纯输生理盐水，可引起组织水肿或者肺水肿；最有效的液体是 5% 葡萄糖溶液。它和血浆等渗，可降低血液黏滞度，改善组织灌流，同时又增加能量供给。在补充一定量的晶体溶液以后，随即给予胶体液（低分子右旋糖酐或者新鲜血液）可提高胶体渗透压，有利于维持足够的有效循环血量，防止因过多补液导致肺水肿和脑水肿的发生。

5. 纠正代谢性酸中毒

休克时由于组织灌注量严重不足，缺血缺氧必然导致酸中毒。若酸中毒不纠正，不仅使微循环障碍加重和影响血管活性药物的疗效，同时也能通过 H^+ 和 Ca^{2+} 竞争作用，直接影响心肌收缩力，还可导致高钾血症，对机体危害甚大，临床上应根据酸中毒的程度及时补碱纠酸。

6. 血管活性药物的应用护理

血管活性药物包括扩血管药物和缩血管药物，这两类药物对改善微循环和增加组织灌注量具有重要作用。一定要避免血压骤升或骤降，所以给药时要由低浓度、慢速开始，随时调整浓度和滴速；加强心电监护，维持血压在 90/60 mmHg 左右；严防缩血管药液外渗致皮下坏死；血压回升平稳后，逐渐减量、减速，避免突然停药。

二、病情观察与临床护理联系

1. 神志

休克时因脑组织血液灌流量减少，脑细胞功能障碍，患者神志表现为烦躁、淡漠、谵妄或者昏迷。适当调整患者体位，将躯干和头部处于水平位，下肢抬高 20°～30°，有助于改善脑部灌流，促进脑功能恢复。患者清醒，表示休克好转。

2. 皮肤色泽和温度

休克时因交感神经兴奋、动脉收缩，体表灌流不足，而致四肢皮肤苍白、湿冷。当体温过低时，可给患者保暖，但不宜局部加温。温度突升至 40℃ 以上或骤降至 36℃ 以下，多提示病情严重；四肢温暖，皮肤干燥，表示休克好转。

3. 尿量

尿量是反映肾血流量的可靠指标。休克时尿量减少，应留置导尿管，记录每小时尿量，并送检尿比重。若尿量每小时少于 25 ml、比重增加，表示肾血液灌流不良。若尿量过多、比重降低，则应减慢输液速度，12～24 h 将液体出入量总结 1 次，积极配合医生治疗。

4. 呼吸

休克患者多伴有代谢性酸中毒，呼吸频率和节律会发生改变，应注意观察并采取一切措施保持呼吸道通畅。呼吸频率大于 30 次/分或小于 8 次/分，提示病情严重。若有呼吸困难，及时给予氧气吸入，必要时行气管插管或气管切开，防止发生休克肺。

目标检测

一、名词解释

1. 休克

2. 休克肺

3. 多器官功能障碍综合征

二、填空题

1. 各种休克发展过程中的共同环节是_____。

2. 根据休克的微循环变化特点可把休克分为_____、_____和_____三期。

3. 休克早期，微循环灌流处于_____、_____状态，休克进展期微循环灌流处于_____、_____状态，休克晚期微循环处于_____状态。

4. 休克患者的补液原则是_____。

三、单项单选题

1. 各型休克的共同特点是
   A. 血压下降
   B. 中心静脉压下降
   C. 脉压下降
   D. 尿量减少
   E. 微循环灌流不足

2. 休克早期的临床表现是
   A. 表情淡漠
   B. 发绀，四肢厥冷
   C. 血压下降，脉速
   D. 脉压小，尿量减少
   E. 抽血时血液黏稠易凝

3. 休克早期"自身输血"的代偿作用主要指
   A. 动静脉吻合支开放，回心血量增多
   B. 容量血管收缩，回心血量增加
   C. 脾脏血库收缩，释放储存血液
   D. 缺血缺氧，红细胞生成增多
   E. RAA 系统激活，肾小管对 Na^+、水重吸收加强

4. 休克早期微循环灌流的特点是
   A. 多灌少流，灌多于流
   B. 少灌少流，灌少于流
   C. 少灌多流，灌少于流
   D. 多灌多流，灌少于流
   E. 不灌不流，血流停滞

5. 休克进展期掌握补液量的原则是
   A. 无明显失血失液者不必补液
   B. 失多少，补多少
   C. 需多少，补多少
   D. 前一天丧失液体量加当天丢失量
   E. 宁多勿少

6. 休克时最早受损的器官是
   A. 心
   B. 脑
   C. 肺
   D. 肾
   E. 肝

7. 休克时细胞最早受损的部位是
   A. 细胞膜
   B. 线粒体
   C. 微粒体
   D. 高尔基体
   E. 溶酶体

8. 监测休克病情变化最简便有效的指标
   A. 生命体征
   B. 神志

C. 皮肤色泽与肢端温度   D. 中心静脉压

    E. 尿量

9. 休克患者补充血容量应首选

    A. 全血   B. 血浆

    C. 低分子右旋糖酐   D. 平衡盐溶液

    E. 5% 葡萄糖溶液

10. 休克患者微循环衰竭期的典型临床表现是

    A. 表情淡漠   B. 皮肤苍白

    C. 尿量减少   D. 血压降低

    E. 全身广泛出血

四、简答题

1. 什么是休克？各型休克的始动环节是什么？
2. 为什么休克缺血缺氧期又称休克代偿期？
3. 试用病理生理知识解释休克三期的临床表现。
4. 护士应从哪些方面配合医生改善休克患者微循环，提高组织灌流量？

五、案例分析题

    患者，男，40 岁，有多年胃溃疡病史。黑便 2 天。入院检查：神志淡漠，血压 60/40 mmHg，脉搏 130 次/分，脉搏细弱，皮肤湿冷。以往血常规检查在正常范围。给予止血治疗，输液和输血共 500 ml。病人 24 h 尿量共 50 ml。实验室检查：Hb 90g/L，pH 7.13，$PaCO_2$ 30 mmHg，HCO_3^- 16 mmol/L，红细胞压积 25%。

试分析：

1. 该患者属于哪种休克类型？处于休克哪一期？
2. 患者血压为什么会降低？患者尿量为什么会减少？
3. 该患者的主要治疗原则是什么？

（刘新华）

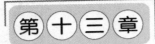

第十三章

呼吸系统疾病

学习目标

　　掌握：肺炎的概念、分类、病理变化及病理与临床护理联系；大叶性肺炎和小叶性肺炎的结局与并发症；慢性肺源性心脏病的病理与临床护理联系；呼吸衰竭的概念、病理生理与临床护理联系。

　　熟悉：慢性阻塞性肺疾病、慢性肺源性心脏病的病因、结局与并发症；肺炎的病因；呼吸衰竭的原因、机体的代谢和功能变化。

　　了解：慢性阻塞性肺疾病的概念、病理变化及病理与临床护理联系；慢性肺源性心脏病、肺炎、呼吸衰竭的发生机制。

　　引导案例　患者，男，学生，19岁。酗酒淋雨后，于当天夜间突然起病，寒颤、高热、呼吸困难、胸痛、咳嗽，咳铁锈色痰，其家属急送当地医院就诊。听诊，左肺下叶有大量湿性啰音；触诊语颤增强；血常规 WBC 18×10^9/L；X线检查，左肺下叶有大片致密阴影。入院经抗生素治疗，病情好转，各种症状逐渐消失；X线检查，左肺下叶的大片致密阴影面积缩小 2/3。患者于入院后第7天自感无症状出院。冬季征兵体检时，X线检查发现左肺下叶有约 3cm×2cm 大小的不规则阴影，周围边界不清，医生怀疑为"支气管肺癌"。在当地医院行左肺下叶切除术。切除标本送病理检查，肺部肿块肉眼观为红褐色肉样组织，镜下为纤维组织。

　　讨论题：

　　1. 你认为患者的初步诊断是什么？

　　2. 患者为什么咳铁锈色痰？

　　3. 左肺下叶为什么会出现大片致密阴影？

　　4. 怀疑左肺下叶的"支气管肺癌"在病理检查后确诊是什么病变？是如何形成的？

　　呼吸系统常见的疾病主要有慢性阻塞性肺病（慢性支气管炎、肺气肿、支气管哮喘和支气管扩张症）、肺炎（大叶性肺炎、小叶性肺炎、间质性肺炎）、慢性肺源性心脏病等。

第一节　慢性阻塞性肺疾病

慢性阻塞性肺病（chronic obstructive pulmonary disease，COPD）是一组以慢性肺实质及小气道受损，导致慢性气道阻塞、通气阻力增加、肺功能不全为共同特征的肺疾病的总称，主要包括慢性支气管炎、肺气肿、支气管哮喘和支气管扩张症等。

一、慢性支气管炎

慢性支气管炎（chronic bronchitis）指累及气管、支气管黏膜及其周围组织的慢性非特异性炎症。主要临床症状和诊断标准为：反复发作的咳嗽、咳痰或伴有喘息；症状每年至少持续3个月；连续2年以上。易在冬春季节发病，北方较南方多见，以中老年男性为主，有"老慢支"之称，病变进展可并发肺气肿、肺源性心脏病。

（一）病因

1. 感染因素

呼吸道反复病毒和细菌感染是引起本病发生、发展和加重的重要因素。能引起上呼吸道感染的病毒和细菌均可引起慢性支气管炎的发生与发作，以鼻病毒、腺病毒、流感嗜血杆菌和肺炎链球菌最多见。

2. 理化因素

吸烟、空气污染、寒冷潮湿的空气与本病的发生及病情加重有密切关系。吸烟者比不吸烟者的患病率高2～10倍，吸烟时间愈长，日吸烟量愈大，患病率愈高。吸烟可损伤呼吸道黏膜纤毛的自身净化功能，降低肺泡巨噬细胞的吞噬能力，导致黏膜腺体肥大、增生及小气道的炎症。

3. 过敏因素

花粉、粉尘、烟草、药物、食物等过敏可引起慢性支气管炎，特别是喘息型慢性支气管炎患者往往有过敏史。

4. 内在因素

机体抵抗力降低、过度劳累、慢性消耗性疾病、呼吸系统防御功能受损及神经内分泌功能失调等也与本病发生密切相关。

（二）病理变化

1. 呼吸道黏膜上皮的病变

黏膜上皮纤毛柱状上皮的纤毛发生粘连、倒伏、脱落甚至消失，使黏液－纤毛排送系统受损，上皮细胞发生变性、坏死、脱落。病变轻者，上皮可完全修复。由于病变反复发作可引起黏膜上皮杯状细胞增生，并发生鳞状上皮化生。

2. 腺体的病变

各种致病因素引起黏膜上皮杯状细胞增多，黏液腺泡增生、肥大，浆液腺泡黏液化，致使黏液分泌亢进，形成黏液栓，堵塞气道。晚期分泌亢进的腺细胞萎缩，甚至消失。

3. 支气管壁的变化

早期支气管壁充血水肿、淋巴细胞、浆细胞浸润。炎症反复发作，病变晚期管壁平滑肌、弹性纤维及软骨破坏，发生纤维化、钙化、甚至骨化。

（三）病理与临床护理联系

慢性支气管炎的主要临床症状为咳嗽、咳痰、喘息。支气管黏膜充血、水肿及分泌物增多均可引起咳嗽。炎症刺激支气管黏膜，使其分泌增强导致咳痰，痰液一般为白色黏液或浆液泡沫状，较黏稠而不易咳出。慢性支气管炎呈慢性过程，反复发作，有严重的并发症，影响患者的日常生活和工作，甚至失去劳动能力，精神上很痛苦。要鼓励和帮助患者解除痛苦，劝慰患者不要急躁，安心静养，避免情绪紧张和激动。

急性发作伴细菌感染时，痰为黄色脓性，且咳嗽加重，痰量增加。部分患者因支气管痉挛或黏液分泌物阻塞而伴喘息，听诊可闻及哮鸣音。痰多者应尽量鼓励患者咳出，如果痰液黏稠不易咳出，可遵医嘱给予超声雾化吸入，常可收到明显疗效。应指导并协助患者留取痰培养标本，并及时送检。

过敏因素引起支气管平滑肌痉挛，分泌物阻塞气道，表现为喘息。应嘱患者居室通风，阳光充足，空气清新，避免烟雾和粉尘的刺激，吸烟者应劝其戒烟。

病变发展到晚期，由于黏膜及腺体的萎缩，使分泌物减少，痰量少或无痰，出现干咳。支气管黏膜因炎性渗出及肿胀而增厚，管腔内黏液潴留及黏液栓形成，阻塞支气管腔，使末梢肺组织过度充气而并发肺气肿，进而发展成慢性肺源性心脏病。如有胸闷、憋气、发绀等缺氧症状时，可遵医嘱给予氧气吸入。应经常清理鼻腔内分泌物，以防堵塞导管而失去供氧作用。

（四）结局及并发症

早期慢性支气管炎，如能积极预防感冒，及时控制感染，保持呼吸道通畅，增强呼吸道防御能力，防止复发，大多数可以治愈。如治疗、护理不当，导致慢性支气管炎反复发作，常并发慢性阻塞性肺气肿、慢性肺源性心脏病、支气管扩张症、支气管肺炎。

二、肺气肿

肺气肿（pulmonary emphysema）是指由于气道阻塞和阻塞性通气障碍引起的末梢肺组织（呼吸性细支气管、肺泡管、肺泡囊和肺泡）过度充气和膨胀，并伴有肺泡间隔破坏，肺组织弹性减弱，容量增大的一种疾病状态。在临床上可分为急性肺气肿和慢性阻塞性肺气肿。急性肺气肿为一过性，慢性阻塞性肺气肿为不可复性，多见于50岁以上的老年人。肺气肿按病变部位、范围和性质不同又分为慢性阻塞性肺气肿、间质性肺气肿、老年性肺气肿、代偿性肺气肿等，其中以慢性阻塞性肺气肿最为常见，多见于慢性支气管炎患者。

（一）病因和发病机制

肺气肿与吸烟、空气污染、某些感染等因素有关，常为支气管和肺疾病最常见的并发症，其中尤以慢性支气管炎最常见。

1. 细支气管阻塞性通气障碍

慢性支气管炎时由于细支气管壁炎性肿胀、增厚、变硬，管腔内有炎性渗出物及黏液形成的黏液栓，使气道发生不完全阻塞，并产生"活瓣"作用。吸气时，胸廓扩张，细支气管亦稍扩张，空气可通过扩张的细支气管进入肺泡；呼气时细支气管腔内黏液栓阻塞，气体流出受阻，使肺内残气量增多，导致肺组织过度膨胀、肺泡扩张、间隔断裂、肺泡融合、肺大泡形成。

2. 细支气管壁和肺泡壁的结构损伤

细支气管壁的弹性纤维对维持细支气管的形态和管径大小起着重要的支撑作用。当受到炎症损害（如肺感染）和细支气管周围炎时，细支气管壁和肺泡壁破坏，降低了管壁的弹力和肺泡壁在呼气时的弹性回缩力，失去了对管壁的支撑作用，使管壁塌陷，引起阻塞性通气障碍，导致末梢肺组织过度充气，逐渐形成肺气肿。

3. α_1 - 抗胰蛋白酶水平降低

肺组织内渗出的中性粒细胞和单核细胞较多，二者释放大量弹性蛋白酶和氧自由基。弹性蛋白酶对支气管壁及肺泡间隔的弹力蛋白有破坏溶解作用。氧自由基可使 α_1 - 抗胰蛋白酶失活。α_1 - 抗胰蛋白酶能抑制蛋白酶、弹性蛋白酶、胶原酶等多种水解酶的活性。α_1 - 抗胰蛋白酶活性降低，弹性蛋白酶活性增高、肺弹力组织受损，在慢性阻塞性肺气肿的发生中起重要作用。

遗传性 α_1 - 抗胰蛋白酶缺乏的家族肺气肿的发病率比一般人高 15 倍，主要是全小叶型肺气肿。遗传性 α_1 - 抗胰蛋白酶缺乏是引起原发性肺气肿的主要原因，此型肺气肿常无慢性支气管炎病史，发病年龄轻，病变进展快。

4. 吸烟

吸烟可引起并促进肺气肿的形成。主要是由于烟草中的氧化剂抑制了 α_1 - 抗胰蛋白酶的活性。同时吸烟导致肺组织内中性粒细胞和单核细胞渗出增多，释放出过多的弹性蛋白酶，使肺组织结构破坏，弹性下降。

（二）病理变化

大体观察：双肺体积显著增大，边缘变钝，颜色苍白，肺表面可见肋骨压痕，肺组织柔软而缺乏弹性，切面可见扩大的肺泡囊腔（图 13 - 1）。组织学观察：肺泡明显扩张，肺泡孔扩大，肺泡间隔变窄断裂，扩张的肺泡融合形成较大的含气囊腔，尤其肺边缘部位更为明显，肺泡壁毛细血管受压且数量减少，肺小动脉内膜纤维性增厚，小气道可见慢性炎症（图 13 - 2）。

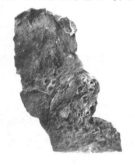

图 13 - 1　肺气肿
呼吸性细支气管呈囊状扩张

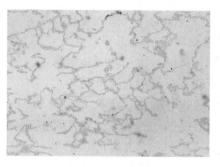

图 13 - 2　肺气肿
肺泡明显扩张，肺泡间隔变窄并断裂，相邻肺泡融合成较大囊腔

（三）类型

根据病变部位、范围和性质不同，可将肺气肿分为下列类型。

1. 阻塞性肺气肿

又称肺泡性肺气肿，病变发生于肺腺泡，依其发生部位和范围不同，可分为腺泡中央型肺气肿、全腺泡型肺气肿和腺泡周围型肺气肿。

（1）腺泡中央型肺气肿　位于肺腺泡中央的呼吸性细支气管呈囊状扩张，而肺泡管和肺泡囊无明显变化。多见于长期吸烟者。

（2）腺泡周围型肺气肿　也称为隔旁肺气肿，病变累及远侧端的肺泡管和肺泡囊导致肺泡管和肺泡囊扩张，而近端的呼吸细支气管基本正常。

（3）全腺泡型肺气肿　整个肺小叶包括呼吸性细支气管、肺泡管、肺泡囊和肺泡呈弥漫性扩张，形成小囊状。肺泡间隔破坏严重时，气肿囊腔融合形成直径超过 1 cm 的较大囊泡，称为囊泡性肺气肿。

2. 间质性肺气肿

是由于肺内压突然升高，引起肺泡壁或细支气管壁破裂，气体进入肺间质。气体出现在肺膜下、肺小叶间隔，也可沿血管和细支气管周围组织间隙扩散至肺门、纵隔形成串珠状气泡，甚至可在上胸部和颈部皮下形成皮下气肿。

3. 代偿性肺气肿

是指肺萎陷、肺叶切除、肺结核等，病灶周围残余肺组织的肺泡代偿性过度充气、膨胀形成代偿性肺气肿。

4. 老年性肺气肿

是由于老年人肺组织发生退行性改变，弹性回缩力减弱，使肺残气量逐渐增加，肺组织膨胀，形成肺气肿。

（四）并发症

1. 肺源性心脏病

主要由于肺气肿时破坏了肺泡间隔毛细血管床，使肺循环阻力增加，肺动脉压升高，导致肺源性心脏病。

2. 自发性气胸

是由于肺表面的肺大泡破裂后空气进入胸腔所致。

3. 呼吸衰竭

严重肺气肿时，由于呼吸功能损害，加上呼吸道感染，肺泡通气严重不足，通气/血流比值下降，最终引起呼吸衰竭。

（五）病理与临床护理联系

早期，轻度肺气肿临床上常无明显症状，随着病变加重，出现渐进性呼气性呼吸困难，胸闷、气短。合并呼吸道感染时，症状加重，并出现发绀、呼吸性酸中毒等阻塞性通气功能障碍和缺氧症状。肺功能降低，肺活量下降，残气量增加。急性加重期应卧床休息，以减少机体消耗，协助患者取舒适卧位，并及时更换体位，常取半卧位，借助重力作用使膈肌位置下降，胸腔容量扩大，从而使肺的通气功能得到改善。并协助患者翻身、拍背，指导患者深呼吸后有意识地咳嗽，以利排痰，使呼吸道通畅，改善呼吸困难。

病情重者出现肺气肿典型临床体征，患者胸廓前后径变大，呈桶状胸，叩诊呈过清音，心浊音界缩小，肋间隙增宽，膈肌下降，触觉语颤减弱，听诊呼吸音弱。肺气肿患者常呈浅而速的呼吸，呼吸效率低。让患者做深而慢的腹式呼吸，通过腹肌的主动收缩与舒张来加强膈肌运动幅度，可使呼吸阻力减低、肺泡通气量增加、呼吸效率提高、耗氧量减少，从而减轻呼吸困难。肺 X 线检查可见肺野透光度增强。

三、支气管扩张症

支气管扩张症（bronchiectasis）是指肺内支气管管腔持久性扩张伴管壁纤维性增厚的一种慢性化脓性疾病。临床上以长期咳嗽、咳大量脓痰、反复咯血为主要特征。

（一）病因及发病机制

1. 支气管感染

为支气管扩张症的最常见原因。慢性支气管炎、支气管肺炎、肺结核等可使支气管壁的弹力纤维、平滑肌乃至软骨等支撑组织或细支气管周围肺组织纤维化，牵拉管壁致使呼气时管壁不能完全回缩，咳嗽时支气管内压力增高，促成支气管持久性扩张。

2. 支气管阻塞

肿瘤、异物吸入或管外肿大的淋巴结压迫造成支气管腔阻塞，阻塞处以下的支气管压力不断增大，管腔被迫扩张。

3. 支气管先天性发育缺陷

支气管壁先天性发育障碍，弹力纤维及平滑肌、软骨等支撑组织薄弱，再继发感染，极易发生支气管扩张。

（二）病理变化

支气管扩张的病变可局限于一侧肺叶或肺段，也可累及两侧肺，左肺多于右肺，下叶多于上叶，下叶背部更为多见。常累及段支气管以下及直径大于 2 mm 的中、小支气管，有时可累及肺内各段支气管。大体观察：病变支气管可呈圆柱状或囊状扩张，若细、小支气管发生扩张时，管腔扩大成小囊，使肺呈蜂窝状（图 13－3）。扩张的支气管腔内可见黏液脓性渗出物或血性渗出物，若继发腐败菌感染可带恶臭，支气管黏膜可因萎缩而变平滑，或因增生肥厚而呈颗粒状。组织学观察：扩张的支气管壁呈慢性炎症改变并有不同程度的组织破坏。黏膜上皮可萎缩、脱落或增生、鳞状上皮化生，亦可有糜烂或溃疡形成，支气管壁平滑肌、弹力纤维及软骨萎缩变性，甚至完全消失，管壁被炎性肉芽组织所取代，并可见淋巴细胞、浆细胞、中性粒细胞浸润。

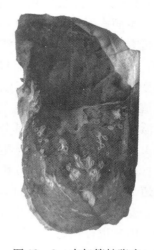

图 13－3 支气管扩张症
肺切面可见多数支气管显著扩张

（三）并发症

支气管扩张症常因并发化脓菌感染而引起肺炎、肺脓肿、肺坏疽、脓胸、脓气胸。

当肺组织发生广泛性纤维化，肺毛细血管床遭到严重破坏时，可导致肺动脉循环阻力增加，肺动脉高压，引起慢性肺源性心脏病。

（四）病理与临床护理联系

临床上典型症状为慢性咳嗽伴大量脓痰和反复咯血，咳嗽、咳脓痰主要是由慢性炎性渗出和黏液分泌增多并继发感染所致。如痰黏稠可在引流前行雾化吸入祛痰药或支气管扩张药，并在引流时用手轻叩患者背部，使附于支气管壁的痰栓脱落，促进引流效果。

反复咯血是由于血管壁遭受炎症破坏及咳嗽所致。指导患者将气管内存留的积血轻轻咯出，协助其采取患侧卧位，以防波及健侧。

反复继发感染可引起发热、盗汗、乏力、食欲不振、消瘦、贫血等全身中毒症状。病变严重者可发生胸闷、呼吸困难、发绀，部分患者可有杵状指（趾）。患者因慢性长期咳嗽和咳大量脓性痰，机体消耗大，应给营养丰富的饮食。

临床可借助支气管造影或高分辨率 CT 确诊。行支气管造影时，术前常规送痰行结核菌检查，以排除结核性支气管扩张。造影前行体位排痰，以免因积痰过多而影响造影效果。

四、支气管哮喘

支气管哮喘（bronchial asthma）简称哮喘，系由于各种内、外因素作用引发呼吸道过敏反应而导致的以支气管可逆性痉挛为特征的支气管慢性炎性疾病，也可视为慢性阻塞性支气管炎的一种特殊类型。临床上表现为反复发作性喘息、带有哮鸣音的呼气性呼吸困难、胸闷、咳嗽等症状，可自行缓解或在治疗后缓解。

（一）病因及发病机制

本病病因较复杂，发病机制尚未完全阐明，但大多认为支气管哮喘病因与多基因遗传有关，并与环境因素相互作用。环境因素中主要为某些激发因素，包括各种吸入物、多种病原体所致的感染、食物、药物、气候变化、妊娠等。目前对外因型具有 I 型变态反应的哮喘发生机制研究较多。多数学者认为哮喘主要与变态反应、气道炎症、气道高反应性及神经因素等相互作用有关。过敏原经呼吸道或其他途径进入机体后，可激活 T 淋巴细胞并使其分化为 TH_1、TH_2，两者都能分泌多种白细胞介素，TH_2 分泌的 IL-4 能促进 B 细胞产生 IgE，是过敏性炎症中的重要细胞介质；分泌的 IL-5 可以选择性促使嗜酸粒细胞分化，平滑肌细胞收缩、成纤维细胞增生和细胞外基质形成等。气道炎症被认为是哮喘的本质。多种因素相互作用构成复杂的网络，使气道反应性增高，受轻微刺激即可发生明显收缩。气道高反应性常有家族倾向，受遗传因素影响。神经因素也被视为支气管哮喘发病的主要环节，哮喘患者 β 肾上腺素受体常呈遗传性封闭或敏感性降低，迷走神经张力亢进均可导致支气管强烈收缩。一般根据在过敏原激发后哮喘发作时间不同，可分为速发性反应和迟发性反应。

（二）病理变化

大体观察：肺组织膨胀，柔软、疏松而有弹性，支气管腔内有黏稠的痰液及黏液栓，支气管壁增厚，黏膜肿胀充血，黏液栓阻塞处局部见灶状肺不张。组织学观察：

支气管黏膜上皮层中杯状细胞增多，黏液腺和管壁平滑肌增生和肥大，黏膜上皮基底膜增厚并发生玻璃样变，黏膜水肿，黏膜固有层、黏膜下层及肌层见嗜酸粒细胞、单核细胞、淋巴细胞及浆细胞浸润。

（三）病理与临床护理联系

支气管哮喘发作时，由于细支气管痉挛和黏液栓的阻塞，引起伴有哮鸣音的呼气性呼吸困难、胸闷、咳嗽等症状。上述症状可经治疗或自行缓解，反复发作或严重的哮喘可引起胸廓变形、肺气肿及肺源性心脏病，有时可并发自发性气胸。应注意观察病情，特别注意患者的呼吸状态及全身一般状况的变化。发病后必要时给予吸氧、解痉药物等处理。教育患者认清哮喘的发病原因及危害性，增强身体抵抗力，注意避免接触过敏原，积极控制哮喘病情的发生发展。

第二节　慢性肺源性心脏病

慢性肺源性心脏病（chronic cor pulmonale）是因慢性肺脏疾病、肺血管病变及胸廓病变引起肺循环阻力增加，肺动脉高压导致右心室肥大、扩张为主要特征的心脏病，简称肺心病。我国常见，北方地区更常见，一般在 40 岁以上发病，其发病率随年龄增长而升高。

一、病因及发病机制

1. 肺脏疾病

肺脏疾病是引起肺心病的主要因素，其中慢性支气管炎并发肺气肿是肺心病最常见的因素，其次是支气管哮喘、支气管扩张、肺结核病等。这些疾病引起肺通气和换气障碍，导致肺泡氧分压降低，由于缺氧引起肺小动脉痉挛、中膜肥厚，压力升高，肺循环阻力增加，导致肺动脉高压，造成右心室肥大、扩张。

2. 胸廓疾病

严重的脊柱弯曲、胸廓畸形、胸膜广泛粘连及类风湿性关节炎等，都可以引起限制性通气障碍，肺血管扭曲，肺循环阻力增加，导致肺动脉高压。

3. 肺血管疾病

较少见，原发性肺动脉高压、反复发生的多发性肺动脉栓塞、肺小动脉炎等可直接引起肺动脉高压，导致慢性肺源性心脏病。

二、病理变化

1. 肺脏病变

肺内除原有肺部疾病如慢性支气管炎、肺气肿、肺结核、尘肺等病变外，其主要病变是肺小动脉的改变。特别是肺腺泡内小血管的构型重建，包括无肌型细动脉肌化及肌型小动脉中膜增生、肥厚，内膜下出现纵行平滑肌束等。还可见肺小动脉炎，肺小动脉弹力纤维及胶原纤维增生，血管腔内血栓形成和机化以及肺泡间隔毛细血管数量减少等。

2. 心脏病变

大体观察：心脏体积增大，重量增加，右心室壁肥厚，心腔扩张，扩大的右心室占据心尖部，外观钝圆，肺动脉圆锥显著膨隆，肥厚的右心室内乳头肌、肉柱增粗，室上嵴增厚。通常以肺动脉瓣下 2cm 处右心室肌壁厚度超过 5 mm（正常约为 3～4 mm）为肺心病的病理诊断标准。组织学观察：可见右心室壁心肌细胞肥大，核增大、深染；也可见缺氧所致的心肌纤维萎缩，肌浆溶解，横纹消失，心肌间质水肿及胶原纤维增生等改变。

三、病理与临床护理联系

肺心病发展过程缓慢。代偿期主要为原有肺、胸廓疾病的症状和体征。可根据体力情况适当参加室内外活动，以不感到呼吸困难及心悸为宜。随着病变的发展出现右心衰竭的征象，表现为气促、呼吸困难、心悸、发绀、肝肿大、下肢浮肿等。并发急性呼吸道感染常可诱发呼吸衰竭。心肺功能失代偿期应绝对卧床休息，必要时协助患者取半卧位，以缓解胸闷憋气症状。

由于肺组织的严重损伤导致缺氧和二氧化碳潴留，严重者出现肺性脑病，患者出现头痛、烦躁、抽搐、嗜睡、甚至昏迷等精神障碍和神经系统症状。此外，还可并发酸碱失衡、电解质紊乱、心律失常、上消化道出血、DIC 及休克等。

第三节　肺　炎

肺炎（pneumonia）指肺的急性渗出性炎症，是呼吸系统的常见病、多发病。按病变部位及累及范围肺炎分为大叶性肺炎、小叶性肺炎、间质性肺炎。按病因将肺炎分为细菌性、病毒性、支原体性、真菌性、寄生虫性肺炎等。按炎症性质可分为浆液性肺炎、纤维素性肺炎、化脓性肺炎、出血性肺炎。

一、大叶性肺炎

大叶性肺炎（lobar pneumonia）主要是由肺炎链球菌引起，病变累及一个肺段乃至整个肺大叶，以肺泡内弥漫性纤维蛋白渗出为主的急性炎症。冬春季好发，多见于青壮年，临床表现起病急骤，伴寒战高热、咳嗽、胸痛、咳铁锈色痰、呼吸困难，并有肺实变体征及中性粒细胞增高，病程约为 7 天。

（一）病因及发病机制

本病 90% 以上由肺炎球菌引起，少数可由金黄色葡萄球菌、溶血性链球菌、肺炎杆菌和流感嗜血杆菌等引起。肺炎球菌可寄生在健康人的鼻咽部，但由于机体抵抗力强及呼吸道防御功能，正常可不发病。当受寒、感冒、疲劳、醉酒、麻醉、糖尿病等诱因使机体抵抗力降低和呼吸道防御功能减弱时，肺炎球菌可从上呼吸道向下蔓延进入肺泡，并可沿肺泡间孔或呼吸性细支气管向周围肺泡扩散引起整个大叶发生炎症反应。

（二）病理变化

大叶性肺炎是以肺泡为中心的大量纤维蛋白渗出为主的炎症。病变一般发生在单侧，多见于左肺下叶，其次是右肺下叶，也可波及两个以上肺叶。典型病变过程可分为四期。

1. 充血水肿期

在发病后的第 1～2 天。大体观察：病变肺叶肿大，重量增加，充血呈暗红色，切面可见粉红色泡沫样液体流出。组织学观察：可见病变肺叶肺泡壁毛细血管弥漫性扩张充血，肺泡腔内可见多量的浆液性渗出液，其内混有少量的红细胞、中性粒细胞和巨噬细胞，并含有大量细菌。在渗出液中可查出肺炎球菌，这期临床患者因毒血症而表现为寒战、高热、白细胞计数升高，胸部 X 线透视可见片状分布的模糊阴影。

2. 红色肝样变期

在发病后的第 3～4 天。大体观察：病变肺叶肿大，重量增加，肺叶充血呈暗红，质地变实如肝，切面粗颗粒状，故有红色肝样变之称（图 13－4）。病变处胸膜表面可有纤维素性渗出物。组织学观察：肺泡壁毛细血管显著扩张，充血更为显著，肺泡腔内有纤维蛋白连接成网状，网眼中有大量红细胞、其间夹杂少量中性粒细胞和巨噬细胞。在此期渗出液中仍可查出肺炎球菌。肺泡腔内的红细胞被巨噬细胞吞噬、崩解后形成含铁血黄素随痰液咳出，痰液呈铁锈色。临床上患侧呼吸运动减弱，触诊语颤增强，叩诊浊音，肺组织广泛实变，呼吸困难，可出现发绀等缺氧症状。病变波及胸膜时可出现胸痛，并随呼吸或咳嗽而加重，胸部 X 线可见大片致密阴影。

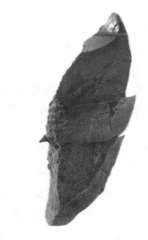

图 13－4　大叶性肺炎红色肝样变期
病变肺叶肿胀，暗红色，质实如肝

3. 灰色肝样变期

在发病后的第 5～6 天。大体观察：病变肺叶仍肿大，充血消退，颜色由红色渐变为灰白色，质实如肝，切面干燥呈颗粒状，故称灰色肝样变期（图 13－5）。组织学观察：肺泡腔内渗出的纤维蛋白增多，肺泡壁毛细血管受压，管腔狭窄或闭塞，病变肺组织呈贫血状态。肺泡腔内充满纤维蛋白网，纤维蛋白网中充有大量中性粒细胞及巨噬细胞，肺泡腔内很少见到红细胞（图 13－6）。渗出物中肺炎球菌被中性粒细胞吞噬，机体的特异性抗体形成，此期不易检出肺炎球菌。此期肺泡仍不能充气，但肺泡壁毛细血管受压，血流量显著减少，使静脉血氧含量不足反而减轻，缺氧症状得到改善。患者临床症状开始减轻，咳出的铁锈色痰逐渐转为黏液脓性痰，X 线检查所见与红色肝样变期基本相似。

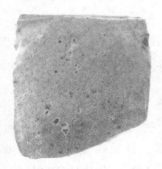

图 13 – 5　大叶性肺炎灰色肝样变期
病变肺叶肿大，灰白色，质硬，切面干燥，呈颗粒状

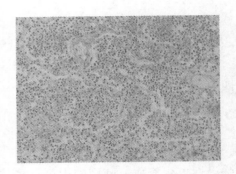

图 13 – 6　大叶性肺炎灰色肝样变期
肺泡腔内充满渗出的纤维素和中性粒细胞

4. 溶解消散期

在发病后一周左右进入此期。大体观察：病变肺叶逐渐恢复正常，肺内实变病灶消失，质地变软，切面颗粒状外观逐渐消失。组织学观察：肺泡腔内中性粒细胞变性坏死，释放出大量蛋白水解酶，将纤维蛋白溶解液化，由淋巴管吸收或被气管咳出。肺组织结构和功能逐渐恢复正常，临床症状、体征消失，胸部 X 线检查恢复正常。

上述是大叶性肺炎典型基本病理变化的一个连续过程，彼此并无绝对界限。由于抗生素的广泛应用，目前这种典型的四期基本病理变化已经少见，病程缩短，病变减轻。

（三）结局与并发症

由于大叶性肺炎的病变限于肺泡内，绝大多数患者经过及时治疗，肺泡壁的结构完全恢复正常而痊愈。只有少数病例，由于细菌毒力强，感染重，机体抵抗力低，又未及时治疗可出现以下并发症。

1. 肺肉质变

当渗出的中性粒细胞过少，释放的蛋白酶不足以溶解肺泡腔内渗出物中的纤维蛋白，渗出物中大量未能被溶解吸收的纤维蛋白被肉芽组织取代而机化。病变肺组织呈褐色肉样外观，也称机化性肺炎。

2. 胸膜肥厚和粘连

病变常累及局部胸膜伴发纤维素性胸膜炎（图13 -7），若胸膜及胸膜腔内的纤维素吸收不完全，发生机化，可致胸膜肥厚或粘连。

3. 肺脓肿、脓胸或脓气胸

多见于由金黄色葡萄球菌和肺炎球菌混合感染，当细菌毒力强大，机体抵抗力低时，易并发肺脓肿，破入胸腔，引起脓胸或脓气胸。

4. 败血症或脓毒败血症

感染严重时，细菌入血大量繁殖引起全身中毒症状。

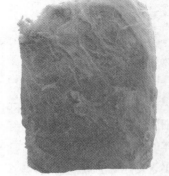

图 13 – 7　纤维素性胸膜炎
胸膜表面有大量纤维素渗出，呈绒毛状

5. 感染性休克

常见重症病例，是大叶性肺炎严重的并发症，表现为全身中毒症状和微循环衰竭，又称休克性或中毒性肺炎，临床较易见到，死亡率较高。

（四）病理与临床护理联系

疾病早期，患者因毒血症而出现高热、寒战，外周血白细胞计数增高。因肺泡腔内有浆液性渗出物，故听诊可闻及湿性啰音，X线检查肺纹理增粗。故应密切观察患者体温、脉搏、呼吸及血压变化，正确绘制体温单，以便准确掌握患者的发热规律和热型。

当肺组织发生实变时，临床上则出现叩诊呈浊音、触觉语颤增强及支气管呼吸音等典型实变体征。由于肺泡腔充满渗出物，使肺泡换气功能下降，出现发绀等缺氧症状及呼吸困难。以后渗出物中的红细胞被巨噬细胞吞噬、破坏，形成含铁血黄素混于痰中，使痰液呈铁锈色。此时应保持呼吸道通畅，鼓励患者深吸气后用力咳嗽，以利于排痰。

随着肺泡腔中红细胞被大量纤维素和中性粒细胞取代，痰液的铁锈色消失。并发纤维素性胸膜炎时可出现胸痛，听诊可闻及胸膜摩擦音。X线检查可见段性或大叶性分布的均匀密度增高阴影。纤维素性胸膜炎常出现吸气性胸痛，咳嗽时加重，应嘱患者肌肉放松和缓慢深呼吸以减轻疼痛，必要时酌情给予止痛剂。

随着病原菌被消灭，渗出物溶解、液化和清除，临床症状减轻，肺实变灶消失。X线表现为散在不均匀的片状阴影。若不出现并发症，本病的自然病程为2周左右，若早期应用抗生素可缩短病程。嘱患者完全痊愈后加强体育锻炼和耐寒训练，增强体质，提高抗病能力，避免受凉、淋雨、过度疲劳、上呼吸道感染等诱发因素。

二、小叶性肺炎

小叶性肺炎（lobular pneumonia）主要由多种细菌感染引起的肺组织的急性化脓性炎症，病变以细支气管为中心，并向周围或末梢肺组织扩展，最终波及一个肺小叶，又称支气管肺炎。本病以老年人、小儿及体弱久病卧床者多见。临床上常有发热、咳嗽、咳痰、呼吸困难等症状。冬春季多见。

1. 病因及发病机制

小叶性肺炎病因较为复杂，多由细菌感染引起，常见的致病菌有肺炎球菌、葡萄球菌、链球菌、嗜血流感杆菌、肺炎克雷伯杆菌、铜绿假单胞菌及大肠杆菌等。小叶性肺炎往往由两种或两种以上细菌混合感染。单纯的小叶性肺炎并不常见，当患传染病、营养不良、恶病质、昏迷、麻醉和手术后等状况下，由于机体抵抗力下降，呼吸系统防御功能受损，这些细菌就可能侵入通常无菌的细支气管及末梢肺组织生长繁殖，引起小叶性肺炎。因此，小叶性肺炎常是某些疾病的并发症，如麻疹后肺炎、手术后肺炎、吸入性肺炎、坠积性肺炎等。

2. 病理变化

小叶性肺炎的病变特征是以细支气管为中心的肺组织的急性化脓性炎症。大体观察：两肺表面和切面散在分布灰黄、质实病灶，以下叶和背侧多见，病灶大小不一，多在 0.5 ～ 1 cm 左右（相当于肺小叶范围），形状不规则，病灶中央常可见病变细支气管的横断面，挤压时可见脓性渗出物流出（图 13 - 8）。病变严重者，病灶可互相融合成片，甚至累及一个肺大叶，形成融合性支气管肺炎。一般不累及胸膜。组织学观察：发展阶段不同，病变的严重程度和表现不一致。病变早期细支气管黏膜充血水肿，表面附着黏液性渗出物。随着病变的发展，细支气管及周围肺泡腔内充满较多中性粒细胞、少量红细胞、脱落的肺泡上皮细胞和纤维蛋白。病灶周围肺组织充血水肿，可有浆液渗出，部分正常肺泡过度扩张呈代偿性肺气肿（图13 - 9）。严重时，病灶中中性粒细胞渗出增多，支气管和肺组织遭破坏，呈完全化脓性炎症改变。

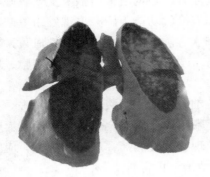

图 13 - 8　小叶性肺炎

肺切面散布大小不一、形状不规则的灰黄质实病灶，部分病灶中央可见细支气管横断面

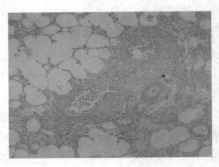

图 13 - 9　小叶性肺炎

中央为病变的细支气管，管腔内及其周围肺泡腔内充满以中性粒细胞为主的炎性渗出物，部分肺泡过度扩张呈代偿性肺气肿

3. 结局与并发症

小叶性肺炎如经及时有效的治疗，绝大多数患者可以治愈。小叶性肺炎并发症远较大叶性肺炎多见，尤其是婴幼儿，年老体弱者，特别是并发其他严重疾病时，预后较差。常见的并发症有肺脓肿、脓胸、脓毒败血症、支气管扩张症，严重时可并发呼吸衰竭、心力衰竭。

4. 病理与临床护理联系

支气管壁黏液分泌增多、炎性渗出使患者出现咳嗽、咳痰，痰液往往为黏液脓性或脓性。因病灶较小且分散，故除融合性支气管肺炎外，一般无肺实变体征。听诊可闻及湿性啰音，此乃病变区支气管及肺泡腔内含有炎性渗出物所致。X 线检查两肺散在不规则斑片状阴影。应注意观察痰液的颜色、性状、气味和痰量，及时留取痰液标本做涂片和细菌学检查。病变重者由于肺换气功能障碍，造成缺氧，引起患者呼吸困难及发绀。小叶性肺炎治疗不及时易导致继发性肺脓肿，使病情加重，在肺炎早期，应及时应用有效的抗生素控制感染。

三、间质性肺炎

间质性肺炎（interstitial pneumonia）指发生在肺间质的急性渗出性炎症。以支气管、细支气管、小叶间及肺泡壁等间质血管充血、水肿、淋巴细胞、单核细胞浸润为特征，肺泡腔内炎细胞渗出不明显。由于间质性肺炎的病理变化和临床症状与大叶性肺炎、小叶性肺炎均不同，故临床上称之为原发性非典型性肺炎。间质性肺炎又分为病毒性肺炎和支原体肺炎两种。

（一）病毒性肺炎

病毒性肺炎（viral pneumonia）多为上呼吸道病毒感染向下蔓延所致的肺部炎症。

1. 病因及发病机制

引起病毒性肺炎的主要病毒为流感病毒、副流感病毒、腺病毒、呼吸道合胞病毒、麻疹病毒、巨细胞病毒、鼻病毒等。常通过飞沫呼吸道传染，传播速度快。多发于冬春季节，一般为散发，偶可爆发流行。除流感病毒、副流感病毒外，其余病毒所致肺炎多见于儿童。

此类肺炎发病可由一种病毒感染，也可由多种病毒混合感染或继发于细菌感染。临床症状差别较大，除有发热和全身中毒状外，还表现为频繁咳嗽、气急和发绀等。

2. 病理变化

病毒性肺炎主要表现为间质性肺炎。大体观察：病变常不明显，肺组织因充血、水肿而体积略为增大。组织学观察：早期轻型患者表现为支气管壁、细支气管壁、小叶间隔、肺泡隔明显增宽，肺间质血管扩张、充血、水肿和淋巴细胞、单核细胞浸润。肺泡腔内一般无渗出物或仅有少量浆液（图13-10）。严重的病毒性肺炎，除间质性肺炎外，炎症进一步波及肺泡腔，肺泡腔内出现由浆液、纤维蛋白、巨噬细胞及少量红细胞组成的渗出物，甚至可发生坏死性支气管炎或坏死性支气管肺炎。由流感病毒、麻疹病毒和腺病毒引起的肺炎，其肺泡腔内渗出的浆液性渗出物常浓缩成薄层红染的膜状物贴附于肺泡内表面，即透明膜形成。麻疹病毒性肺炎，其支气管和肺泡上皮可增生，甚至形成多核巨细胞，在增生的上皮细胞和多核巨细胞内可见病毒包涵体。病毒包涵体呈圆形或椭圆形，约红细胞大小，其周围常有一清晰的透明晕。腺病毒和巨细胞病毒感染时，病毒包涵体出现于上皮细胞的核内并呈嗜碱性；呼吸道合胞病毒感染时，病毒包涵体出现于胞质内并呈嗜酸性；麻疹肺炎时则胞核和胞质内均可见到病毒包涵体。病毒包涵体是诊断病毒性肺炎的重要依据。病毒性肺炎若为麻疹病毒合并腺病毒感染，特别是又继发细菌感染时，病变更为严重，肺炎病灶可呈小叶性、节段性或大叶性分布，且支气管和肺组织可出现明显的坏死、出血或混杂有化脓性病变，从而掩盖了病毒性肺炎的病变特征。

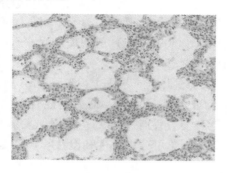

图 13-10 间质性肺炎

肺泡间隔明显增宽，间质水肿伴大量以单核细胞为主的炎性细胞浸润，肺泡腔内基本无渗出物

3. 病理与临床护理联系

病毒血症患者出现发热、头痛、全身酸痛、倦怠等症状，由于炎症刺激支气管壁，患者出现剧烈咳嗽，无痰。由于间质炎性渗出，患者出现明显缺氧、呼吸困难和发绀等症状。X 线检查肺部可见斑点状、片状或均匀的阴影。

（二）支原体肺炎

支原体肺炎（mycoplasmal pneumontia）是由肺炎支原体引起的一种急性间质性肺炎。

1. 病因及发病机制

寄生于人体的支原体有数十种，但仅有肺炎支原体对人体致病。儿童和青少年发病率较高，秋、冬季发病较多，主要经飞沫传播，常为散发性，偶尔流行。肺炎支原体生长在呼吸道纤毛上皮之间，一般不侵入肺实质，其致病性可能与患者对病原体或其代谢产物的过敏反应有关。

2. 病理变化

支原体肺炎主要病变是肺的急性间质性炎症。大体观察：病变常累及一叶肺组织，以下叶多见。病变呈节段性或局灶性分布，充血呈暗红色，病灶实变不明显，气管和支气管腔内可见黏液性渗出物。组织学观察：病变区内肺泡间隔增宽、充血、淋巴细胞和单核细胞浸润，肺泡腔内无渗出或仅有少量浆液及单核细胞渗出。小支气管和细支气管壁及其周围组织也常有淋巴细胞、单核细胞浸润。

3. 病理与临床护理联系

发病初患者常有发热、头痛、咽痛、胸痛、倦怠及淋巴结肿大等，因肺的急性间质性炎症，呼吸道症状为阵发性刺激性咳嗽，较顽固和剧烈，咳痰常不显著或咳少量黏痰等，同时，由于肺泡腔内渗出物很少，故肺部很少有实变体征和湿性啰音。X 线检查可见斑点、片状或均匀的模糊阴影。末梢血白细胞计数可轻度升高，淋巴细胞和单核细胞增多，痰、鼻分泌物及咽拭可培养出肺炎支原体。大多数支原体肺炎预后良好，自然病程约为 2 周，患者可完全痊愈。

第四节　呼吸衰竭

呼吸衰竭（respiratory failure）（简称呼衰）是指外呼吸功能严重障碍，以致在静息状态呼吸空气时，动脉血氧分压低于正常范围（PaO_2 低于 60 mmHg），伴有或不伴有二氧化碳分压增高（$PaCO_2$ 高于 50 mmHg）的病理过程。

呼吸衰竭可从不同的角度进行分型。

呼吸衰竭必定有 PaO_2 的明显降低，根据 $PaCO_2$ 是否升高，可将呼吸衰竭分为 Ⅰ 型呼吸衰竭（低氧血症型）和 Ⅱ 型呼吸衰竭（低氧血症合并高碳酸血症型）。根据发病机制的不同，可分为通气性和换气性呼吸衰竭；根据原发病变部位不同可分为中枢性和外周性呼吸衰竭；根据病程缓急可分为急性和慢性呼吸衰竭。

一、原因及发病机制

外呼吸包括通气和换气两个过程，肺通气是肺泡气与外界气体交换的过程，肺换气是肺泡气与血液之间的气体交换过程。当各种病因引起肺通气功能障碍、弥散障碍、肺泡通气与血流比例失调等，均可导致肺的通气或换气发生障碍，从而引起呼吸衰竭。

（一）肺通气功能障碍

1. 限制性通气不足

是指吸气时肺泡扩张受到限制引起的肺泡通气不足。

（1）呼吸肌活动障碍　能影响呼吸肌活动的因素有：①脑炎、脊髓炎、脑血管意外等引起的中枢神经系统的损害；②由过量镇静药、安眠药、麻醉药引起呼吸中枢抑制；③呼吸肌本身的病变如肌肉萎缩、重症肌无力、低钾血症等。以上原因均可导致呼吸肌收缩功能障碍，引起限制性通气不足。

（2）胸廓的顺应性降低　严重的肋骨骨折、胸廓畸形和胸膜纤维化等可限制胸廓的扩张，使胸廓的顺应性降低。

（3）肺的顺应性降低　肺结核病、矽肺引起肺纤维化或肺泡表面活性物质减少可降低肺的顺应性，使肺泡扩张的弹性阻力增大而导致限制性通气不足。

（4）胸腔积液和气胸　胸腔大量积液或张力性气胸压迫肺，严重的腹水、肝、脾肿大等使胸部扩张受限。

2. 阻塞性通气不足

由于气管阻塞或狭窄，使气道阻力增加引起通气不足，称为阻塞性通气不足。气道阻塞可分中央性与外周性两类。

（1）中央性气道阻塞　指气管分叉处以上的气道阻塞。阻塞若位于胸外，则吸气时气流经病灶引起的压力降低，可使气道内压明显小于大气压，从而使气道阻塞加重；呼气时则因气道内压大于大气压而使阻塞减轻，故患者表现为吸气性呼吸困难。阻塞如位于中央气道的胸内部位，吸气时由于胸内压降低使气道内压大于胸内压，可使阻塞减轻，呼气时由于胸内压升高而压迫气道，使气道阻塞加重，故患者表现为呼气性呼吸困难。

（2）外周性气道阻塞　指阻塞在口径小于 2 mm 的细支气管，小于 2 mm 的细支气管无软骨支撑，管壁薄，又与管周围的肺泡结构紧密相连，吸气时随着肺泡的扩张，细支气管受周围弹性组织牵拉，其口径变大和管道变长；呼气时则相反，小气道缩短变窄。慢性阻塞性肺疾病主要侵犯小气道，不仅可使管壁增厚或痉挛，而且管腔也可被分泌物堵塞，肺泡壁的损坏还可降低对细支气管的牵引力，因此小气道阻力增加，患者主要表现为呼气性呼吸困难。

肺通气障碍，使肺泡通气不足，影响氧的吸入和二氧化碳的排出，使肺泡内 PaO_2 降低，$PaCO_2$ 升高。因此这种类型的呼吸衰竭为 II 型呼吸衰竭。

（二）肺换气功能障碍

肺换气功能障碍包括弥散障碍、肺泡通气与血流比例失调以及解剖分流增加。

1. 弥散障碍

弥散障碍指肺泡气和肺泡壁毛细血管血液间气体交换障碍。

（1）肺泡膜面积减少　肺泡面积减少见于肺实变、肺不张、肺叶切除等。

（2）呼吸膜厚度增加　当肺淤血、水肿及肺纤维化、肺泡透明膜形成时，使气体弥散距离增宽、弥散速度减慢。

（3）血液与肺泡接触时间过短　见于体力负荷增加等使心输出量增加和肺血流加快时，血液和肺泡接触时间过短，气体交换不充分而发生低氧血症。

2. 肺泡通气与血流比例失调

正常成年人在静息状态下，肺泡通气量（VA）约为 4L/min，肺血流量（Q）约为 5L/min，两者的比例（VA/Q）约为 0.8。当部分肺泡的通气量和血流有一方面发生变化时，以致肺泡通气与血流比例失调，气体交换不能充分进行可导致呼吸衰竭。目前认为，肺泡通气量与肺泡血流量比例失调是呼吸系统疾病引起呼衰的最常见和最主要机制。

（1）部分肺泡通气不足/功能性分流　支气管哮喘、慢性支气管炎、阻塞性肺气肿、肺纤维化等均可引起病变部位肺泡通气不足。病变重的部位肺泡通气明显减少，使 VA/Q 显著降低，以致流经这部分肺泡的静脉血未经充分动脉化便掺入动脉血内，导致 PaO_2 降低。这种情况类似动 - 静脉短路故称功能性分流（又称静脉血掺杂）。由于肺泡可代偿排出二氧化碳，故二氧化碳分压可正常或稍低。此时可发生低氧血症，属于Ⅰ型呼吸衰竭。

（2）部分肺泡血流不足/死腔样通气　肺动脉栓塞、弥漫性血管内凝血、肺血管收缩等均可使部分肺泡血流减少，而肺泡通气量无变化，导致 VA/Q 比例增高。由于病变部位肺泡血流少而通气多，肺泡通气不能充分利用，称为死腔样通气。此时，一般仅为Ⅰ型呼吸衰竭，当死腔样通气量高达潮气量的 60% ~70% 时，导致Ⅱ型呼吸衰竭。

（3）解剖分流增加　生理情况下，肺内也存在解剖分流，即一部分静脉血经支气管静脉和极少的肺内动 - 静脉吻合支直接流入肺静脉。这些解剖分流的血流量约占心输出量的 2% ~3%。解剖分流的血液未经气体交换过程，故称为真性分流。支气管扩张、先天性肺动脉瘘、重症休克、烧伤等使肺内动静脉短路开放，病理性解剖分流增加，引起低氧血症（Ⅰ型呼吸衰竭），$PaCO_2$ 一般不增高。

在呼吸衰竭的发病机制中，单纯的通气不足，单纯的弥散障碍，单纯的肺内分流增加或单纯的死腔样通气的情况较少，往往是几个因素同时存在或相继发生作用。因此，在临床上对呼吸衰竭的发生应进行综合分析。

二、机体的代谢和功能变化

呼吸衰竭时，低氧血症和高碳酸血症是引起机体各系统功能和代谢改变的根本原因。

（一）酸碱失衡失调及电解质紊乱

呼吸衰竭时常并发严重的酸碱平衡紊乱。由于肺泡通气不足和严重 VA/Q 比例失调，CO_2 潴留引起呼吸性酸中毒。由于低氧血症，使酸性代谢产物增高，发生代谢性酸中毒，酸中毒可导致高钾血症。Ⅰ型呼吸衰竭时因缺氧引起肺过度通气，可发生呼吸性碱中毒，此时血钾浓度可降低。代谢性碱中毒多为医源性，见于纠酸过度。

（二）呼吸系统的变化

呼吸衰竭时伴有的低氧血症和高碳酸血症会影响呼吸功能。PaO_2 降低刺激颈动脉体与主动脉体化学感受器，兴奋呼吸中枢，使呼吸加深、加快；二氧化碳潴留，直接兴奋呼吸中枢，引起呼吸加深、加快，增加肺泡通气量。当严重的低氧血症（$PaO_2 <$ 30 mmHg）和高碳酸血症（$PaCO_2 > 80$ mmHg）可导致呼吸中枢抑制，表现为呼吸变浅变慢，节律紊乱，最终导致呼吸停止。

（三）循环系统的变化

轻度的 PaO_2 降低和 $PaCO_2$ 升高可兴奋心血管运动中枢，使心率加快、心肌收缩力增强，外周血管收缩，引起心输出量增加。但当严重的缺氧和二氧化碳分压升高，可直接抑制心血管中枢，抑制心脏活动，引起心律减慢，心肌收缩力降低，心排出量减少，血压下降。缺氧和二氧化碳潴留可使肺小动脉收缩导致肺动脉高压，增加右心负荷，引起右心衰竭。

（四）中枢神经系统的变化

中枢神经系统对缺氧最敏感，当 PaO_2 降至 60 mmHg 时，可出现智力和视力轻度减退。当 PaO_2 降至 40～50 mmHg 时会出现头痛、烦躁不安、定向与记忆障碍、嗜睡、昏迷等一系列神经精神症状。二氧化碳潴留发生迅速而严重时，也能引起严重的中枢神经系统功能障碍。当 $PaCO_2$ 超过 80 mmHg 时，患者可出现头痛、头晕、烦躁不安、精神错乱等表现，称为 CO_2 麻醉。由呼吸衰竭引起的中枢神经功能障碍称为肺性脑病。Ⅱ型呼吸衰竭患者肺性脑病的发病机制为：①酸中毒和缺氧使脑血管扩张以及损伤血管内皮使其通气性增高，导致脑间质水肿；②酸中毒和缺氧可引起神经细胞和组织的损伤，使神经细胞功能受到抑制。

（五）肾功能变化

呼吸衰竭时由于缺氧和二氧化碳潴留，通过交感神经引起肾血管收缩，使肾血流量减少，肾小球滤过率降低，轻者尿中出现蛋白、红细胞、白细胞及管型。严重者可发生急性肾功能衰竭，出现少尿、氮质血症和代谢性酸中毒等变化。

三、病理生理与临床护理联系

1. 积极治疗原发疾病，控制感染

呼吸道感染是呼吸衰竭的诱发因素，控制感染是治疗呼吸衰竭的重要措施，应针对感染菌种选择抗生素，及时做痰培养、血培养或痰涂片检查，以明确菌类或菌种。

2. 保持呼吸道通畅，改善通气

清除呼吸道内容物或分泌物，解除支气管痉挛，抗炎治疗消除呼吸道的水肿和减少分泌物产生。必要时使用呼吸中枢兴奋剂或气管插管及机械辅助通气。

3. 纠正缺氧

纠正缺氧，提高动脉血氧分压是十分必要的。氧疗原则是Ⅰ型呼衰按需给氧，氧浓度一般不超过 50%，面罩或呼吸机给氧，使 PaO_2 达到 60 mmHg 以上，但应注意长时间高浓度吸氧可能会发生氧中毒。Ⅱ型呼衰持续低流量给氧，氧浓度控制在 30% 左右，防止高浓度吸氧使 PaO_2 迅速提高，解除缺氧对呼吸中枢的兴奋作用而抑制自主呼吸。在氧疗的同时注意改善通气功能，保持气道通畅，注意不可随意中断给氧。同时应密切观察病情及血气分析的变化，并注意观察患者神志、呼吸频率及幅度的变化，

若神志由清醒转为意识不清、呼吸变浅变慢，表明病情恶化，若 $PaCO_2$ 继续上升，应积极采取措施，增加通气量。

目标检测

一、名词解释

1. 肺肉质变
2. 慢性肺源性心脏病
3. 呼吸衰竭

二、填空题

1. 大叶性肺炎病理变化分为_____、_____、_____、_____四期。
2. 小叶性肺炎的并发症有_____、_____、_____、_____、_____。
3. 呼吸衰竭时换气功能障碍常见于_____、_____。
4. 根据病理学变化，大叶性肺炎为_____炎症，小叶性肺炎为_____炎症。
5. 根据炎症累及的范围不同将肺炎分为_____、_____、_____。
6. 慢性支气管炎主要临床症状_____、_____。
7. 肺气肿的类型分为_____、_____、_____、_____。

三、单项选择题

1. 下列哪项不符合小叶性肺炎
   A. 多由致病力弱的肺炎球菌引起
   B. 好发于老人、儿童、久病卧床者
   C. 病灶可互相融合
   D. 常作为其他疾病的并发症出现
   E. 以细支气管为中心的纤维素性炎症
2. 大叶性肺炎的病变性质是
   A. 纤维素性炎　　　　　　　　B. 变态反应性炎
   C. 化脓性炎　　　　　　　　　D. 浆液性炎
   E. 出血性炎
3. 肺源性心脏病最常见的原因是
   A. 支气管哮喘　　　　　　　　B. 支气管扩张
   C. 慢性支气管炎　　　　　　　D. 肺结核病
   E. 矽肺
4. 小叶性肺炎的病变范围
   A. 以呼吸性细支气管为中心　　B. 以终末细支管为中心
   C. 以细支气管为中心　　　　　D. 以支气管为中心
   E. 以肺泡管为中心

5. 引起肺气肿常见的原因是
    A. 吸烟
    B. 空气污染
    C. 小气道感染
    D. 慢性支气管炎
    E. 硅肺

6. 大叶性肺炎灰色肝样变期肺泡腔内主要成分是
    A. 纤维蛋白和中性粒细胞
    B. 纤维蛋白和红细胞
    C. 浆液和红细胞
    D. 中性粒细胞
    E. 巨噬细胞

7. 肺心病发病的主要环节是
    A. 慢性支气管炎
    B. 慢性阻塞性肺气肿
    C. 肺纤维化
    D. 肺血管床减少
    E. 肺循环阻力增加和肺动脉高压

8. 小叶性肺炎不同于大叶性肺炎在病理学上最根本的区别是
    A. 发病年龄不同
    B. 炎症性质不同
    C. 病灶大小不同
    D. 预后不同
    E. 病原体不同

9. 大叶性肺炎肺肉质变是因为
    A. 中性粒细胞渗出过多
    B. 中性粒细胞渗出过少
    C. 纤维素渗出过多
    D. 红细胞渗出过多
    E. 红细胞渗出过少

10. 大叶性肺炎的病变特点，下列哪项除外
    A. 病变中可有大量细菌
    B. 较多的红细胞漏出
    C. 大量纤维素渗出
    D. 常有肉质变
    E. 大量中性白细胞渗出

11. 小叶性肺炎的病变性质多为
    A. 出血性纤维素性炎症
    B. 卡他性炎症
    C. 增生性炎症
    D. 化脓性炎症
    E. 变质性炎症

12. 呼吸衰竭缺氧时反应最敏感的器官是
    A. 心脏
    B. 大脑
    C. 肺
    D. 肾
    E. 脾

四、简答题

1. 试述大叶性肺炎的病理变化及临床护理联系。
2. 试述大叶性肺炎与小叶性肺炎的区别。
3. 简述慢性支气管炎的病理变化及病理与临床护理联系。
4. 简述肺气肿的病理变化及类型。
5. 肺源性心脏病的病理变化及病理与临床护理联系是什么？

6. 试述呼吸衰竭的病理生理与临床护理联系。

五、案例分析

患儿，男，4岁。因咳嗽、咳痰、气喘9天，加重3天入院。体格检查：T 39.4℃，P 170次/分，R 32次/分。患者呼吸急促、面色苍白，口周围青紫，鼻翼扇动。两肺背侧下部可闻及湿性啰音。心率170次/分，心音钝，心律齐。实验室检查：血常规：白细胞26×10⁹/L。X线胸片显示：左右肺下叶可见灶状阴影。临床诊断为：小叶性肺炎、心力衰竭。入院后用抗生素及对症治疗，但病情仍逐渐加重，治疗无效死亡。

尸体解剖发现：左、右肺下叶背侧发生实变，切面可见粟粒大散在灰黄色的病灶。有几处病灶融合成蚕豆大，边界不整齐，略突出于表面。镜下病变呈灶状分布，病灶中可见细支气管管壁充血并有中性粒细胞浸润，管腔中充满大量中性粒细胞及脱落的上皮细胞。病灶周围的肺泡腔内可见浆液和炎细胞，病灶周围肺组织发生了代偿性肺气肿。

临床诊断：小叶性肺炎。

讨论题：

1. 你是否同意临床诊断？根据是什么？该患儿死亡的原因是什么？

2. 本病的病理变化及其并发症有哪些？

（王立伟）

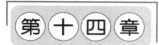

心血管系统疾病

学习目标

掌握：原发性高血压、动脉粥样硬化、风湿病的基本病变及病理与临床护理联系；冠心病的定义及类型；心肌梗死常见并发症。

熟悉：原发性高血压、动脉粥样硬化、风湿病的病因及发病机制；心力衰竭分类、心力衰竭时机体的代偿功能、心力衰竭的发生机制。

了解：心瓣膜病、感染性心内膜炎的病因、发病机制、病理变化及病理与临床护理联系。

引导案例　患者，男，59 岁，工人。10 年前开始感到头昏头痛，当时测量血压为 200/100 mmHg。经过休息、治疗后情况好转。5 年前出现心悸等症状，虽经治疗，效果不佳。近 1 年来出现劳动后呼吸困难、不能平卧，咳嗽及咳泡沫痰，双下肢水肿，颈静脉扩张。近 4 个月来感下肢发凉、麻木。近几天右脚疼痛难忍，不能活动，皮肤逐渐变黑、感觉消失。入院行截肢手术。术后心力衰竭，抢救无效死亡。

尸检摘要：心脏的体积增大。左心室壁厚 1.4 cm，乳头肌及肉柱增粗。四个心腔均扩张，尤以左心室和左心房扩张显著。光镜下可见左心室肌纤维增粗、变长、细胞核拉长、染色深。

主动脉、左冠状动脉、脑基底动脉环、右下肢胫前动脉内膜面均可见散在的灰黄色或灰白色斑块隆起。右胫前动脉管腔内有一灰黄色圆柱状物堵塞，与管壁粘连紧密。

双肺体积增大，棕褐色，质较硬韧。光镜下可见部分肺组织实变，肺泡壁毛细血管扩张充血。肺泡腔内有淡红色液体和吞噬含铁血黄素的巨噬细胞。肺泡隔和肺间质内有纤维组织增生伴含铁血黄素沉着。

肝脏肿大，切面红、黄相间，状似槟榔。光镜下可见肝小叶中央静脉及周围肝窦扩张充血、出血。肝小叶周边部肝细胞胞浆内出现圆形空泡。

肾脏体积肿大，色淡红。光镜下可见近曲小管增大管腔狭窄而不规则，上皮细胞体积增大，胞浆丰富淡染，核居中央。

右足背皮肤干燥、皱缩、发黑、与健康皮肤分界清。

讨论题：

1. 结合上述病史及尸检发现说明死者脏器发生了什么病变？

2. 死者生前患哪些疾病？死亡原因是什么？

3. 患者出现临床症状的病理基础是什么？

第一节　原发性高血压

高血压（hypertension）是一种病因未明的，以体循环动脉血压持续升高为主要临床表现的一种独立性全身性疾病，成人高血压的标准为收缩压≥140 mmHg 和（或）舒张压≥90 mmHg，高血压可分为原发性高血压（约占90%～95%）（又称高血压病）和继发性高血压（5%～10%）（又称症状性高血压）。

原发性高血压是我国最常见的心血管疾病，本病多见于中、老年人，无明显性别差异，是以细小动脉硬化为基本病理变化的全身性疾病。多数病程漫长，晚期常引起心、脑、肾及眼底病变，严重者因心、脑、肾病变而致死。

一、病因及发病机制

高血压病的病因及发病机制复杂，尚未完全阐明，目前认为本病的发生与下列因素有关。

（一）发病因素

1. 遗传因素

高血压病常有明显的家族聚集倾向，约75%的高血压病患者具有遗传素质。近年来研究结果表明，高血压患者或高血压倾向者，常有与血压调节有关的基因或遗传标记物异常。如肾素－血管紧张素系统编码基因的多态性和点突变。

2. 饮食因素

有研究显示，日均摄盐量高的人群比日均摄盐量低的人群的高血压患病率明显升高。WHO 建议每人每日摄盐量应控制在 5 g 以下。但并非所有人都对钠敏感。

3. 职业和社会心理因素

据调查表明，精神长期或反复处于紧张状态的职业，比其他职业的高血压患病率高。过度惊吓、焦虑、抑郁等应激性生活事件，可改变体内激素平衡，从而影响所有代谢过程，导致血压升高。

4. 神经内分泌因素

一般认为，细动脉的交感神经纤维兴奋性增强是高血压病发病的主要神经因素。交感神经节后纤维有两类：缩血管纤维和舒血管纤维，这两种纤维功能失衡，若缩血管纤维强于舒血管纤维时，可引起血压升高。

5. 其他因素

肥胖、吸烟、年龄增长和缺乏体力活动等均可促使血压升高。

（二）发病机制

原发性高血压的发生机制尚未完全清楚，提出许多学说，把各种学说结合起来，可能更好的阐明原发性高血压的发生机制。

1. 钠、水潴留

摄盐过多、血管紧张素系统基因缺陷，使肾素 – 血管紧张素 – 醛固酮系统活性增强，引起钠、水潴留，可使细胞外液增加，致心排出量增加，引起小动脉壁含水量增多，外周阻力增加，血压升高；由于血管壁平滑肌内 Na^+、Ca^{2+} 浓度增高，使动脉壁平滑肌收缩性增强，引起血压升高。

2. 功能性血管收缩

（1）长期精神不良刺激，导致大脑皮质兴奋和抑制失调，皮层下血管收缩中枢冲动占优势，通过交感神经收缩血管节后纤维分泌去甲肾上腺素，作用于细小动脉平滑肌 α 受体，引起细小动脉收缩，致血压升高。

（2）交感神经兴奋导致肾缺血，刺激球旁细胞分泌肾素。肾素使血管紧张素原转变为血管紧张素 Ⅰ；在血管紧张素活化酶（ACE）的作用下，形成血管紧张素 Ⅱ。血管紧张素 Ⅱ可引起细小动脉强烈收缩，引起血压升高。交感神经兴奋，使醛固酮分泌增加，引起钠水潴留，可使血压升高。

3. 外周血管结构异常
血管反应性升高和血管痉挛，导致血管平滑肌细胞增生、肥大，使管壁增厚、管腔缩小、外周血管阻力增加，血压升高。

二、类型与病理变化

原发性高血压可分为缓进型高血压病和急进型高血压病。

（一）缓进型高血压

缓进型高血压又称良性高血压，约占原发性高血压的 95%，病程长，病情发展缓慢，可达十年或数十年。按病变发展过程分为三期。

1. 功能紊乱期

此期为高血压的早期阶段，主要表现为全身细、小动脉间歇性痉挛，致血压升高，此期无血管和器官的器质性病变，痉挛缓解后血压可恢复正常。临床表现为血压波动性升高，可伴有头晕、头痛，经休息、用药后血压可以恢复正常。

2. 动脉血管病变期

此期主要影响细动脉和小动脉，主要表现为细动脉玻璃样变和肌型小动脉硬化（图 14 – 1）。因为细动脉反复痉挛，内皮细胞受损，内皮细胞间隙扩大，血浆蛋白渗入内皮下，形成均质的红染无结构的玻璃样物质，动脉管壁逐渐增厚、变硬，形成细动脉硬化。由于持续血压升高，使小动脉内膜胶原纤维和弹性纤维增生，中膜平滑肌细胞增生，使管壁增厚，管腔狭窄。此期血压进一步升高，并持续在较高水平，常需降压药才能降低血压。

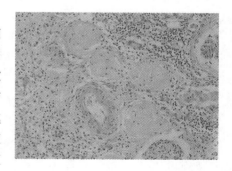

图 14 – 1　肾小球入球小动脉玻璃样变

3. 内脏器官病变期

此期血压持续升高，主要表现为内脏器官受累，以心、肾、脑、视网膜的改变最为重要。

（1）心脏的病变　主要为左心室肥大。因血压持续升高，左心室压力负荷增加发生代偿性肥大。心脏肥大，重量增加可达400 g以上，左心室壁增厚，可达1.5~2.0 cm。左心室乳头肌和肉柱增粗，变圆，但左心室不扩张和相对缩小，称向心性肥大（图14-2）。镜下观，心肌细胞变粗，变长，细胞核肥大，圆形或椭圆形，核深染。左心室负荷进一步增大，心收缩力减弱，心排出量减少，

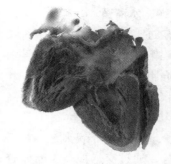

图14-2　原发性高血压左心室向心性肥大
左心室壁增厚，乳头肌显著增粗，心腔相对较小

心脏逐渐失代偿而导致左心室扩张称为离心性肥大，严重时可发生左心衰竭。上述心脏发生的改变，称为高血压性心脏病。

（2）肾脏的病变　入球小动脉的玻璃样变性和肌型小动脉的硬化。大体观察：双侧肾脏体积缩小，重量减轻，质地变硬，表面呈均匀弥漫的细颗粒，切面肾皮质变薄，皮髓质界限模糊，肾盂和肾周围脂肪组织增多，称为原发性颗粒性固缩肾。组织学观察：肾动脉硬化明显，入球小动脉和肾小球玻璃样变，相应的肾小球萎缩、消失。患者可有轻至中度蛋白尿、管型尿。病变严重时，肾功能逐渐下降，可有多尿、夜尿、低比重尿；血中非蛋白氮、肌酐、尿素氮升高，甚至出现尿毒症。

（3）脑的病变　①高血压脑病：由于脑细小动脉硬化和痉挛，局部组织缺血，毛细血管通透性升高，引起急性脑水肿和颅内高压，临床表现为血压显著升高，剧烈头痛、呕吐、抽搐，甚至昏迷。②脑软化：由于脑的细小动脉硬化和痉挛，供血区脑组织缺血而发生多数小坏死灶，光镜下脑组织缺血性梗死灶组织液化坏死，形成质地疏松的筛网状病灶。③脑出

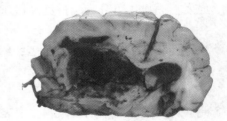

图14-3　高血压脑出血

血：是高血压最严重、最致命的并发症。多为大出血，常发生在基底节、内囊，其次为大脑白质、脑桥和小脑。脑出血多见于基底节区域（尤以豆状核区最为常见），因为供应该区域的豆纹动脉从大脑中动脉呈直角分出，直接承受压力较高的血流冲击，易使已有病变的豆纹动脉破裂出血。出血区的脑组织被破坏形成囊腔状，其内充满坏死的脑组织和凝血块。出血范围大时，可破入侧脑室（图14-3）。脑出血的原因是由于脑血管的细、小动脉硬化使血管壁变脆，当血压突然升高时引起破裂性出血，亦可由于血管壁弹性下降，局部膨出形成小动脉瘤和微小动脉瘤，当血压突然升高时，致小动脉瘤和微小动脉瘤破裂出血。

（4）视网膜的病变　视网膜中央动脉发生细动脉硬化，眼底检查见血管迂曲，反光增强，动静脉交叉处出现压痕，严重时有视乳头水肿、出血，患者视力减退。

（二）急进型高血压

又称恶性高血压，较少见，多见于青壮年。可由缓进型高血压恶化而来，或起病即为急进型高血压，临床上起病急，进展快，血压升高明显，常超过230/130 mmHg，

急进型高血压特征性病变表现为细动脉纤维素样坏死和坏死性细动脉炎。病变主要累及肾和脑，常致使肾、脑发生缺血性坏死和出血等。患者大多在 1 年内迅速发展为尿毒症，死于肾衰竭，也可因脑出血、心力衰竭引起死亡。

三、病理与临床护理联系

早期高血压患者应注意不要过度疲劳，坚持适当的锻炼。晚期血压持续增高，伴有心、肾、脑病变时应卧床休息。合理膳食，坚持低盐饮食。

出现剧烈头痛伴恶心、呕吐、大汗、视力模糊、面色及神志改变、肢体运动障碍等症状，常系血压突然升高，导致高血压脑病，应立即让患者卧床休息。高血压引起左心衰竭，出现呼吸困难、发绀时，应立即采用舒适的体位，及时给予氧气。

第二节　动脉粥样硬化

动脉粥样硬化（atherosclerosis，AS）是一种与脂质代谢障碍及血管壁成分改变有关的动脉疾病。常累及大、中动脉，病变特征是动脉内膜的脂质沉积、内膜灶状纤维化、粥样斑块形成，使动脉管壁变硬、管腔狭窄。动脉粥样硬化与动脉硬化所涵盖的内容不同，动脉硬化是指一组以动脉壁增厚、变硬和弹性减退为特征的动脉硬化性疾病，包括三种类型：①动脉粥样硬化；②动脉中层钙化；③细动脉硬化症。

近年来，随着社会经济水平不断提高，动脉粥样硬化的发病率在我国有明显增加的趋势，本病多见于中老年人，以 40～49 岁人群发展最快。

一、病因及发病机制

动脉粥样硬化的确切病因尚不十分清楚，目前认为下列因素是危险因素。

（一）危险因素

1. 高脂血症

高脂血症是动脉粥样硬化的重要危险因素。是指血浆总胆固醇（TC）和三酰甘油（TG）的异常增高。流行病学调查表明，大多数动脉粥样硬化患者血中胆固醇水平比正常人高，而动脉粥样硬化的严重程度随血浆胆固醇水平的升高呈线性加重，特别是指血浆低密度脂蛋白（LDL）、极低密度脂蛋白（VLDL）水平的持续升高和高密度脂蛋白（HDL）水平的降低与动脉粥样硬化的发病率呈正相关。目前认为，氧化 LDL（ox－LDL）是最重要的致粥样硬化因子，是损伤内皮细胞和平滑肌细胞的主要因子。ox－LDL 不能被正常的 LDL 受体识别，而被巨噬细胞的清道夫受体识别而快速摄取，促进巨噬细胞形成泡沫细胞。高密度脂蛋白（HDL）可通过胆固醇逆向转运机制清除动脉壁的胆固醇，将其转运至肝代谢并排除体外，HDL 有抗氧化作用，阻止 LDL 氧化，并可通过竞争性抑制阻抑 LDL 与内皮细胞受体结合而减少其摄取。因此 HDL 有抗动脉粥样硬化作用。

2. 高血压

高血压患者与同龄、同性别的无高血压者相比，动脉粥样硬化发病早，病变较重。

有研究证明，高血压时血流对血管壁的冲击力较高，引起内皮损伤、功能障碍，使内膜对脂质的通透性增加，从而造成脂蛋白渗入内膜增多、血小板和单核细胞黏附、中膜平滑肌细胞迁入内膜等变化，促进动脉粥样硬化发生和发展。

3. 吸烟

大量吸烟可使血液中 LDL 易于氧化，并导致血内一氧化碳浓度增高，从而造成血管内皮缺氧性损伤。烟雾内含有一种糖蛋白，可激活凝血因子Ⅻ及某些致突变物质，后者可引起血管壁平滑肌细胞增生。吸烟可以增强血小板聚集功能、升高血中儿茶酚胺浓度及降低 HDL 水平。这些都有助于动脉粥样硬化发生。

4. 糖尿病及高胰岛素血症

糖尿病患者的血液 HDL 水平较低，高血糖可致 LDL 氧化，有利于 LDL 促进血中单核细胞迁入内膜而转为泡沫细胞。高胰岛素血症可促使动脉壁平滑肌细胞增生，导致冠心病发病率和死亡率升高。

5. 遗传

冠心病有明显的家族聚集倾向，提示遗传因素是动脉粥样硬化的危险因素之一。家族性高胆固醇血症患者是由于 LDL 受体基因突变以致其功能缺陷，导致血浆 LDL 水平极度增高。

6. 其他因素

动脉粥样硬化的发生还与年龄的增长、性别、肥胖、病毒感染等因素有关。

(二) 发病机制

动脉粥样硬化发生机制复杂，学说颇多，现归纳如下。

1. 脂质渗入学说

该学说认为动脉粥样硬化的发生是血浆中含量高的脂质沉积在动脉内膜并刺激结缔组织增生的结果。高脂血症引起内皮细胞损伤和内皮细胞通透性增加，使血液中的脂质易于沉积在内膜，引起巨噬细胞的清除反应和中膜平滑肌细胞的增生形成粥样斑块。

2. 损伤应答学说

高胆固醇血症、吸烟、病毒等各种原因引起血管内皮细胞损伤和功能障碍。引起血液中的脂质易于沉积在内膜，血管壁上单核细胞核和血小板黏附增加，产生多种生长因子，促进进展期斑块中平滑肌细胞的增生及分泌基质。

3. 单核－吞噬细胞的作用

单核细胞黏附于损伤内皮表面，继而进入内皮下转为巨噬细胞，其表面的特异性受体（LDL 受体和清道夫受体）可与氧化变性 LDL 结合，使之摄入大量的胆固醇，成为巨噬细胞源性泡沫细胞。被激活的巨噬细胞可以释放多种生长因子和细胞因子，促进中膜平滑肌细胞的迁移和增生。

4. 平滑肌细胞增殖的作用

中膜平滑肌细胞增生、游走进入内膜，是参与动脉粥样硬化进展期病变形成的主要环节。动脉中膜平滑肌细胞经内弹力膜窗孔迁入内膜，并发生增生、转化、分泌细胞因子以及合成细胞外基质。平滑肌细胞经其表面的 LDL 受体介导而吞噬脂质，形成平滑肌源性泡沫细胞。上述变化使病变的内膜显著增厚、变硬，促进硬化斑块的形成。

二、基本病理变化

动脉粥样硬化病变主要好发于大、中动脉分支开口及血管弯曲凸面。典型病变根据发展过程可分为四期。

（一）脂纹脂斑期

是动脉粥样硬化的早期病变，大体观察：病变处动脉内膜可见针头帽大小的黄色斑点和宽约 1～2 mm 长短不一的黄色条纹，平坦或略为隆起（图 14 -4）。组织学观察：病变处内皮细胞下有大量泡沫细胞聚集和脂质沉积。泡沫细胞体积大，圆形或椭圆形，胞质内含有大小不一的脂质小空泡。泡沫细胞来源于巨噬细胞和平滑肌细胞。

（二）纤维斑块期

脂纹与脂斑进一步发展演变为纤维斑块，大体观察：病变的内膜面散在不规则隆起的斑块，颜色为灰黄色或瓷白色，似蜡滴状（图 14 -5）。组织学观察：斑块表层由大量胶原纤维、平滑肌细胞、弹力纤维及蛋白聚糖形成纤维帽，纤维帽下方可见多少不等的泡沫细胞、平滑肌细胞及炎细胞（图 14 -6）。

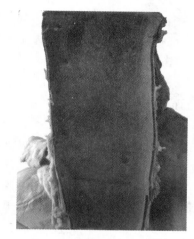

图 14 -4　动脉粥样硬化脂纹、脂斑

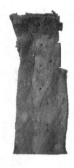

图 14 -5　动脉粥样硬化纤维斑块（大体观察）　图 14 -6　动脉粥样硬化纤维斑块（组织学观察）

（三）粥样斑块期

亦称粥瘤，大体观察：动脉内膜面见明显隆起的灰黄色斑块，切面见纤维帽的下方有黄色粥糜样物。组织学观察：表层为纤维结缔组织，深部为大量无定形坏死物质、胆固醇结晶、细胞外脂质，外周有泡沫细胞和淋巴细胞浸润，底部和边缘可有肉芽组织增生，病灶处中膜平滑肌受压萎缩，中膜变薄（图 14 -7）。

图 14 -7　动脉粥样硬化之粥样斑块

（四）继发性病变

1. 斑块内出血

斑块底部或边缘新生的毛细血管在血流的冲击下破裂出血，形成斑块内血肿，血肿使斑块进一步隆起，甚至完全闭塞管腔，导致急性供血中断。

2. 斑块破裂

破裂常发生在斑块周边部，因为该处纤维帽较薄。斑块破裂粥样物自裂口逸入血流，遗留粥瘤样溃疡。排入血流的坏死物质和脂质可造成胆固醇栓塞。

3. 血栓形成

斑块破裂形成溃疡后，由于胶原纤维暴露，可促进血栓形成，引起动脉管腔阻塞，进而引起器官梗死。

4. 钙化

多见于老年患者，钙盐可沉积于病灶内，使动脉管壁变硬变脆，容易破裂。

5. 动脉瘤形成

严重的粥样斑块底部的中膜平滑肌可发生不同程度的萎缩和弹性下降，以致逐渐不能承受血管内压力而向外膨出，形成动脉瘤。

三、重要器官的病理变化及后果

（一）冠状动脉粥样硬化

冠状动脉粥样硬化是动脉粥样硬化中对人体威胁最大的疾病，一般较主动脉粥样硬化症晚发 10 年。以左冠状动脉前降支最多见，其余依次为右主干、左主干、左旋支、后降支。病变多呈节段性，斑块常在血管的心壁侧，呈新月形，管腔呈偏心性不同程度的狭窄。根据管腔狭窄程度分为四级：Ⅰ级≤25%、Ⅱ级26%～50%、Ⅲ级51%～75%、Ⅳ级>76%。冠状动脉粥样硬化常伴发冠状动脉痉挛，后者可使原有的管腔狭窄程度加剧，甚至导致供血中断，引起心肌缺血，成为心源性猝死的原因。

（二）冠状动脉粥样硬化性心脏病

冠状动脉性心脏病简称冠心病，是由于冠状动脉狭窄引起的心肌缺血性心脏病，也称缺血性心脏病。绝大多数冠心病由冠状动脉粥样硬化引起，因此，习惯上把冠状动脉性心脏病视为冠状动脉粥样硬化性心脏病的同义词。常见类型包括心绞痛、心肌梗死、心肌纤维化等。

1. 心绞痛

是冠状动脉供血不足和（或）心肌耗氧量骤增致使心肌急性、暂时性缺血、缺氧所引起的临床综合征。临床表现为阵发性胸骨后压榨性或紧缩性疼痛感，可放射至心前区或左上肢，持续数分钟，经休息或口含硝酸酯制剂症状可缓解。临床上心绞痛分为以下几种。

（1）稳定性心绞痛　一般不发作，仅在重体力劳动、情绪激动、心肌耗氧量增多时发作。

（2）不稳定性心绞痛　临床上颇不稳定，可在负荷加重时或休息时发作，进行性加重。患者一般有一支或多支冠状动脉病变。

（3）变异性心绞痛　多无明显诱因，常于休息或梦醒时发作。

2. 心肌梗死

是由于冠状动脉供血中断，引起供血区严重而持续性缺血，导致较大范围的心肌坏死。临床上有剧烈而较持久的胸骨后疼痛，用硝酸酯制剂或休息后症状不能完全缓解。

（1）部位及类型　心肌梗死的好发部位与冠状动脉供血区域一致。绝大多数心肌梗死病变局限在左心室范围，少数病例可为广泛多发。心肌梗死根据梗死灶占心室壁的厚度分为以下几种。①心内膜下梗死：也称薄层梗死，指梗死仅累及心室壁内层1/3的心肌，并波及肉柱及乳头肌，表现为多发性、小灶状坏死，不规则地分布于左心室周围。②区域性心肌梗死：又称透壁性心肌梗死或全层性梗死，为典型心肌梗死类型，病灶较大，累及心室壁全层，梗死部位与闭塞的冠状动脉供血区一致。如未累及全层而深达室壁2/3以上则称厚壁梗死。

（2）病理变化　心肌梗死属于贫血性梗死，一般梗死6 h以后肉眼才能辨认，梗死灶呈现苍白色，8～9 h后呈土黄色，质地干硬，边缘不规则。4日后梗死灶周边出现明显充血、出血带，7日后边缘区出现明显的肉芽组织，3周后逐渐被瘢痕组织所取代。组织学观察：心肌细胞呈凝固性坏死改变，炎性充血带区域见血管充血、出血，中性粒细胞浸润，约1周后，边缘区出现肉芽组织，以后梗死灶机化形成瘢痕。

心肌细胞梗死后，心肌细胞内天门冬氨酸氨基转移酶（AST）、丙氨酸氨基转移酶（ALT）、肌酸磷酸激酶（CPK）及乳酸脱氢酶（LDH）等可释放入血。其中尤以CPK值对心肌梗死具有诊断意义。

（3）并发症及后果　心肌梗死，尤其是透壁性梗死，可并发下列病变。①心律失常：是早期最常见的并发症，心肌梗死累及传导系统，引起传导紊乱，严重时可导致心脏骤停、猝死。②心力衰竭：梗死区心肌收缩力丧失，引起左心、右心或全心衰竭，是患者死亡的最常见原因。③心源性休克：心肌梗死面积大于40%时，心肌收缩力极度减弱，心脏输出量显著下降，可引起心源性休克而死亡。④心脏破裂：是心肌梗死的严重并发症，约占心肌梗死致死病例的3%～13%。常发生在心肌梗死后1～2周内，主要由于梗死灶内坏死心肌溶解所致；心脏破裂好发于室壁或室间隔，导致心脏压塞或左右心室相通。⑤附壁血栓形成：多见于左心室，由于梗死区心内膜粗糙，或因室壁瘤处出现涡流等原因形成附壁血栓，血栓可发生机化，或脱落引起动脉系统栓塞。⑥室壁瘤：约占梗死病例10%～30%，是由梗死心肌或瘢痕组织在心室内压作用下形成的局限性向外膨隆，多发生于左心室前壁近心尖处，可继发附壁血栓、心律失常及心功能不全。⑦急性心包炎：约占心肌梗死的15%，由透壁性心肌梗死诱发，常在梗死后发生急性浆液性纤维素性心包炎。

3. 心肌纤维化

又称心肌硬化，是由中度至重度的冠状动脉粥样硬化性狭窄引起持续性和（或）反复加重的心肌缺血缺氧，心肌萎缩，间质纤维组织增生，导致心肌纤维化。

（三）主动脉粥样硬化

主动脉粥样硬化发生早而广泛，病变好发于主动脉的后壁及其分支开口处，多发生于腹主动脉，其次为胸主动脉、主动脉弓和升主动脉。斑块常融合成片，且常发生钙化、溃疡及附壁血栓。重度病变可引起中膜平滑肌萎缩，弹力板断裂，形成动脉瘤或夹层动脉瘤。偶见动脉瘤破裂引起致命性大出血。

（四）脑动脉粥样硬化

一般在 40 岁以后才出现，病变以大脑中动脉和基底动脉最为显著。病变动脉内膜不规则增厚，血管弯曲，管壁变硬，管腔狭窄甚至闭塞。常出现脑萎缩、脑梗死，严重脑梗死可导致患者智力减退、失语、偏瘫、痴呆、甚至死亡。

（五）肾动脉粥样硬化

病变最常累及肾动脉开口处及主干近侧端，亦可累及叶间动脉和弓形动脉。常引起顽固性肾血管性高血压，可因斑块内出血或血栓形成致肾组织梗死，梗死机化后形成较大瘢痕，使肾体积缩小，称为动脉粥样硬化性固缩肾。

（六）四肢动脉粥样硬化

主要发生在下肢动脉。当四肢动脉粥样硬化导致管腔狭窄时，因供血不足，行走时引起疼痛，休息后好转，即间歇性跛行。当动脉管腔完全阻塞，侧支循环又不能建立时，引起足趾部干性坏疽。

四、病理与临床护理联系

心绞痛发作时应观察胸痛的部位、性质、程度、持续时间，有无心律失常、急性心肌梗死等并发症的发生，有心功能不全和严重的心律失常时以休息为主。心绞痛缓解期可劳逸结合，适当参加体力劳动和体育锻炼，以不发生心绞痛为宜。

心肌梗死后因剧烈的疼痛、胸闷常使患者有濒死感，对急性心肌梗死患者应就地抢救，立即安置患者绝对卧床休息，立即吸氧，及时入住监护病房（CCU），严密观察病情变化。

第三节　风湿病

风湿病（rheumatism）是一种与 A 组乙型溶血性链球菌感染有关的变态反应性疾病。病变主要累及全身结缔组织，主要侵犯心脏、关节和血管，尤以心脏病变最为严重。急性期称为风湿热，常伴有发热、皮疹、皮下结节、小舞蹈症、白细胞增多、血沉加快、抗链球菌溶血素"O"抗体升高。反复发作后，可引起病变器官的器质性损害。

风湿病可发生在任何年龄，以 6~9 岁为发病高峰，男女患病率无差别。但地区差异较大，南方潮湿地区发病率高于北方，以秋冬春季为多发。

一、病因及发病机制

一般认为本病的发生与 A 组乙型溶血性链球菌感染有关。依据是：①风湿病好发季节、发病率、病变严重程度与链球菌性咽喉炎的流行季节、发病率密切相关；②多数患者发病前 2~3 周有链球菌感染史，95% 的患者血中多项抗链球菌抗体滴度增高；③应用抗生素可明显减少风湿病的发生和复发。但本病不是链球菌直接感染引起的疾病。其依据是：①风湿病变常出现在链球菌感染后 2 ~ 3 周；②链球菌为化脓菌，风湿病不是化脓性炎症，而是结缔组织的变态反应性炎症；③风湿病病变不见于链球菌感染的原发部位，而是在远离感染灶的心、脑、关节等处；④免疫荧光检查证明，病灶有弥漫的免疫球蛋白沉积。

风湿病的发病机制尚不十分清楚，多数倾向于抗原抗体交叉反应学说，即链球菌细胞壁的 C 抗原（糖蛋白）与心肌、血管平滑肌和皮下结缔组织（如心脏瓣膜及关节等）的糖蛋白发生交叉反应；链球菌细胞壁的 M 抗原与心肌、血管平滑肌细胞的某些成分发生交叉反应。另有学者认为，链球菌感染可能激发病人对自身抗原的自身免疫反应，而引起病变，即自身免疫反应学说。此外，此病的发生有一定的遗传易感性。

二、基本病理变化

风湿病按病变发展过程可分为三期。

1. 变质渗出期

病变早期，表现为病变部位的结缔组织发生黏液样变性和纤维素样坏死。结缔组织中的胶原纤维肿胀、断裂、崩解成无结构的颗粒状、片状或网状的红染物质，酷似纤维素，因此，称之为纤维素样坏死。病灶中有少量淋巴细胞、浆细胞、中性粒细胞和单核细胞浸润。此期约持续 1 个月，之后病变可完全吸收，或发生纤维化而愈合，有些病变继续发展，进入肉芽肿期。

2. 增生期（肉芽肿期）

此期病变特征是形成阿少夫小体，也称风湿小体，对风湿病具有诊断意义（图 14 - 8）。风湿小体多发生在心肌间质内的小血管旁，其中央为纤维素样坏死灶，外周为风湿细胞（阿少夫细胞）和少量淋巴细胞、浆细胞。风湿细胞体积大、圆形、多边形，胞浆丰富、核大、圆形或卵圆形，核膜清晰，染色质集中于中央，核的横切面似枭眼状，核的纵切面呈毛虫状。风湿细胞是由巨噬细胞增生、聚集，吞噬纤维素样坏死物后转化而成。此期持续约 2 ~ 3 个月。

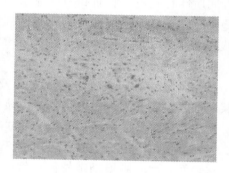

图 14 - 8　风湿性肉芽肿
心肌间质可见聚集的风湿细胞形成的风湿小体

3. 纤维化期

风湿性肉芽肿中的纤维素样坏死物被溶解吸收，风湿细胞逐渐转变为成纤维细胞，使风湿小体逐渐纤维化，最终成为梭形小瘢痕。此期约持续 2 ~ 3 个月。

三、主要器官的病理变化

（一）风湿性心脏病

风湿性心脏炎包括风湿性心内膜炎、风湿性心肌炎和风湿性心外膜炎。若病变累及心脏全层则称风湿性全心炎或风湿性心脏炎。

1. 风湿性心内膜炎

是风湿病最重要的病变，病变主要侵犯心瓣膜，其中二尖瓣最常累及，其次为二尖瓣和主动脉瓣同时受累，三尖瓣和肺动脉瓣极少累及。病变早期，瓣膜内结缔组织发生黏液样变性、纤维素样坏死、浆液渗出及炎细胞浸润，导致瓣膜增厚、肿胀。肿胀瓣膜在血流冲击和关闭时的摩擦作用下，闭锁缘的内皮细胞可损伤脱落，内皮下胶原纤维暴露，随之血小板在该处沉积、凝集，形成单行排列、灰白色、半透明、粟粒大小的疣状赘生物（图14-9）。

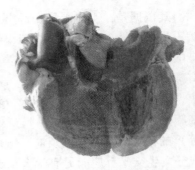

图14-9　风湿性心内膜炎
二尖瓣膜闭锁缘可见细小赘生物

组织学观察：疣状赘生物为血小板及纤维素构成的白色血栓，与瓣膜附着牢固，不易脱落。病变后期，由于病变反复发作，赘生物被机化，瘢痕增生，使瓣膜增厚、粗糙、变硬、卷曲、缩短，瓣叶之间粘连，腱索增粗、缩短，形成慢性心瓣膜病。

2. 风湿性心肌炎

发生于成人者，心肌间质内小血管附近结缔组织发生纤维素样坏死，并可有间质水肿和淋巴细胞浸润，继而在心肌间质小血管旁形成风湿小体。风湿小体呈弥漫或局限性分布，最常见于左心室后壁、室间隔、左心房及左心耳等处。反复发作者，可致心肌间质小瘢痕形成。发生于儿童者，常表现为弥散性间质性心肌炎，心肌间质明显水肿，弥漫性炎细胞浸润，心肌细胞水肿及脂肪变性，并有心肌条束状纤维素样坏死。

3. 风湿性心外膜炎

又称风湿性心包炎，病变主要累及心包脏层，呈浆液性或浆液纤维蛋白性炎症。以浆液渗出为主时，形成心包腔炎性积液，导致心界扩大，心音遥远；以纤维蛋白渗出为主时，渗出的纤维蛋白覆盖在心包表面，因心脏搏动牵拉而呈绒毛状，称绒毛心（图14-10），听诊可闻及心包摩擦音。渗出的大量纤维蛋白如不能被溶解吸收，则发生机化，使心外膜脏层和壁层互相粘连，形成缩窄性心外膜炎。

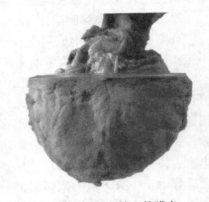

图14-10　风湿性心外膜炎
心外膜表面有大量纤维素渗出，呈绒毛状

（二）风湿性关节炎

多见于成年患者，儿童少见。病变主要为浆液性炎症，常侵犯膝、肩、腕、肘、髋等大关节。各关节先后受累，反复发作，故临床上常表现为大关节游走性疼痛。局部有红、肿、热、痛、活动受限等典型炎症表现。急性期后，渗出物易被完全吸收，一般不留后遗症。

（三）皮肤病变

皮肤的风湿性病变可表现为皮肤环形红斑和皮下结节，具有诊断意义。环形红斑为渗出性病变，多见于儿童，表现为躯干和四肢皮肤为淡红色环状红晕，微隆起，中央皮肤色泽正常，病变常在 1~2 日内消退。皮下结节为增生性病变，多见于肘、腕、膝、踝关节附近伸侧面皮下结缔组织，直径 0.5~2 cm，圆形或椭圆形，质地较硬、活动，无压痛。

（四）风湿性动脉炎

风湿性动脉炎可累及大小动脉，如冠状动脉、肾动脉、肠系膜动脉、脑动脉及肺动脉等，并以小动脉受累较为常见。急性期主要病变为血管壁的纤维素样坏死和淋巴细胞、单核细胞浸润，可有风湿小体形成。后期，血管壁可纤维化而增厚，使管腔狭窄，甚至闭塞。

（五）风湿性脑病

多见于 5~12 岁儿童，女孩多于男孩。主要病变为风湿性脑动脉炎和皮质下脑炎，后者表现为神经细胞变性及胶质细胞增生，胶质结节形成。当锥体外系受累时，患儿可出现肢体不自主运动，称为小舞蹈症。

四、病理与临床护理联系

（一）风湿性心脏病

风湿性心内膜炎时，在瓣膜上可有附壁血栓形成，应注意有无血栓脱落造成体循环动脉栓塞的表现，临床上以脑动脉栓塞最为常见。当发生脑动脉栓塞时可出现意识障碍、头痛、偏瘫、失语等表现；肾动脉栓塞可有腰痛、血尿和蛋白尿等征象；四肢动脉栓塞时出现肢体无力、疼痛、发凉、皮肤苍白及动脉搏动消失。应密切观察患者的病情变化，一旦发现上述表现应及时处理。由于病变反复发作后使瓣膜变形引起瓣膜病，可出现心脏杂音和心房、心室肥大、扩张、全身淤血等心力衰竭表现。应注意观察患者有无水肿出现，特别是重点观察身体低垂部位。

风湿性心外膜炎时，当心外膜大量浆液渗出时则表现为心包积液，听诊时心音遥远，叩诊左、右心界扩大。当心外膜大量纤维素渗出时，患者有心前区疼痛，可闻及心包摩擦音。应注意心脏的听诊变化。

（二）风湿性关节炎

由于局部炎症反应的作用，关节局部发生红、肿、热、痛和局部活动障碍。应嘱患者卧床休息，减少活动。帮助患者采取舒适的体位，尽可能保持关节的功能位置，必要时给予石膏托、小夹板固定。

第四节　心脏瓣膜病

心瓣膜病（valvular vitium of the heart）是指心瓣膜因先天性发育异常或后天疾病造成的心瓣膜器质性病变，表现为瓣膜口狭窄和（或）关闭不全。瓣膜狭窄是指瓣膜开放时不能充分张开，使瓣膜口缩小，导致血流通过障碍。瓣膜关闭不全是指心瓣膜关闭时瓣膜口不能完全闭合，使一部分血液反流。心瓣膜病绝大多数由风湿性心内膜炎和感染性心内膜炎引起，少数由先天发育异常导致。瓣口的狭窄或关闭不全可以单独存在，亦可两者合并存在。病变不仅累及一个瓣膜，也可同时或先后累及两个以上瓣膜，称为联合瓣膜病。心瓣膜病可引起血流动力学异常，在代偿期，无明显的血液循环障碍症状；当病变加重进入失代偿期，则可出现肺循环和（或）体循环血液循环障碍的症状和体征。

一、二尖瓣狭窄

（一）病理变化

二尖瓣狭窄（mitral stenosis）大多由风湿性心内膜炎引起，少数由急性感染性心内膜炎所致。正常成人二尖瓣口面积约为 5 cm²，可通过两个手指。二尖瓣狭窄时瓣膜增厚、变形，瓣叶口狭窄可缩小到 1.0～2.0 cm²，严重可达 0.5 cm²。早期病变瓣膜轻度增厚，呈隔膜状；后期瓣叶增厚、硬化、腱索缩短，使瓣膜口缩小呈"鱼口状"。

（二）血流动力学变化

早期，左心房呈代偿性扩张和肥大。由于二尖瓣口狭窄，左心房血液流入左心室受阻，以致舒张末期仍有部分血液滞留于左心房，加上来自肺静脉的血液，使左心房内容量比正常时增多，导致左心房代偿性扩张。左心房壁薄，代偿能力低，后期心房收缩力减弱而呈失代偿性扩张（肌源性扩张），左心房血液不能完全排入左心室，左心房血液淤积，肺静脉血液回流受阻，引起肺淤血、水肿或漏出性出血。肺淤血可直接或通过血氧分压下降，反射性引起肺动脉痉挛，导致肺动脉压力升高，因而右心室负荷加重，右心室发生代偿性肥大和扩张。当右心室失代偿时，又可导致右心房扩大，最终导致腔静脉淤血。

二、二尖瓣关闭不全

二尖瓣关闭不全（mitral insufficiency）常由风湿性心内膜炎引起，也可由亚急性感染性心内膜炎引起，偶为先天性畸形。二尖瓣关闭不全常与二尖瓣狭窄合并发生。

血流动力学变化：单纯二尖瓣关闭不全时，在心收缩期，左心室一部分血液反流进入左心房，左心房既接受肺静脉的血液又接受左心室反流的血液，容量大增，压力升高，左心房因而代偿性扩张肥大。左心房血容量增加，在心舒张期大量血液流入左心室，左心室容积性负荷增加，左心室因收缩加强而发生代偿性肥大。晚期，左心室失代偿（左心衰竭），从而依次出现肺淤血、肺动脉高压、右心室和右心房代偿性肥大、右心衰竭及体循环淤血。

三、主动脉瓣狭窄

主动脉瓣狭窄（aortic stenosis）多数由风湿性主动脉瓣炎引起，少数由先天性发育异常或动脉粥样硬化引起的瓣膜钙化所致。风湿性主动脉瓣狭窄常与二尖瓣病变合并存在，发生联合瓣膜病变。

主动脉瓣膜间发生粘连、瓣膜增厚、变硬，并发生钙化致瓣膜口狭窄。在心室收缩期，左心室血液排出受阻，左心室因压力负荷升高而发生代偿性肥大，这种肥大不伴有心腔的扩张，称向心性肥大。血液在加压情况下快速通过狭窄的主动脉瓣口，引起主动脉瓣区喷射状杂音。久之左心室失代偿而出现肌源性扩张，左心室血量增加，继而出现左心房淤血。从而依次出现肺淤血、肺水肿、肺动脉高压、右心室代偿性肥大，进而失代偿，最终出现右心衰竭和全身静脉淤血。

四、主动脉瓣关闭不全

主动脉瓣关闭不全（aortic insuffciency）由风湿性心内膜炎、亚急性感染性心内膜炎、主动脉粥样硬化和梅毒性主动脉炎累及主动脉瓣所致。此外，类风湿性主动脉炎及 Marfan 综合征也可引起瓣环扩大而发生相对性主动脉瓣关闭不全。

由于主动脉瓣关闭不全，在心室舒张期，主动脉部分血液经未完全关闭的主动脉瓣口反流进入左心室，使左心室容积性负荷增加而发生代偿性肥大。久之，依次发生左心衰竭、肺淤血、肺动脉高压和右心衰竭。

五、病理与临床护理联系

二尖瓣狭窄，听诊时在心尖区可闻及舒张期隆隆样杂音。这主要是由于舒张期左心房的血液通过狭窄的二尖瓣口造成涡流所致。二尖瓣关闭不全时，在左心室收缩期，左心室的部分血液通过未关闭的瓣膜口反流到左心房，在局部引起漩涡与震动，听诊时在心尖区可闻及收缩期吹风样杂音。主动脉瓣狭窄时，血液在加压情况下快速通过狭窄的主动脉瓣口，产生漩涡和震动，听诊主动脉瓣区可闻及粗糙、喷射性收缩期杂音。主动脉瓣关闭不全，听诊时，在主动脉瓣区可闻及舒张期叹气样杂音。

心瓣膜病引起左心衰竭时引起肺水肿，可出现呼吸困难、发绀、咳嗽、咳血性泡沫痰，面颊潮红称为二尖瓣面容。引起右心衰竭时，体循环淤血，出现颈静脉怒张，肝脾肿大，下肢水肿及浆膜腔积液等临床表现。

应密切观察病情，注意听诊时心脏杂音情况，随时观察心功能改变情况，及时发现病情变化，以采取有效的处理措施。

减轻患者的心脏负担，嘱患者卧床休息并给予氧气吸入，积极预防风湿活动，积极护理，预防并发症的发生。

教育患者注意保暖，预防感冒，尽量避免链球菌感染。

第五节　感染性心内膜炎

感染性心内膜炎（infective endocarditis）是由病原微生物侵袭心内膜引起的炎症性疾病。病原微生物包括各种细菌、真菌、立克次体等。由于感染大多由细菌引起，故也称为细菌性心内膜炎。本病分为急性和亚急性两类，其中亚急性者多见。

一、急性感染性心内膜炎

急性感染性心内膜炎是由致病力强的化脓菌引起，其中 50% ～ 80% 为金黄色葡萄球菌，少数为链球菌、肺炎球菌等。通常病原菌先在体内引起局部化脓性炎症，当机体抵抗力降低时，致病力强的化脓菌侵入血流引起脓毒败血症，并侵犯心内膜。病变多发生于原无病变的心内膜，多单独侵犯二尖瓣或主动脉瓣，引起急性化脓性心瓣膜炎。在受累的心瓣膜上形成疣状赘生物，疣状赘生物较大，质地松软、灰黄或浅绿色，易脱落，含大量细菌的疣状赘生物破碎后形成含菌性栓子，可引起心、脑、肾、脾等器官的感染性梗死和脓肿。镜下疣状赘生物由脓性渗出物、血栓、坏死组织和大量细菌菌落混合而形成。本病起病急，病程短，患者可在数周内死亡。受累瓣膜可发生破裂、穿孔或腱索断裂，引起急性心瓣膜功能不全。由于抗生素的广泛应用，现病死率明显下降，但因瓣膜赘生物机化、瘢痕组织形成，可导致慢性心瓣膜病。

二、亚急性感染性心内膜炎

（一）病因及发病机制

亚急性感染性心内膜炎是由毒力较弱的草绿色链球菌引起，少数患者也可由肠球菌、链球菌、肺炎球菌、葡萄球菌和真菌等引起。病原菌多由感染灶入血，引起菌血症，随后侵犯心瓣膜。也可因拔牙、心导管及心脏手术等医源性操作致细菌入血，侵犯瓣膜。临床上除有心脏体征外，尚有长期发热、皮肤黏膜点状出血、栓塞症状、脾肿大及进行性贫血等迁延性败血症表现。病程较长，可迁延数月，甚至 1 年以上。

（二）病理变化

大体观察：病变瓣膜上出现单个或多个大小不一、形状不规则、呈息肉状或菜花状突出于瓣膜表面的疣状赘生物。赘生物颜色呈灰黄色或灰绿色，干燥质脆，易破碎和脱落成为栓子，引起栓塞。病变瓣膜增厚、变形，并发生溃疡，甚至穿孔和腱索断裂。组织学观察：赘生物由血小板、纤维素、坏死组织、炎细胞、细菌菌落构成。细菌菌落包裹在赘生物内部。溃疡底部可见少许肉芽组织，并有淋巴细胞、单核细胞浸润。

（三）病理与临床护理联系

1. 瓣膜损害

病变瓣膜僵硬，部分机化瘢痕形成，极易造成严重的瓣膜变形、增厚和腱索增粗缩短，导致瓣膜口狭窄和（或）关闭不全，体检时可听到相应部位杂音，严重者，可出现心力衰竭。急性感染性心内膜炎患者应卧床休息，限制活动，保持环境安静，空气新鲜，减少探视。亚急性感染性心内膜炎可适当活动，但应避免剧烈运动及情绪激动。

2. 免疫性合并症

微小血管可受到毒素或免疫复合物的作用而受损，发生漏出性出血，表现为皮肤、黏膜及眼底出血点（Roth 点）。由于小动脉炎，部分患者指（趾）末节腹面、足底或大、小鱼际处出现紫红色、微隆起、有压痛的小结，称 Osler 小结。观察患者有无 Roth 点、Osler 结节等皮肤黏膜损害的体征，以提供诊断依据。

第六节　心力衰竭

心力衰竭（heart failure）又称泵衰竭，是指在各种致病因素作用下，心脏的舒缩功能发生障碍，导致心输出量绝对减少或相对不足，以致不能满足机体组织细胞代谢需要的病理生理过程。

心功能不全（heart insufficiency）各种原因所致心脏泵血功能降低，包括代偿阶段和失代偿阶段。而心力衰竭则是指心功能不全的失代偿阶段，患者有心排出量减少和肺循环或体循环淤血的症状和体征，两者在本质上是相同的，只是在程度上有所区别，在临床实践中两者往往通用。

一、原因、诱因

（一）心力衰竭的原因

1. 原发性心肌舒缩功能障碍

（1）心肌损伤　如心肌炎、心肌病、心肌中毒、心肌梗死、心肌纤维化等，由于原发性肌原纤维受到损害，导致心肌舒缩性能降低。若病变轻、范围小或发展缓慢时，通过机体的代偿，患者可长期处于心功能不全的代偿阶段；若病变重、范围广、发展迅速，可导致急性心力衰竭。

（2）心肌代谢障碍　心脏要保持其正常的泵功能，必须有充足的 ATP 供应。ATP 主要依赖于底物的有氧氧化。严重维生素 B_1 缺乏症、缺血、缺氧、糖尿病性心肌病等，可导致心肌能量生成障碍，从而导致心肌收缩性逐渐减弱，以致最后引起心力衰竭。

2. 心脏负荷过重

心脏负荷过重包括压力负荷过重和容量负荷过重。

（1）压力负荷过重　压力负荷又称后负荷，是指收缩期心室壁产生的张力，即心脏收缩时所承受的后方阻力负荷。左心室压力负荷过重常见于高血压病、主动脉瓣狭窄等；右心室压力负荷过重常见于肺动脉高压、肺动脉狭窄等。

（2）容量负荷过重　容量负荷又称前负荷，指心脏收缩前所承受的负荷，相当于心腔舒张末期容积。左心室容量负荷过重常见于二尖瓣或主动脉瓣关闭不全；右心室容量负荷过重常见于三尖瓣或肺动脉瓣关闭不全；严重贫血、甲状腺功能亢所致的循环加快及回心血量增加等，可引起双室容量负荷过重。

（二）心力衰竭的诱因

据统计约 90% 的心力衰竭可找到明显的诱因，它们通过不同途径和作用方式诱发心力衰竭。临床上常见的诱因如下。

1. 感染

特别是全身感染，可通过多种途径加重心脏负荷，削弱心脏的舒缩功能而诱发心力衰竭。主要机制为：①发热时，代谢增加，加重心脏负荷；②心率加快，增加心肌耗氧量，缩短心脏舒张期，心肌供血供氧不足；③感染产生的内毒素直接损伤心肌细胞；④呼吸道感染可加重右心负荷，并可通过引起呼吸功能障碍而诱发心力衰竭。

2. 心律失常

心律失常是心力衰竭的常见诱因之一。其诱发心力衰竭的机制主要为：①房室协调性紊乱，导致心室充盈不足，射血功能障碍；②舒张期缩短，冠脉血流不足，心肌缺血缺氧；③心率加快，耗氧量增加，加剧缺氧。

3. 酸碱平衡及电解质代谢紊乱

酸中毒和高钾血症可直接或间接干扰心肌舒缩功能，同时造成心律失常，促使心力衰竭的发生。

4. 妊娠与分娩

妊娠与分娩诱发心力衰竭的主要原因是：①孕妇在妊娠期血容量可增加 20% 以上，加之此时心率加快、心输出量增多，使机体处于高动力循环状态，致使心脏负荷加重；②分娩时，精神紧张等因素使交感 – 肾上腺髓质系统兴奋，一方面增加静脉回流血量、加剧心脏前负荷，另一方面通过外周血管阻力增高，加剧心脏的后负荷，加之心率加快导致耗氧增多及冠脉血流不足，从而引发心力衰竭。

5. 其他

过度劳累、情绪激动、输液输血过多过快、贫血、洋地黄中毒等均可诱发心力衰竭。

二、分类

心力衰竭的病因繁多，分类标准不一，常用的分类方法有以下几种。

(一) 按发病部位分类

1. 左心衰竭

主要是由于左心室受损或负荷过度导致搏出功能障碍，心输出量降低，造成肺循环淤血甚至肺水肿。左心衰竭常见于高血压、冠心病、二尖瓣关闭不全等。

2. 右心衰竭

主要是右心室搏出功能障碍，心输出量降低，故导致体循环淤血和静脉压升高，并常伴有下肢水肿甚至全身性水肿。常见于肺动脉高压、肺心病、二尖瓣狭窄、慢性阻塞性肺疾病等，并常继发于左心衰竭。

3. 全心衰竭

左、右心室同时或先后发生衰竭，称为全心衰竭。可见于病变同时侵犯左、右心室，如心肌炎、严重贫血等；亦可以由一侧心力衰竭波及另一侧后导致全心衰竭。

(二) 按心输出量的高低分类

1. 低输出量性心力衰竭

常见于冠心病、高血压病、心肌病、心脏瓣膜病等。此种患者在基础状态下心输出量明显低于正常水平。

2. 高输出量性心力衰竭

常继发于原来处于高循环动力状态的某些疾病，如甲状腺功能亢进、严重贫血、维生素 B_1 缺乏和动静脉瘘等。其心输出量可稍高于正常水平，但比心力衰竭发生前有所降低，对于患者本身而言其心输出量是相对减少。

(三) 按病程发展速度分类

1. 急性心力衰竭

发病急，发展迅速，心输出量在短时间内急剧减少，机体来不及充分发挥代偿功能，常伴有心源性休克。常见于急性心肌梗死、严重心肌炎，也可由慢性心力衰竭演变而来。

2. 慢性心力衰竭

临床上较常见，发病缓慢，病程较长，多经过较长的代偿阶段后发生，这类心力衰竭临床上常伴静脉淤血、水肿，又称慢性充血性心力衰竭。常见于瓣膜病、高血压病及肺动脉高压等。

三、心力衰竭时机体的代偿功能

（一）心脏本身的代偿

1. 心率加快

这是一种快速而有效的代偿反应。心率加快主要是由交感神经兴奋和儿茶酚胺分泌增加引起。在一定范围内的心率增加，心排血量增加。但如果心率过快（成人 > 180 次/分），可使心排血量减少，不但失去代偿意义，相反会促使心衰的发生。

2. 心脏扩张

心肌纤维适度拉长，伴有心肌收缩力增强的心脏扩张称为紧张源性扩张。根据 Frank - Staring 定律，心肌收缩力和心搏出量在一定范围内随心肌纤维初长度的增大或心室舒张末期容积的增大而增加。当肌节长度小于 2.2 μm 时，随着肌节长度的增加，心肌收缩力逐渐增强；达到 2.2 μm 时，产生的心肌收缩力较大，搏出量增多。当心室继续扩张，在肌节长度超过 2.2 μm 后，心肌的收缩力反而逐渐降低，同时由于室壁张力增加，心肌耗氧量增加，这种不伴有心肌收缩力增强的心脏扩张称为肌源性扩张，肌源性扩张已丧失代偿意义。

3. 心肌肥大

心肌肥大是指心肌细胞体积增大，心脏重量增加。包括向心性肥大和离心性肥大。当心室受到过度的压力负荷时，收缩期压力负荷增高可引起心肌纤维肌节的并联增生，使心肌纤维变粗，室壁增厚，心腔无明显扩张，称为向心性肥大。当心室受到过度的容量负荷时，舒张期室壁张力的增加可引起心肌纤维中肌节的串联性增生，心肌纤维长度加大，心室腔因而扩大，称为离心性肥大。

（二）心脏以外的代偿反应

1. 血容量增加

血容量增加，心室充盈压升高，心肌收缩力增加，心排血量增加。

2. 血流重新分配

心力衰竭时，交感 - 肾上腺髓质系统兴奋可导致血流重新分布，其中肾、皮肤和肝血管收缩明显，血流量显著减少；而心、脑血管不收缩，有利于保障心、脑等重要器官的供血。

3. 红细胞增多

心力衰竭时可造成组织淤血缺氧，缺氧刺激肾脏分泌促红细胞生成素增多，使骨髓造血增强，提高血液的携氧能力。

4. 组织用氧能力增强

组织摄氧的能力增加与心功能不全的程度成正相关，心功能愈差时动静脉氧差也愈大，说明组织从单位血流中摄取的氧增多。与此同时，细胞线粒体中呼吸链酶的活性增强，而且线粒体的数量也增多，所以组织利用氧的能力也增强。

四、心力衰竭的发生机制

（一）心肌收缩功能障碍

1. 心肌结构的破坏

正常的心肌结构是心脏完成泵功能的物质基础，当心肌严重缺血缺氧、感染、中毒时可造成大量心肌纤维变性、坏死，引起心肌收缩性减弱，心脏泵功能下降。

2. 心肌能量代谢障碍

心肌能量代谢过程包括能量生成、储存和利用三个阶段，以上任何一个环节发生障碍，都可影响心肌的收缩性，而以能量生成和利用障碍最为重要。

（1）心肌能量生成障碍　缺血、缺氧、贫血可引起有氧氧化障碍，使 ATP 生成减少，维生素 B_1 缺乏，使丙酮酸不能氧化脱羧变为乙酰辅酶 A 进入三羧酸循环，使 ATP 生成减少，导致心肌收缩性减弱。

（2）心肌能量利用障碍　心肌收缩利用能量的过程，就是通过肌球蛋白头部 ATP 酶水解，将化学能转变为机械能的过程。随着心脏负荷过重而发生心肌过度肥大时，肌球蛋白头部 ATP 酶活性降低，使心肌收缩时对 ATP 的水解作用减弱，从而不能为心肌收缩提供足够的能量，心肌收缩性减弱。

3. 心肌兴奋 - 收缩耦联障碍

心肌的兴奋性是电活动，而收缩性是机械活动，将两者偶联在一起的是 Ca^{2+}，Ca^{2+} 在心肌兴奋 - 收缩耦联中发挥了极为重要的中介作用。因此，任何影响 Ca^{2+} 转运、分布的因素，均可导致心肌兴奋 - 收缩耦联障碍。如肌质网摄取、释放 Ca^{2+} 减少，Ca^{2+} 内流受阻或肌钙蛋白与 Ca^{2+} 结合障碍时，心肌兴奋的电活动不能转化为机械活动，导致心肌的收缩性减弱。

（二）心肌舒张功能障碍

心脏射血不仅取决于心脏的收缩功能，也取决于心脏的舒张功能。大约 30% 的心力衰竭是由心室舒张功能障碍引起的。

发生机制可能与下列因素有关。

1. Ca^{2+} 复位延缓

在心肌缺血缺氧时，由于心肌能量生成减少，使肌浆网和心肌细胞膜上的 Ca^{2+} 泵功能降低，心肌复极化时胞浆内的 Ca^{2+} 浓度不能迅速恢复至"舒张阈值"，即 Ca^{2+} 复位延缓，Ca^{2+} 与肌钙蛋白仍处于结合状态，心肌不能充分舒张。

2. 肌球 - 肌动蛋白复合体解离障碍

心肌舒张首先要使肌球蛋白和肌动蛋白解离。这一过程需要 Ca^{2+} 从肌钙蛋白复合体脱离，而且需要 ATP 参与。当发生心力衰竭时 Ca^{2+} 与肌钙蛋白亲和力增加，使 Ca^{2+} 难于脱离，ATP 不足，使肌球蛋白和肌动蛋白复合体解离障碍，造成心肌处于不同程度的收缩状态而发生舒张功能障碍。

3. 心室顺应性降低

心室顺应性是指心室在单位压力变化下所引起的心室容积的变化。室壁增厚（如心肌肥大）、心肌炎、心肌纤维化及心包填塞都可使心室顺应性降低，心室扩张充盈受限，导致心输出量减少。

（三）心脏各部分舒缩活动不协调

正常心脏各部如左心与右心之间、心房与心室之间、心室本身各区域的舒缩活动处于高度协调的工作状态。各种类型的心律失常可破坏心脏各部舒缩活动的协调性，引起心泵功能紊乱，致使心输出量下降而发生心力衰竭。

五、心力衰竭时机体的代谢和功能变化

心力衰竭的临床表现可归纳为肺循环淤血、体循环淤血和心输出量不足三类。

（一）肺循环淤血引起的变化

左心衰竭时，可引起不同程度的肺循环淤血，主要表现为呼吸困难和肺水肿。产生这些临床表现的病理生理基础主要是左心室收缩功能减弱、负荷过重或顺应性降低，引起左室舒张末期压力升高，逆向致左心房压升高，进而引起肺静脉回流障碍，因而导致肺循环毛细血管静压升高，造成肺淤血水肿。

1. 呼吸困难

（1）劳力性呼吸困难　呼吸困难发生在体力活动时，休息后可自行缓解。

（2）端坐呼吸　严重左心衰竭患者平卧可加重呼吸困难，被迫采取端坐或半卧位以减轻呼吸困难的状态称端坐呼吸。由于坐位时的重力作用，使部分血液转移至身体下垂部位，可减轻肺淤血，采取端坐体位时，可使膈肌相对下移，胸腔容积增大，肺活量增加，减轻呼吸困难。

（3）夜间阵发性呼吸困难　表现为患者夜间熟睡 1～2 h 后因突感气闷而被惊醒，并伴有气急、频繁咳嗽，如同时伴有哮鸣音则称为心源性哮喘，这是左心衰竭的典型表现。其发病机制为：平卧后，回心血量和水肿液吸收入血增多，加重肺淤血；其次入睡后，迷走神经相对兴奋，使支气管收缩，呼吸道阻力增大。入睡后神经反射敏感性下降，只有肺淤血水肿严重到一定的程度时，才能刺激呼吸中枢，使患者感到呼吸困难而惊醒。

2. 肺水肿

是指过多的液体在肺组织间隙和肺泡内积聚的现象。患者表现为端坐呼吸、发绀、气促、咳嗽、咳粉红色泡沫痰等，听诊双肺闻及中、小水泡音。其发生机制为：①左心衰竭时肺毛细血管压升高，组织液生成增多；②由于肺循环淤血、缺氧使肺毛细血管壁通透性增大，导致肺水肿的发生；③水肿液稀释、破坏肺泡表面活性物质，使肺泡表面张力增大，加重肺水肿的发生。

（二）体循环淤血引起的变化

体循环淤血见于右心衰竭及全心衰竭，主要表现为颈静脉怒张、肝肿大、胃肠道淤血和心性水肿等。

1. 颈静脉怒张

由于体循环静脉压升高，使颈静脉极度扩张，并常有搏动。这是右心衰竭的早期表现。

2. 肝肿大

这也是右心衰竭的早期表现之一，由于右房压力升高和静脉系统淤血，使肝静脉回流受阻，导致肝淤血、肿大，肿大的肝脏牵拉肝包膜，常引起肝区疼痛。长期慢性肝淤血可造成心源性肝硬化。

3. 心性水肿

首先出现在下垂部位，能走动的患者水肿先见于足和胫前部，而卧床的患者则以骶部明显，严重时可波及全身。引起心性水肿的主要原因是钠水潴留和毛细血管压升高。

4. 胃肠道功能障碍

因胃、肠道黏膜淤血水肿，常引起消化吸收功能障碍。

（三）心排出量降低引起的变化

心力衰竭最特征性的血流动力学变化就是心输出量绝对或相对减少。心力衰竭初期由于代偿反应，心输出量尚可维持在正常或接近正常水平，但心力储备功能已经逐渐下降。如果致病因素使心肌损伤继续加重，或心脏负荷突然增加，或代偿反应受限时，心力储备将消耗殆尽，心输出量开始明显下降，出现一系列外周血液灌注不足的症状与体征。主要表现有皮肤苍白或发绀；疲劳无力、失眠、嗜睡；尿量减少；严重时将发生心源性休克。这些表现主要由心输出量减少及交感神经兴奋所导致的组织缺血、缺氧引起。

六、心力衰竭的防治原则和临床护理联系

（一）防治原发病，消除诱因

必须采取积极措施防治心力衰竭的病因，由于大多数急性心力衰竭的发作都有诱因，所以给患者讲解心力衰竭最常见的诱因，力争做到及时消除诱因，控制病情。同时一定要保持乐观情绪，避免过度劳累。

（二）减轻心脏前、后负荷

可使用利尿剂或扩血管药物降低心脏的前、后负荷，以增加心输出量。

（三）改善心脏舒缩功能

可采用各类强心药物或钙拮抗剂等，以提高心肌收缩性或改善心肌舒张功能。

（四）纠正水、电解质和酸碱平衡紊乱

适当的限制盐的摄入量，并选用合适的利尿剂排除多余的水、钠，降低血容量。针对电解质和酸碱平衡紊乱采取相应的治疗措施。

（五）密切观察病情，加强护理

密切观察患者的呼吸、血压、心率、尿量、神志、意识等变化，及时处理病情变化。保持环境安静、舒适，空气流通，对患者做好解释工作，稳定患者情绪。给予患者营养丰富、易消化、多维生素的低热量、低盐饮食。控制输液的速度和量，预防肺水肿、休克的发生，注意观察药物（特别是洋地黄类药物）的不良反应。

目标检测

一、名词解释

1. 高血压病
2. 动脉粥样硬化
3. 冠心病
4. 心绞痛
5. 心肌梗死
6. 心力衰竭

二、填空题

1. 风湿病的基本病变分为_____、_____、_____三个期。
2. 动脉粥样硬化的继发性变化有_____、_____、_____、_____。
3. 动脉粥样硬化的基本病变分为_____、_____、_____和_____四个时期。
4. 风心病最常受累的瓣膜是_____，其次是_____。
5. 原发性高血压缓进型基本病理变化可分为_____、_____、_____三个时期。
6. 动脉粥样硬化病变主要累及的是_____动脉，而高血压的病变主要累及_____动脉。
7. 原发性高血压最严重的并发症是_____。

三、单项选择题

1. 良性高血压病晚期会引起
   A. 继发性固缩肾
   B. 肾水变性
   C. 原发性固缩肾
   D. 肾凹陷性瘢痕
   E. 肾盂积水
2. 动脉粥样硬化主要发生在
   A. 细、小动脉
   B. 大、中动脉
   C. 细、小静脉
   D. 大、中静脉
   E. 毛细血管
3. 关于风湿病的论述中哪一项是不正确的
   A. 风湿病是累及全身结缔组织的变态反应性疾病
   B. 心脏病变对患者危害最大
   C. 风湿性心内膜炎引起的慢性心瓣膜病严重影响心脏功能
   D. 风湿性关节炎常可导致关节畸形
   E. 皮下结节和环形红斑对临床诊断风湿病有帮助

4. 动脉粥样硬化合并血栓形成的主要原因是
    A. 血液凝固性增高   B. 血流旋涡形成
    C. 血流缓慢   D. 内膜损伤
    E. 以上都不是

5. 高血压病最常累及的血管是
    A. 全身小静脉   B. 全身细小动脉
    C. 全身中、小动脉   D. 大动脉
    E. 中动脉

6. 高血压时心脏的主要改变是
    A. 心肌间质有肉芽肿形成
    B. 心肌有梗死灶
    C. 左心室有瘢痕形成
    D. 左心室心肌肥大，心室壁增厚，心脏缩小
    E. 以上都不是

7. 高血压脑出血常见的血管是
    A. 小脑小动脉   B. 脊髓前动脉
    C. 豆纹动脉   D. 大脑前动脉
    E. 大脑中动脉

8. 下述哪种成分是粥样斑块中所不具备的
    A. 胶原纤维   B. 胆固醇结晶
    C. 坏死物质   D. 泡沫细胞
    E. 中性白细胞

9. 心冠状动脉粥样硬化，最常受累的动脉分支是哪个
    A. 右冠状动脉主干   B. 左冠状动脉主干
    C. 右冠状动脉内旋支   D. 左冠状动脉左旋支
    E. 左冠状动脉前降支

10. 关于二尖瓣狭窄的描述中哪一项是错误的
    A. 左心室肥大、扩张   B. 右心室肥大、扩张
    C. 左心房肥大、扩张   D. 右心房肥大、扩张
    E. 肺淤血、水肿

11. 高血压脑出血常见部位是
    A. 小脑   B. 蛛网膜下腔
    C. 大脑皮质   D. 内囊及基底节
    E. 脑室

12. 风湿病的特征病变是
    A. 纤维素样坏死   B. 黏液样变样
    C. 风湿小体   D. 间叶细胞增生
    E. 纤维化及瘢痕

13. 引起冠心病的最常见的原因是
　　A. 贫血　　　　　　　　　　　　B. 冠状动脉炎
　　C. 冠状动脉栓　　　　　　　　　D. 冠状动脉粥样硬化
　　E. 冠状动脉痉挛

14. 风湿性心内膜炎瓣膜上的赘生物是
　　A. 透明血栓　　　　　　　　　　B. 白色血栓
　　C. 混合血栓　　　　　　　　　　D. 红色血栓
　　E. 微血栓

15. 风湿小体最典型的细胞是
　　A. 阿少夫细胞　　　　　　　　　B. 朗格汉斯细胞
　　C. 泡沫细胞　　　　　　　　　　D. 成纤维细胞
　　E. 淋巴细胞

16. 风湿病主要与哪种微生物的感染有关
　　A. 溶血性链球菌　　　　　　　　B. 铜绿假单胞菌
　　C. 大肠杆菌　　　　　　　　　　D. 真菌
　　E. 草绿色链球菌

四、简答题

1. 高血压病的基本病理变化包括哪些？
2. 动脉粥样硬化的继发改变包括哪些？
3. 动脉粥样硬化的基本病变是什么？
4. 心肌梗死的并发症包括哪些？
5. 简述亚急性感染性心内膜的病理与临床护理联系。
6. 风湿病的基本病变是什么？

五、案例分析题

　　患者女性，学生，15 岁，因发热、游走性关节疼痛、出现红斑 6 天入院。6 天前开始发热、畏寒、体温达 39.6℃，但不规则，伴全身疲乏，食欲减退，出现双膝、踝关节发热、肿痛、行走困难，四肢内侧和躯干出现红斑。患者曾有类似发病六次。查体：T 39.2℃，P 136 次/分，血压正常。双下肢内侧和躯干见环形红斑，心尖搏动位于左锁骨中线外侧第 6 肋间。二尖瓣区可听到三级收缩期吹风样杂音和舒张早期隆隆样杂音。血沉 50 mm/h，抗"O"为 700 单位，咽喉拭子培养有溶血性链球菌生长。X 线检查，心脏向左下扩大。

　　讨论题：

1. 本病的初步诊断是什么？其依据是什么？
2. 本病引起的心脏改变有哪些？
3. 简要回答本病的病因、病理变化、临床护理联系？

（王立伟）

第十五章

消化系统疾病

学习目标

1. 掌握：溃疡病、病毒性肝炎、门脉性肝硬化的病理变化及主要临床表现；肝硬化、假小叶、肝性脑病的概念。

2. 熟悉：门脉性肝硬化、消化性溃疡的病因及发病机制；肝性脑病的诱因及防治原则。

3. 了解：急慢性胃炎的原因、病理变化；病毒性肝炎、门脉性肝硬化的病因及发病机制。

引导案例 某患者，男性，55 岁，2 个月来自觉全身乏力、恶心、呕吐、食欲不振、腹胀，鼻、牙龈易出血。腹胀加剧 10 天，遂入院治疗。既往有慢性肝炎病史。体检：巩膜中度黄染，面部及腹部可见蜘蛛痣，腹部膨隆，移动性浊音阳性，下肢凹陷性水肿。实验室检查：血小板减少，血胆红素升高，白蛋白减低，入院后给予抽取腹水和大量利尿剂治疗，次日患者陷入昏迷，给谷氨酸治疗，神志转清醒，后突然大量呕血，又陷入昏迷，经抢救无效死亡。

讨论题：

1. 患者的诊断结果是什么？诊断依据？

2. 导致患者昏迷的诱因是什么？

消化系统易于发生疾病，尤其以胃肠道疾病多见，常见的疾病有胃炎、消化性溃疡、肝炎、肝硬化以及各种消化系统肿瘤。本章主要讲述肿瘤以外的消化系统常见疾病。

第一节 胃　炎

胃炎（gastritis）是胃黏膜的炎症，是一种消化系统的常见病。分为急性胃炎和慢性胃炎。

一、急性胃炎

引起急性胃炎（acute gastritis）的常见原因为物理化学因素和生物性因素等，通常分为以下几类。

1. 急性刺激性胃炎

急性刺激性胃炎（acute irritated gastritis）又称为单纯性胃炎，常因饮酒、暴饮暴食、进食刺激性食物等引起。于进食后数小时发病，肠道也常受到累及，故临床上称为急性胃肠炎。病变特点为胃黏膜充血、水肿，有黏液附着，有时可见糜烂。

2. 急性出血性胃炎

急性出血性胃炎（acute hemorrhagic）常因服药不当或酗酒等引起。创伤、手术等引起的急性应激反应也可诱发。病变特点为胃黏膜急性弥漫性出血合并轻度糜烂或可见浅表性溃疡形成。临床上可出现腹痛、呕吐、呕血和便血等症状。

3. 急性腐蚀性胃炎

急性腐蚀性胃炎（corrosive gastritis）常因误服腐蚀性化学试剂引起。病变特点为胃黏膜呈片状坏死，黏膜表面溶解或脱落形成溃疡，病变通常较严重，可累及深部组织甚至发生穿孔。临床上患者在吞服腐蚀性化学试剂后可出现胸骨后及上腹部剧烈疼痛、频繁呕吐、甚至呕血。

4. 急性感染性胃炎

急性感染性胃炎（acute infective gastritis）较少见，常由败血症、脓毒血症等引起。经胃外伤后细菌直接感染者少见。病原菌常为金黄色葡萄球菌、链球菌或大肠埃希菌等化脓菌。

二、慢性胃炎

慢性胃炎（chronic gastritis）在胃炎中发病率很高，为胃黏膜的慢性非特异性炎症。

（一）病因和发病机制

有关慢性胃炎的机制目前尚未完全阐明。通常与以下几种因素有关。

1. 幽门螺杆菌感染

幽门螺杆菌（H. pylori）是一种革兰阴性菌。在慢性胃炎、胃溃疡、十二指肠溃疡患者的活检标本中此菌的检出率极高，因此认为 H. pylori 的感染与慢性胃炎、慢性消化性溃疡的发生密切相关。H. pylori 可分泌尿素酶、细胞毒素相关蛋白、细胞空泡毒素等物质而致病。

2. 长期慢性炎症刺激

长期不良的生活饮食习惯，如长期吸烟、饮酒和滥用水杨酸类药物。喜食咖啡、浓茶、辣烫等刺激性食物等均可引起慢性胃炎。

3. 十二指肠液反流

十二指肠液属于碱性液体且含胆汁。十二指肠液反流可损坏胃黏膜的屏障功能。

4. 自身免疫因素

自身免疫性胃炎患者血液中存在自身抗体如壁细胞抗体、内因子抗体。自身抗体攻击壁细胞，使壁细胞总数减少，导致胃酸分泌减少；内因子抗体与内因子结合，阻碍维生素 B_{12} 吸收，从而导致恶性贫血。

（二）类型及病理变化

1. 慢性浅表性胃炎

慢性浅表性胃炎（chronic superficial gastritis）又称为慢性单纯性胃炎，是最常见的胃黏膜病变之一，病变累及胃的各部，但以胃窦部最常见。

病理变化：病变常呈灶状或弥漫状。胃镜下显示病变部位胃黏膜充血、水肿，呈淡红色，表面有黏液性渗出物，有时可见点状出血或糜烂。镜下显示，胃黏膜充血、水肿，部分浅表层胃黏膜坏死脱落，甚至出现出血和糜烂。固有层内有淋巴细胞、浆细胞浸润。

结局：多数患者经合理治疗可痊愈，少数可转变为慢性萎缩性胃炎。

2. 慢性萎缩性胃炎

慢性萎缩性胃炎（chronic atrophic gastritis）的特点为胃黏膜萎缩变薄，黏膜腺体减少或消失并伴有肠上皮化生，固有层内有大量淋巴细胞、浆细胞浸润。

（1）病理变化　胃镜下显示，正常胃黏膜的橘红色消失，代之为灰色或灰绿色。萎缩区域胃黏膜明显变薄，黏膜皱襞变浅，甚至消失。周围的正常胃黏膜隆起，病变区胃黏膜与周围正常胃黏膜分界清楚，黏膜下血管清晰可见，表面有细小颗粒，有时可有出血和糜烂。组织学观察：病变区域胃黏膜变薄，腺体变小，数目减少或消失；可见肠上皮化生；固有层内有大量的淋巴细胞，浆细胞浸润；胃黏膜可见到纤维结缔组织增生。

（2）分型　根据发病是否与免疫反应有关，分为 A、B 两型。两型胃炎的胃黏膜病变基本类似。A 型胃炎，属于自身免疫性疾病，常发生于胃底、胃体部，患者血中抗胃壁细胞抗体和抗内因子抗体检测阳性，胃酸分泌减少，维生素 B_{12} 吸收障碍，常伴有恶性贫血。B 型胃炎，常发生于胃窦部，无恶性贫血。我国患者多属于 B 型。目前认为，B 型胃炎与幽门螺杆菌感染有关，且与胃癌的发生有一定关系。

（3）临床病理联系　此型胃炎由于胃黏膜腺体萎缩，壁细胞和主细胞明显减少，胃液分泌量减少，因而出现不同程度的食欲下降、消化不良、消瘦等症状，部分患者可伴有上腹部不适或疼痛。A 型胃炎患者常伴有恶性贫血。胃镜检查与活体组织学检查是诊断慢性萎缩性胃炎的重要手段。慢性萎缩性胃炎常伴有不同程度的肠上皮化生，如出现异常增生则可能发生癌变。

3. 慢性肥厚性胃炎

慢性肥厚性胃炎（chronic hypertrophic gastritis）又称为巨大肥厚型胃炎（gianthypertrophic gastritis）。此型胃炎较少见。常发生于胃底和胃体部。胃镜下显示，胃黏膜皱襞粗大加宽，呈脑回状，黏膜皱襞上可见横裂纹，有许多疣状赘生物，隆起的黏膜面可见糜烂。组织学观察：腺体肥大增生，腺管延长，黏液细胞数量增多，分泌亢进，有少量炎细胞浸润。

第二节 消化性溃疡病

消化性溃疡病（peptic ulcer disease）是以胃或十二指肠黏膜形成慢性溃疡为主要特征的一种常见病。多见于青壮年，本病的发生多由于胃液的消化作用，故称为消化性溃疡病。十二指肠溃疡（duodenal ulcer）较胃溃疡（gastric ulcer）多发，约占所有消化性溃疡病的70%，胃溃疡占25%，两者并存的复合型溃疡占5%。临床上消化性溃疡病的患者常出现节律性上腹部疼痛、反酸、嗳气等。

一、病因及发病机制

消化性溃疡病的病因和发病机制尚未完全阐明，目前认为与以下因素有关。

1. 胃液的消化作用增强

研究证实，溃疡病的发生主要是胃和十二指肠的局部组织被胃酸和胃蛋白酶消化的结果。十二指肠溃疡时可见分泌胃酸的壁细胞总数明显增多，造成胃酸分泌增加，有胃酸分泌亢进的患者较容易形成消化性溃疡，如长期精神过度紧张或忧虑，使自主神经功能紊乱，迷走神经功能亢进，进而引起胃酸分泌增多，胃液的消化作用亢进，从而易导致消化性溃疡的发生。而对于胃酸缺乏的患者以及碱性环境的空肠和回肠这种消化作用却极少发生。这均说明胃液对胃黏膜的消化作用是溃疡病形成的关键因素。

2. 黏膜的抗消化能力降低

正常的胃和十二指肠黏膜具有很强的防御屏障功能，不易被胃酸消化，这主要包括胃黏膜屏障、黏液屏障和碳酸氢盐屏障。当黏膜组织遭到破坏，胃和十二指肠黏膜的屏障功能降低而受到胃酸和胃蛋白酶的侵蚀是形成消化性溃疡的重要原因。

3. 幽门螺杆菌感染

大量研究证实，幽门螺杆菌（H. pylori）感染是消化性溃疡的主要病因。十二指肠溃疡和胃溃疡患者 H. pylori 的检出率分别高达85%～100%和60%～75%。H. pylori 的感染改变了胃肠道黏膜的损伤和防御之间的平衡，可能的机制为：促进胃黏膜细胞的增生和胃泌素分泌，进而使胃酸分泌增多；产生磷酸酯酶和白细胞三烯等，破坏黏膜的防御屏障，从而使胃酸可以直接与黏膜上皮接触；分泌尿素酶和蛋白酶，产生大量氨类毒性物质和分解黏膜蛋白。

4. 神经、内分泌紊乱

长期精神紧张、焦虑可使大脑皮质功能失调，进而使自主神经功能紊乱，引起胃酸分泌量增多，导致溃疡。一方面，当迷走神经功能亢进时，胃肠功能增强，蠕动增强；胃酸分泌增多，可能造成十二指肠溃疡的发生；另一方面，当迷走神经功能减弱时，胃肠蠕动减慢，通过胃泌素分泌增加引起胃酸分泌增多，可能会造成胃溃疡的发生。

5. 遗传因素

本病的发生可能跟遗传因素有关。溃疡病在一些家庭中高发，O型血的人溃疡病的发病率较其他血型人稍高。

二、病理变化及主要临床表现

1. 病理变化

（1）大体观察　胃溃疡多位于胃小弯侧近幽门处，多见于胃窦部。溃疡常为一个，圆形或椭圆形，直径多小于 2 cm，溃疡边缘整齐，底部平坦。深浅不一，较深者可达肌层甚至浆膜，溃疡周围黏膜皱襞呈放射状排列。十二指肠溃疡常位于十二指肠球部的前后壁，直径较胃溃疡小，多小于 1 cm，溃疡形态与胃溃疡相似，溃疡较浅，易于愈合（图 15 - 1）。

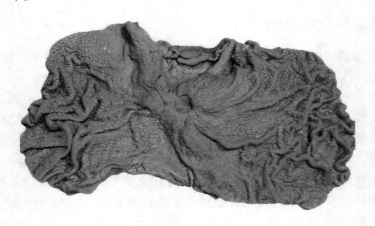

图 15 - 1　十二指肠溃疡

（2）组织学观察　溃疡底部由内向外分为四层：最表层为少量的炎性渗出物，主要是中性粒细胞和纤维蛋白，渗出物覆盖在溃疡表面。其下是一层坏死组织，再往下是鲜红色的肉芽组织，最后是一层陈旧性的瘢痕组织，瘢痕组织底部小动脉受到炎症刺激常发生动脉内膜炎，使管壁变厚，管腔狭窄，血液流动不畅，致使溃疡处血供不好，不利于溃疡愈合。溃疡底部常发生神经节细胞变性和神经纤维小球状增生，可引起患者疼痛。

2. 主要临床表现

（1）上腹部疼痛　消化性溃疡病常有节律性上腹部疼痛，胃溃疡与十二指肠溃疡疼痛出现的时间不同，前者疼痛常发生于进餐后半小时至 2h，可能由于进食后大量分泌的胃酸刺激了溃疡局部的神经末梢所致。后者疼痛常发生于夜间或两餐之间，进食后可缓解，这可能与饥饿或夜间迷走神经兴奋，刺激胃酸分泌增多有关。十二指肠溃疡疼痛多位于中上腹部、脐上方或脐上偏右，胃溃疡疼痛常位于中上腹稍高处或在剑突下或剑突下稍偏左，多呈钝痛、烧灼痛或饥饿痛。临床上也常以疼痛出现的时间和特点作为鉴别两种溃疡的一个重要依据。

（2）反酸、嗳气　患者常有反酸、嗳气、呕吐、消化不良等症状。主要由于幽门括约肌痉挛，食物在胃内潴留时间较长，发酵产气引起腹部胀气；胃酸分泌增多，幽门括约肌痉挛，胃发生逆向蠕动，胃内容物反流至食管和口腔。

三、结局及合并症

1. 愈合

多数溃疡经积极治疗，消除病因后，溃疡底部由肉芽组织填充，表面黏膜组织再生修复，形成瘢痕后愈合。少数病变加重，可合并出血、穿孔、幽门梗阻或癌变。

2. 出血

约10%～35%溃疡病患者出现出血，当溃疡底部毛细血管破裂，溃疡表面有少量出血时，患者仅大便潜血试验阳性；若溃疡侵及大血管，出血量较大时，患者可出现呕血以及柏油样大便，严重时可引起失血性休克，如治疗不及时可危及生命。

3. 穿孔

约5%溃疡病患者合并穿孔，胃和十二指肠溃疡局部壁薄，可发生穿孔，十二指肠溃疡穿孔较胃溃疡更易发生，一旦发生穿孔，胃肠道内容物可经胃肠壁破裂处（溃疡穿孔处）进入腹腔内，从而引起急性腹膜炎。临床上患者可出现剧烈的全腹疼痛、压痛及反跳痛，腹壁肌紧张，甚至可发生休克。如果穿孔发生在胃、十二指肠后壁，穿透较慢，完全穿透前先与周围的组织和腹腔内其他器官发生粘连，所以胃肠内容物一般不会流入腹腔，可形成局限性腹膜炎。

4. 幽门梗阻

约3%溃疡病患者合并幽门梗阻，靠近幽门处的溃疡，早期可由于溃疡局部充血、水肿、炎性物质渗出以及幽门括约肌受到刺激后痉挛收缩而引起幽门梗阻，后期幽门处的梗阻主要是由于溃疡处瘢痕形成，瘢痕组织皱缩，使幽门处狭窄，食物通过困难。同时幽门梗阻还可造成胃的反射性扩张，患者可出现频繁呕吐，引起食管灼伤以及电解质紊乱等。

5. 癌变

溃疡病癌变率约1%，癌变可发生于长期的胃溃疡患者，十二指肠溃疡很少发生癌变。癌变发生主要是由于溃疡周围的黏膜和腺体长期反复的受到慢性炎症刺激，进而引起某些细胞失去控制异常增生所致。

四、病理与临床护理联系

1. 病情观察

注意观察溃疡病患者的疼痛规律和时间，定时测量生命体征；密切观察患者面色变化，腹痛部位、性质、时间，腹痛与饮食、药物、情绪等的关系，同时应注意观察呕吐物、粪便的性状和颜色，及时发现并处理出血、穿孔、梗阻、癌变等并发症。

2. 消化性溃疡与常规护理的联系

（1）注意休息　症状较轻的患者，可参加较轻的体力活动，注意劳逸结合，溃疡有出血、疼痛时患者应卧床休息，减轻能量的消耗。

（2）与饮食的联系　溃疡病患者常有反酸、嗳气、呕吐、消化不良等症状。故饮食应尽量选用营养丰富、清淡、易消化的食物，以便于促进胃黏膜修复，提高机体抵抗力；少食多餐，每餐不宜过饱，以牛奶、稀粥、面条等质软，碱性食物为宜。少食多餐不仅可以用食物频繁的中和胃酸，减少胃饥饿性蠕动，减轻胃黏膜的损害；而且还可以避免因过饱引起胃窦部的扩张和刺激胃泌素的分泌增多。尽量避免辛辣、油炸，热烫食物以及刺激性的浓茶、咖啡等饮料，忌烟酒。

（3）心理护理　慢性消化性溃疡病程较长，疼痛反复，很多患者对病情持有悲观的情绪和不良的心理暗示。这可能使疾病加重或影响疾病的康复。其次患者由于溃疡疼痛、出血等也可产生紧张焦虑，而长期精神紧张、焦虑可使大脑皮质功能失调，进而使自主神经功能紊乱，引起胃酸分泌量增多，胃黏膜损伤因素加重导致溃疡加重。所以应为患者安排安静、舒适的环境，减少有害刺激；应多与患者进行交谈，及时对患者进行沟通疏导，缓解不良情绪。消化性溃疡的治疗一般需要较长时间，鼓励患者要树立信心，有坚强的信念坚持长期服药。防止因中途停药而引起病情反复，影响治疗效果。

3. 疼痛的护理

消化性溃疡病常有节律性上腹部疼痛，且具有长期反复发作，呈周期性发作的特点。疼痛与饮食之间具有密切关系，胃溃疡与十二指肠溃疡疼痛出现的时间有较明显的差异，前者疼痛常发生于进餐后，后者疼痛常发生于夜间或两餐之间。疼痛性质常为钝痛、烧灼痛或饥饿痛，如在持续性疼痛后突然减轻，提示溃疡穿孔，应高度警惕。对于疼痛的患者，要及时了解其疼痛的性质、部位和时间，向患者讲述疼痛的机制，让患者正确认识消化性溃疡的发病规律和特点，积极帮助其去除引起疼痛的原因和诱因。疼痛时以清淡、易消化、流质饮食为主，少食多餐，碱性食物有助于缓解疼痛。疼痛严重时可引起患者焦虑，应多于患者进行交流，缓解其心理压力，分散对疼痛的注意力。

4. 并发症的护理

患者如出现出血、穿孔和幽门梗阻时，根据各自的护理措施进行急救护理和对症处理，使患者顺利度过危险期。嘱咐患者定期复查，以防止癌变。

第三节　病毒性肝炎

病毒性肝炎（viral hepatitis）是指由各种肝炎病毒感染引起的以肝实质细胞变性、坏死为主要病变的常见传染性疾病。本病属于变质性炎症。现已发现的肝炎病毒有甲型（HAV）、乙型（HBV）、丙型（HCV）、丁型（HDV）、戊型（HEV）和庚型（HGV）。病毒性肝炎常见的临床表现为食欲不振、厌恶油腻、疲乏无力、肝大、肝区疼痛、肝功能异常以及黄疸等。本病发病率较高，流行地区广泛，发病无明显年龄性别差异，近年来我国病毒性肝炎的发病率有明显增高的趋势。

一、病因及发病机制

本病的发病机制较为复杂，至今尚未完全证实。主要与机体的免疫水平密切相关。

甲型肝炎病毒感染可引起甲型肝炎，通过消化道传播，可引起流行，通常起病急，大多数患者可痊愈。乙型肝炎病毒进入机体可根据患者自身的免疫状态，从而决定乙型肝炎的表现形式。通常可以表现为急性乙型肝炎、暴发性肝炎和无症状的携带者状态。且 HBV 在我国是慢性肝炎的主要致病原，最终可导致肝硬化。除 HAV 和 HEV 主要经消化道传播外，其他几种肝炎病毒主要的传播方式为：血行传播（输血、注射）、母婴垂直传播、体液传播（性传播、唾液传播）等。

二、基本病理变化

（一）肝细胞变性坏死

1. 细胞水肿

最为常见的病变。肝细胞受损后，胞浆内水分增多，光镜下显示，肝细胞明显肿大，胞浆疏松呈网状，半透明，称为胞浆疏松化。随着水肿的逐渐加重，肝细胞体积更加肿大，细胞由原来的多角形变为圆球形，胞浆几乎完全透明，称为气球样变。电镜下可见内质网、线粒体、溶酶体等细胞器呈不同程度的肿大、扩张。

2. 嗜酸性变

常累及单个或几个肝细胞，散在分布于肝小叶内。光镜下显示，病变肝细胞由于胞浆水分脱失浓缩使肝细胞体积缩小，胞浆嗜酸性增强，染色加深呈红色。细胞核染色亦加深。

3. 嗜酸性坏死

由嗜酸性变发展而来，胞浆进一步浓缩，细胞核浓缩进而消失，最终形成一个深红色、圆形的小体，称为嗜酸性小体，是单个肝细胞的一种死亡形式，称为凋亡。

4. 溶解性坏死

由细胞水肿发展而来，溶解性坏死依据范围和程度的不同，可分为：

（1）点状坏死 单个或几个肝细胞的坏死，散在分布于肝小叶内。常见于急性普通型肝炎。

（2）碎片状坏死 肝小叶周围界板区肝细胞的灶状坏死，常见于慢性肝炎。

（3）桥接坏死 连接中央静脉和汇管区、两个中央静脉之间、两个汇管区之间的条带状坏死区。常见于中重度慢性肝炎。

（4）大片坏死 累计几乎整个肝小叶的大范围坏死区。常见于重型肝炎。

（二）炎细胞浸润

在病变区的肝小叶内以及汇管区常可见淋巴细胞和单核细胞散在性或局灶性分布，同时还可见少量中性粒细胞浸润。

（三）肝细胞再生

坏死的肝细胞周围，正常肝细胞可通过分裂增殖的方式再生修复，再生的肝细胞体积较大，胞浆嗜碱性，细胞核大深染，可见双核，再生的肝细胞可沿着原有未受损的肝小叶网状纤维支架排列，如坏死较严重，原有肝小叶的网状支架塌陷，则再生的肝细胞聚集成团块状，形成结节，称为结节状再生。

（四）间质反应性增生

1. 库普弗细胞增生

库普弗（Kupffer）细胞增生为单核－吞噬细胞系统的炎性反应，该细胞增生，可脱落入窦腔内变成游走的巨噬细胞，可吞噬各种坏死碎片或异物，参与炎细胞浸润。

2. 间叶细胞和成纤维细胞增生

炎症刺激某些间叶细胞增生并转化为成纤维细胞，合成胶原纤维，再加之汇管区内成纤维细胞增生，最终形成纤维间隔，分割肝小叶导致肝硬化。

三、临床病理类型

（一）急性肝炎

最常见。临床上根据患者是否出现全身皮肤巩膜黄染，分为黄疸型和无黄疸型两类，两种病变无明显差异，我国以无黄疸型多见，主要为乙型病毒性肝炎，少数为丙型。

1. 病理变化

（1）大体观察　肝脏肿大，质地变软，表面光滑。

（2）组织学观察　肝细胞广泛变性，主要是细胞水肿，胞浆疏松化淡染，肝细胞气球样变，肝细胞体积变大，排列拥挤，细胞坏死不严重，可见散在的点状坏死和嗜酸性小体，有不同程度的炎细胞浸润，黄疸型肝细胞坏死稍重，毛细胆管内可见淤胆现象以及胆栓形成。

2. 临床病理联系

弥漫性的肝细胞肿大，使肝脏体积增加，被膜紧张受到牵拉，引起肝区不适、疼痛；肝细胞坏死，肝细胞酶释放入血，使血清中转氨酶异常增高，引起患者肝功能异常；毛细胆管内胆汁淤积，胆管阻塞，使胆红素代谢障碍引起黄疸。

3. 结局

多数患者可在半年内治愈，乙型、丙型肝炎恢复较慢，少数乙型肝炎和大多数的丙型肝炎均可转变为慢性肝炎，极少数也可转变为重型肝炎。

（二）慢性肝炎

病毒性肝炎病程持续半年以上者即为慢性肝炎。多数丙型肝炎和部分乙型肝炎可转为慢性，也可由于急性肝炎治疗不当引起。目前研究认为，HCV 患者由慢性肝炎转变为肝硬化的比例很高，所以区分病毒类型至关重要。

1. 分型

依据坏死以及纤维化的程度，将慢性肝炎分为三种。

（1）轻度慢性肝炎　主要表现为点状坏死的肝细胞，偶见轻度的碎片状坏死，炎细胞浸润，少量纤维结缔组织增生，肝小叶结构完整。

（2）中度慢性肝炎　主要表现为明显的碎片状坏死，偶见桥接坏死，增生的纤维结缔组织形成间隔，肝小叶结构大部分保存。

（3）重度慢性肝炎　主要表现为重度的碎片状坏死，广泛的桥接坏死，再生的肝细胞排列不规则，大量增生的纤维结缔组织形成纤维间隔，重新分割肝小叶结构，出现肝硬化倾向。

2. 临床病理联系

肝脏轻度体积增大，随病变进展肝脏质地逐渐变硬，患者可出现肝区不适、乏力、食欲不振及脾肿大，轻度和部分中度慢性肝炎肝功能可维持正常。

3. 结局

如能及时治疗，轻度和部分中度慢性肝炎可以恢复正常，重度慢性肝炎也可使病变停止，如治疗不当，反复发作，均可转变为重型肝炎和肝硬化。

（三）重型肝炎

较少见。病毒性肝炎中最严重的一种，可由前两种类型转变而来，也可一发病即为重型。根据病情急缓和病变轻重分为两种：急性重型和亚急性重型肝炎。

1. 急性重型肝炎

少见，起病急骤，进展快，病程短，通常为10天左右，病变严重，死亡率高。

（1）病理变化　①大体观察：肝脏体积明显缩小，重量明显减轻。被膜皱缩，质地柔软，切面呈黄色或红褐色，部分区域呈红黄相间的斑纹状，所以又称急性黄色肝萎缩或急性红色肝萎缩。②组织学观察：肝细胞坏死广泛而严重，出现弥漫性大片坏死。小叶周边部残留少量变性的肝细胞，肝窦明显扩张、充血甚至出血，Kupffer 细胞增生肥大，肝小叶内及汇管区大量炎细胞浸润，其中以淋巴细胞、巨噬细胞浸润为主，网状纤维支架塌陷，残留的肝细胞无明显再生现象。

（2）临床病理联系　临床上常有肝细胞性黄疸、出血倾向、肝功能衰竭甚至肝性脑病等。

（3）结局　本型肝炎多在两周内死于急性肝功能衰竭、消化道大出血、肾功能衰竭或者弥散性血管内凝血等，少数转为亚急性重型肝炎。

2. 亚急性重型肝炎

起病较急性重型肝炎缓慢，病程可达数周至数月，大多数是由急性重型肝炎迁延而来，或一发病就呈亚急性经过，少数由急性普通型肝炎病情恶化进展而来。

（1）病理变化　①大体观察：肝体积缩小，表面被膜皱缩不平，质地较硬，部分区域呈大小不等的结节状。切面见坏死区及小岛屿状再生结节，因胆汁淤积而呈现黄绿色。②组织学观察：本型肝炎的特点为既有肝细胞的大片状坏死，又有肝细胞的结节状再生。坏死区内的网状纤维支架塌陷，因而使残存的肝细胞再生时不能沿原有的网状支架排列，而聚集形成团块状。肝小叶内可见明显的炎细胞浸润，肝小叶周边部有小胆管增生以及胆汁淤积现象。部分区域可看到纤维结缔组织增生。

（2）临床表现　与急性重型肝炎相似。

（3）结局　如治疗得当，部分病变可静止甚至治愈。多数患者可发展为坏死后性肝硬化或死于肝功能衰竭。

四、病理与临床护理联系

1. 病情观察

注意观察患者的皮肤巩膜有无黄染及瘙痒，皮下有无瘀斑、牙龈有无出血，了解患者肝功能的变化；注意监测患者腹部体征、腹围，腹壁静脉有无曲张，了解腹水情况；注意监测患者血常规，了解肝功能的情况；观察患者的神志以及言行，注意性格情绪的异常，早期发现肝性脑病。

2. 病毒性肝炎与常规护理的联系

重型肝炎、急性肝炎早期和慢性活动性肝炎应卧床休息，减轻机体能量消耗，增加肝脏的血供，从而促进肝细胞的修复。症状减轻或肝功能正常后可适当活动，活动强度以不感到疲劳为原则。保持每日排便，防治便秘。肝炎具有传染性，患者容易焦虑、孤独，应鼓励患者树立信心。

3. 病毒性肝炎与饮食护理的联系

肝炎患者常有食欲不振、厌油腻等症状。故饮食以清淡、易消化、富含维生素的流质饮食为主，不宜长期摄入高糖高热量饮食，以防诱发糖尿病和脂肪肝，腹胀者可减少产气食品的摄入，戒烟酒以及含酒精的食品。

4. 症状以及并发症护理

患者如有呕吐，饮食应清淡易消化。频繁呕吐时，可暂时禁食，静脉补充液体和营养。注意纠正因呕吐引起的水电解质以及酸碱平衡紊乱；部分肝炎患者黄疸，皮肤瘙痒，应注意清洁，可用温水擦洗皮肤，选用柔软衣裤，尽量避免患者抓破皮肤；对于肝炎引起的发热，应给予物理降温或药物降温，防止体温升高加重肝脏的耗氧量，及时补充水分，防止患者退热后引起虚脱；注意监测患者血氨，重型肝炎患者适当限制蛋白质的摄入，防止肝性脑病的发生。

第四节　肝硬化

肝硬化（liver cirrhosis）是由肝细胞弥漫性变性、坏死，继而纤维组织增生和肝细胞结节状再生，这三种病变反复交错进行，导致肝小叶结构紊乱及血液循环改建，最终肝脏变形、变硬的一种常见的慢性疾病。大多数发病年龄在 20～50 岁。

肝硬化一般是按照病因或依据形态进行分类。按照病因，肝硬化常分为：肝炎性、酒精性、胆汁性、淤血性、寄生虫性、色素性等肝硬化；国际上依据形态分类将肝硬化分为大结节型、小结节型、大小结节混合型及不完全分割型四类；我国常采用的是结合病因、病变特点以及临床表现的综合分类方法。将肝硬化分为门脉性、坏死后性、胆汁性、淤血性、寄生虫性肝硬化等。其中以门脉性肝硬化最常见，其次为坏死后性肝硬化。

一、门脉性肝硬化

门脉性肝硬化（portal cirrhosis）最常见的一种肝硬化，相当于国际形态学分类中的小结节型肝硬化。

（一）病因及发病机制

1. 病毒性肝炎

病毒性肝炎是我国肝硬化的主要原因，尤其是乙型肝炎和丙型肝炎。在多数肝硬化患者的肝组织中，可以检测出乙型肝炎病毒的表面抗原（HBsAg）。

2. 慢性酒精中毒

慢性酒精中毒是欧美国家肝硬化的主要原因，长期大量酗酒的患者，酒精在体内代谢过程中产生的中间代谢产物乙醛对肝脏有直接的毒性作用，其次乙醛干扰脂肪的代谢，使脂肪在肝脏内堆积，引起肝细胞变性、坏死，进而演变为肝硬化。

3. 营养不良

当食物中长期缺乏蛋氨酸和胆碱等营养物质时，肝脏合成磷脂功能发生障碍，从而引起肝细胞脂肪变性甚至坏死，进而逐渐发展演变为肝硬化。

4. 有毒物质损害

常见为化学性物质损害，如四氯化碳、农药、砷、磷等，长期作用于体内可引起肝细胞损伤，引起肝硬化。

肝硬化的发生往往不只由一个因素决定的，往往是多因素共同作用的结果。上述原因均可引起肝细胞弥漫性的变性、坏死，网状纤维支架受到损害而塌陷，周围正常的肝细胞再生修复，再生的肝细胞不能沿着原有的纤维支架排列，从而聚集形成团块，纤维结缔组织增生将肝小叶重新分割，并包绕肝细胞团块形成假小叶。导致肝脏失去正常的小叶结构，功能紊乱，质地变硬，即肝硬化。

（二）病理变化

1. 大体观察

早期肝体积可正常或稍增大，重量增加，质地稍硬。晚期肝脏体积明显减小，重量减轻，硬度增加。表面和切面可见到弥漫性分布于全肝的小结节。结节大小较一致，直径多在 0.15~0.5 cm 之间，一般不超过 1 cm。结节呈现黄绿色或黄褐色，周围有灰白色纤维组织条索或纤维间隔包绕，纤维间隔较窄，均匀一致，肝被膜增厚（图 15 -2）。

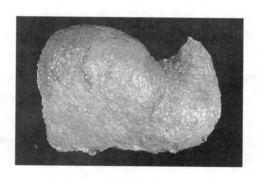

图 15 - 2　门脉性肝硬化（肉眼）

2. 组织学观察

（1）假小叶形成　正常肝小叶结构破坏，由假小叶取代。假小叶是指由广泛增生的纤维组织分割原来的肝小叶并包绕成大小不等的圆形或椭圆形的肝细胞团。假小叶内的肝细胞排列紊乱，可有变性、坏死及再生的肝细胞。再生的肝细胞排列紊乱，大小不一，聚集形成团块状，中央静脉常缺如，偏位或两个以上（图 15 -3）。

（2）纤维间隔宽窄较一致　包绕假小叶的纤维间隔宽窄比较一致，纤维间隔内有少量淋巴细胞和单核细胞浸润，并可见小胆管增生。

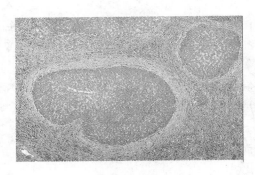

图 15 – 3　门脉性肝硬化（镜下）

（三）临床病理联系

1. 门脉高压症（portal hypertension）

正常门静脉压力为 0.491～1.962kPa，肝硬化时，门静脉压力可增高到 2.5～4.0kPa。门静脉压力增高的原因为：①肝内广泛的结缔组织增生、假小叶形成及窦周纤维化，使中央静脉受压，门静脉循环受阻；②假小叶和增生的纤维结缔组织压迫小叶下静脉，进而影响门静脉血流入肝血窦；③肝动脉小分支与门静脉小分支形成吻合，使压力高的肝动脉血流入压力低的门静脉内。门静脉压力升高后，有以下临床表现。

（1）脾淤血肿大　门静脉压力增高后，脾静脉血回流不畅，血液淤积在脾内，引起慢性脾淤血。由于长期淤血，脾内皮细胞和纤维结缔组织增生，使脾体积增大，进而引起脾功能亢进，血细胞流经脾脏时遭到破坏增多，引起红细胞、白细胞及血小板减少，临床上出现贫血、出血等症状。

（2）腹水　腹水是肝硬化晚期的主要症状之一。腹水性质为漏出液，淡黄色透明的液体，腹水生成较多时，患者可观察到腹腔明显膨隆。腹水形成的主要原因为：①门静脉淤血，压力增高，使肠及肠系膜等处毛细血管内压增高，长期淤血缺氧，毛细血管管壁通透性增高，液体漏入到腹腔；②肝功能障碍，合成血浆白蛋白能力下降，血浆胶体渗透压下降，大量水分从血管内流出到腹腔；③肝功能受损，对醛固酮、抗利尿激素等的灭活能力减弱，使这些激素在血中浓度增高，使肾小管重吸收水、钠增多，导致水钠潴留；④小叶下静脉和中央静脉受压闭塞，淋巴液生成增多；假小叶和增生的纤维压迫毛细淋巴管导致局部淋巴液回流障碍，促进腹水的形成。

（3）侧支循环形成　门静脉高压使门静脉内血液不能经肝静脉入下腔静脉，使门静脉与腔静脉之间的吻合支发生代偿性扩张，部分门静脉血液绕过肝脏，而通过扩张开放的吻合支回流到心脏。主要的侧支循环及其严重的并发症有：①门静脉血可经由胃冠状静脉、食管下段静脉丛、奇静脉进入上腔静脉回心，可导致食管下段静脉丛曲张，严重时可破裂引起致命性大出血，这也是肝硬化患者常见的死因；②门静脉血可经由肠系膜下静脉、直肠静脉丛、髂内静脉进入下腔静脉回心，可导致直肠静脉丛曲张，形成痔疮，可引起破裂出血；③门静脉血可经由脐旁、脐周静脉丛、胸腹壁静脉进入上、下腔静脉，可导致腹壁浅静脉曲张，形成"海蛇头"现象（图 15 – 4）。

（4）胃肠淤血、水肿　门静脉压力增高，胃肠静脉血回流受阻，导致胃肠淤血、水肿，从而使胃肠蠕动减慢，消化液和消化酶分泌减少，进而引起胃肠功能紊乱的一系列症状：食欲不振、消化不良、腹胀、腹泻、便秘等。

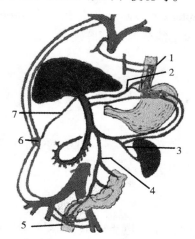

图 15 – 4　肝硬化门脉高压时侧支循环模式图

1 食管下段静脉丛；2 胃冠状静脉；3 脾静脉；4 肠系膜下静脉；

5 直肠静脉丛；6 脐周静脉丛；7 附脐静脉

2. 肝功能障碍（hepatic failure）

（1）蛋白合成不足　肝脏受损时，白蛋白合成减少，但球蛋白的合成未受到明显影响，从而导致血浆中白蛋白降低，白蛋白与球蛋白的比值下降，甚至白/球比值倒置。

（2）激素灭活不全　雌激素可在肝内与葡萄糖醛酸或活性硫酸等结合而灭活，当肝硬化时，肝对雌激素的灭活能力下降，导致体内雌激素水平升高，出现男性乳房发育和蜘蛛痣、肝掌等。蜘蛛痣的产生是受雌激素增高的作用小动脉扩张的结果，通常出现在患者的颈部、胸部、面部等皮肤处；肝掌主要表现为手掌面大小鱼际暗红色斑。部分男性会出现乳房异常发育，睾丸萎缩，女性也可引起月经不调、不孕等。

（3）出血倾向　肝脏可合成凝血因子，当肝脏疾病时，凝血因子合成减少，可导致凝血障碍，患者可有出血倾向。另外也可由于脾功能亢进破坏血小板而引起。出血常发生于牙龈、鼻、皮肤瘀点、瘀斑等。

（4）黄疸　肝细胞变性坏死、小胆管内胆汁淤积，从而引起肝细胞性黄疸。表现为：皮肤、黏膜、巩膜黄染。

（5）肝性脑病　是肝硬化患者最严重的并发症，也是主要的死亡原因。肝性脑病是肝功能极度衰竭的表现，肝硬化晚期，肝功能严重障碍，大量体内毒素无法解毒，随血流进入脑内，引起脑功能障碍，患者可出现一系列神经精神症状。

（四）结局

本病较难完全恢复正常，但是肝硬化早期，如能及时正确的治疗，同时肝脏自身又有着很强的代偿修复能力，疾病可以静止或相对稳定。晚期肝硬化可引起死亡，死亡常见原因：肝性脑病、食管下段静脉丛破裂大出血、感染、癌变等。

二、坏死后肝硬化

坏死后肝硬化（postnecrotic cirrhosis）发生于大范围肝细胞坏死之后，相当于国际形态学分类中的大结节型或大小结节混合型肝硬化。

（一）病因及发病机制

1. 重型肝炎

常由亚急性重型肝炎发展而来。

2. 药物及化学物质损伤

常见有：四氯化碳、磷、砷等，这类化学物质使肝细胞大范围变性坏死，继而肝细胞结节状再生和纤维结缔组织增生，形成肝硬化。

（二）病理变化

1. 大体观察

肝脏体积缩小，质地变硬，左叶更为明显，与门脉性肝硬化不同之处在于肝脏严重变形，结节较大，大小相差悬殊，最大的结节直径可达 5 ~ 6 cm，切面见纤维结缔组织间隔较宽，且宽窄不一。

2. 组织学观察

肝细胞坏死区大小不等，分布不规则，假小叶内可见肝细胞发生变性坏死，肝细胞再生及色素沉着，假小叶周围纤维间隔较宽，宽窄不一。其内可见大量炎细胞浸润、小胆管增生和胆栓形成。

3. 结局

此型肝硬化病程较短，发展很快，肝细胞坏死及肝功能障碍严重，容易发生癌变，但门脉高压症出现的较晚且症状也较轻。

三、胆汁性肝硬化

胆汁性肝硬化（biliary cirrhosis）是由于肝内外胆管阻塞，胆汁淤积引起的肝硬化，相当于国际形态学分类中的不完全分割型。

1. 病因与发病机制

此型较少见，由于胆管阻塞胆汁淤积引起的肝硬化。有原发性和继发性两种。原发性胆汁淤积性肝硬化可能与自身免疫因素有关。继发性胆汁淤积性肝硬化可由胆管阻塞以及胆道上行感染引起，胆汁长期淤积使肝细胞变性坏死，纤维结缔组织增生，导致肝硬化。

2. 病理变化

（1）大体观察　肝脏缩小较不明显，质地硬度中等，表面光滑，结节细小不明显，相当于国际形态学分类中的不完全分割型，颜色呈深绿或红绿色。

（2）组织学观察　肝细胞肿大，胞浆疏松淡染，核消失，毛细胆管有淤胆和胆栓形成，假小叶周围纤维结缔组织分割包绕不完全。

3. 结局

常有持续性黄疸，常见死亡原因为：肝性脑病，食管下段静脉<u>丛</u>破裂出血，继发感染等。

四、病理与临床护理联系

1. 病情观察

①准确记录 24 h 液体出入量，定期测量腹围和体重，以观察腹水消长情况；②密切监测水、电解质以及酸碱平衡的变化；③注意观察患者有无呕吐、黑便、精神异常、腹痛、腹胀、发热等，并及时发现患者有无短期内腹水的迅速增长；有无少尿、无尿以及恶心等表现。

2. 肝硬化与常规护理的联系

（1）休息 肝硬化代偿期的患者可进行适当的活动，失代偿期或活动性肝硬化患者应卧床休息，减少能量消耗，减轻肝脏负担，增加肝的血流量，有助于肝细胞修复，但卧床太久也会导致患者消化不良和情绪不好，可适当酌情安排活动，以不感到疲劳为宜。

（2）饮食 以高热量、高蛋白、高维生素以及碳水化合物为主，蛋白可选择精制蛋白如牛奶、瘦肉、豆类等，以利于肝细胞的修复和维持血浆白蛋白的含量。但对于有血氨增高的患者要限制蛋白质的摄入，防止诱发肝性脑病。禁烟酒，忌滥服药物，以免加重对肝脏的损害。

（3）心理 对患者进行宣传教育，使之了解疾病的发展规律、并发症和诱因等。加强沟通，对患者进行安慰、疏导，减轻其心理压力，促进疾病更好地恢复。

3. 肝硬化门脉高压症与护理的联系

（1）腹水的护理 门脉性肝硬化患者由于门静脉压力增高，导致门静脉淤血以及白蛋白降低，引起腹水形成。有腹水形成的患者要限制水的摄入，进水量要控制在每日 1000 ml 以内，同时应适当控制钠盐的摄入，防止钠水潴留；其次，腹水患者应尽量采取平卧位或抬高下肢，以增加肝、肾的血流量，改善肝细胞营养，同时提高肾小球滤过率，以利于水肿的减轻。

（2）食管静脉曲张的护理 肝硬化门静脉压力增高后，门静脉与腔静脉之间吻合支发生代偿性扩张，部分门静脉血经吻合支绕过肝脏通过腔静脉回心，导致食管下段静脉曲张，管壁变薄，容易破裂出血，严重时可引起出血性休克甚至死亡，所以患者饮食上要避免粗糙、干燥、质硬的食物，以免损伤曲张的食管静脉而引起出血；同时避免使腹内压突然增高的因素，如咳嗽、用力排便等，防止出血的发生。如已经出血，应尽快止血，尽量减少进入肠道的血液，避免诱发肝性脑病。

（3）胃肠道淤血、水肿的护理 门脉高压使胃肠道静脉血回流受阻，胃肠道淤血，胃肠蠕动减慢，消化液分泌减少，患者可出现消化不良、食欲减退等，所以在饮食上应少食多餐，以易消化、高营养、清淡食物为主，避免饮用咖啡、浓茶、辛辣等刺激性的食物，尽量避免腹泻、便秘等。

第五节　肝性脑病

肝性脑病（hepatic encephalopathy）是由于各种严重肝病引起的神经精神综合征。肝性脑病属于肝功能极度衰竭的一种表现，肝性脑病的发生常见于各种原因引起的重型肝炎、重度脂肪肝、肝硬化等。

肝性脑病患者在临床上依据神经精神症状分为四期。①一期（前驱期）：轻微的性格改变和行为异常。②二期（昏迷前期）：以精神错乱、意识模糊、睡眠障碍、行为失常为主要表现。③三期（昏睡期）：以整天昏睡和严重精神错乱为主。④四期（昏迷期）：患者完全丧失神志，进入昏迷状态，呼之不应，不能叫醒。

一、病因与分类

1. 原因

常见原因为各种重型病毒性肝炎、重度药物或酒精性肝损害、重度脂肪肝、肝硬化、肝癌等。

2. 分类

（1）根据毒性物质进入体循环的方式分为两类　内源性肝性脑病和外源性肝性脑病。前者常由于急性严重的肝脏损害，肝细胞广泛坏死，毒性物质经过肝脏但未被解毒即进入体循环；后者常由于慢性肝脏疾病，如肝硬化，由于门静脉压力高导致侧支循环开放，使大量毒性物质绕过肝脏直接进入体循环。

（2）根据发生速度分为两类　急性肝性脑病和慢性肝性脑病。前者常见于各种急性重型病毒性肝炎、急性肝脏中毒、妊娠合并急性脂肪肝等，起病急，病程短，患者迅速昏迷。后者多见于晚期肝癌、肝硬化等，起病缓慢，病程较长，神经精神症状表现出较明显的阶段性，出现昏迷时间相对较晚。

二、发病机制

肝性脑病的发病机制尚未完全阐明，目前认为与脑对毒素的敏感性增加，脑细胞代谢以及脑的信息传递障碍有关。

（一）氨中毒学说

临床上约有80%肝性脑病患者其血及脑脊液中氨水平升高。而且采用各种降低血氨的治疗措施有效。这表明血氨增高与肝性脑病的发生有一定关系。

1. 血氨增高的原因

（1）氨的清除不足　氨对人体来说是有毒的物质，体内产生的氨通常均在肝脏内通过鸟氨酸循环合成尿素后排出体外，当各种严重肝病时，肝脏合成尿素功能障碍，体内尿素合成减少，致使血氨增高；其次，某些慢性肝病，由于门－体侧支循环形成，肠道吸收的氨未经门静脉进入肝脏，直接通过侧支进入体循环当中，致使血氨增高。

（2）氨的生成增多　血氨主要来源于肠道产氨。①食物中未经消化吸收的蛋白质在肠道中分解产生氨，如果消化道出血，血液蛋白质进入肠道也可使肠道产氨增加；②肝硬化晚期合并肾功能衰竭少尿的患者，尿素排出减少，大量尿素进入肠道，在肠道内尿素酶作用下产氨增加；③肝功能严重障碍时，门脉高压，胃肠道淤血水肿，消化吸收不良，肠道细菌活跃，产氨能力增强；④肝性脑病早期，患者躁动不安，肌肉震颤可使肌肉产氨增多。

2. 氨对脑的毒性作用

（1）改变脑内神经递质 正常情况下，脑内兴奋性神经递质与抑制性神经递质保持平衡。血氨增高可影响脑内兴奋性神经递质（谷氨酸、乙酰胆碱）和抑制性神经递质（γ-氨基丁酸）的水平，同时影响神经传递，从而导致神经系统功能紊乱。

（2）干扰脑的能量代谢 脑内神经活动需要能量较多，但脑内贮存的糖原极少，因此脑的能量主要来源于脑内葡萄糖的有氧氧化，当血氨增多，经血脑屏障进入脑内的氨也增多，主要干扰了脑细胞的葡萄糖生物氧化，使能量生成减少，导致脑细胞完成各种功能所需要的能量严重不足，从而不能维持正常的神经系统的兴奋活动。

（二）假性神经递质学说

1. 假性神经递质与肝性脑病的关系

脑干网状结构的上行激动系统具有维持大脑皮质兴奋性的功能。其内部的主要神经递质有去甲肾上腺素和多巴胺等。这些神经递质的传递对维持脑干网状结构上行激动系统的唤醒功能具有十分重要的作用。假性神经递质学说认为，肝性脑病患者表现出的大脑皮质的抑制状态，可能是由于这些正常的神经递质被假的神经递质所取代，从而使这一系统的功能减弱。

2. 假性神经递质的产生

正常情况下，摄入体内的蛋白质经水解产生苯丙氨酸和酪氨酸，在肠道经细菌脱羧酶的作用生成苯乙胺和酪胺，进入肝脏被分解后清除。肝脏功能严重障碍时，由于门静脉压力增高，门静脉血经侧支循环绕过肝脏直接入体循环，过多的苯乙胺和酪胺未被解毒随血流入脑，在脑内被β-羟化酶作用后生成羟苯乙醇胺和苯乙醇胺。羟苯乙醇胺和苯乙醇胺在化学结构上与正常神经递质（去甲肾上腺素和多巴胺）非常相似。它们可以取代正常神经递质被摄取、贮存和释放，但是它们的生物效应比正常神经递质弱，故称为假性神经递质（图15-5）。当脑干网状结构中假性神经递质过多，它们会竞争正常神经递质的受体，可导致正常的神经传递受阻，从而使大脑皮质受到抑制，不能保持觉醒状态，出现一系列神经精神症状，严重时可昏迷。

对于肝性脑病发生机制的研究有几种学说，主要有氨中毒学说、假性神经递质学说、γ-氨基丁酸（GABA）学说、血浆氨基酸失衡学说。这些学说都能够从一定的角度解释肝性脑病的发生机制。有研究发现，氨中毒学说与其他学说密切相关，现有人提出，氨中毒学说为肝性脑病发病的唯一机制，其他学说多涉及的机制均为氨增高所引起的结果。但目前对肝性脑病的发病机制并无定论，有待进一步研究证实。

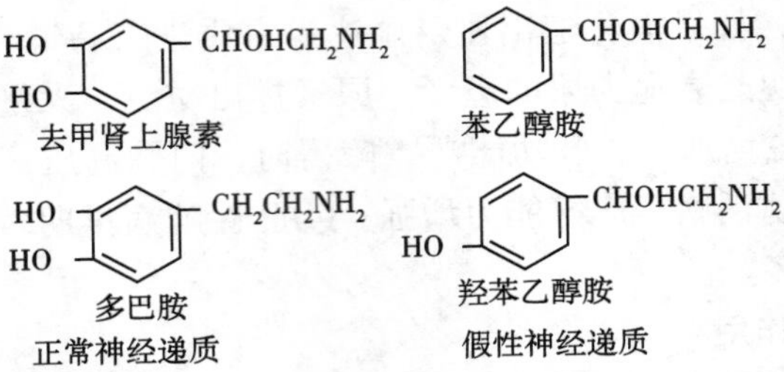

去甲肾上腺素

苯乙醇胺

多巴胺
正常神经递质

羟苯乙醇胺
假性神经递质

图 15 - 5　正常神经递质和假性神经递质

三、诱因

凡能增加毒性物质的来源，提高脑对毒性物质敏感性的因素均可成为肝性脑病的诱因。

1. 上消化道出血

肝性脑病的最常见诱因。以食管下段静脉丛破裂出血常见。肝硬化患者食管下段静脉丛曲张，曲张静脉部位的食管或胃的黏膜变薄，易受损破裂造成出血。如食物的机械性损伤，胃液反流的化学性损伤，以及咳嗽、呕吐、便秘等腹压增加，都可使门静脉压力突然上升，导致曲张静脉的破裂出血，进而大量血浆蛋白进入肠道，使肠道产氨增加；其次出血本身还可使肝细胞缺血，导致肝脏功能下降。

2. 感染

感染发生时，由于脑组织的能量消耗增加，使脑组织对氨的敏感性增加，诱发了肝性脑病的发生；同时感染还可引起体温升高，机体缺氧，加快了蛋白质的分解代谢，产氨增加。

3. 某些药物的使用

止痛、镇静、麻醉以及氯化铵等药物在经肝脏进行代谢时增加了肝脏的负担，不能够被完全解毒，蓄积在体内，使中枢神经系统对药物和氨等毒性物质的敏感性增强；其次大量使用利尿剂，也可因全身循环血量减少而加重脑组织缺血缺氧，使脑对氨的敏感性增加。

4. 抽取腹水不当

腹水在腹腔内的压力其实对于促进门静脉的回流是有一定作用的。对有腹水的肝硬化患者进行腹腔穿刺抽取腹水，抽取腹水的过程如果过多过快，可以使患者腹腔内压力突然解除，门静脉淤血，肝脏缺血缺氧，加重肝细胞损害。同时大量放腹水还可引起电解质的丢失，机体内环境紊乱，诱发肝性脑病。

5. 其他因素

高蛋白饮食、便秘、外科手术、电解质及酸碱平衡紊乱、低血糖低氧血症等均可诱发肝性脑病。

四、病理生理与临床护理联系

1. 病情观察

①及时发现肝性脑病患者的早期症状，早期的发现对于肝性脑病患者的预后至关重要；②及时评估患者的意识状况，监测患者血压、心率、呼吸、脉搏等指标的变化；注意纠正患者的水、电解质以及酸碱平衡紊乱；③观察原发肝病的症状及进展情况，注意出血、休克、感染等情况的发生。

2. 去除和避免诱发因素

（1）避免上消化道出血　出血发生时，大量血浆蛋白进入肠道，产氨增加。故患者饮食宜清淡，防止进食粗糙食物，如有消化道出血，应立即止血并补充新鲜血液，出血停止后，用生理盐水或弱酸性溶液清除肠道内积血，以减少肠道内氨的产生和吸收。

（2）防止感染　如有感染症状出现，及时使用抗生素，控制炎症。

（3）避免使用对肝脏有毒性的药物　避免给患者使用止痛、麻醉、利尿等对肝脏有毒性的药物，当患者出现烦躁不安时，不可为了使患者安静而滥用镇静剂。

（4）保持大便通畅　保证每日一次，以减少肠道内氨的过多吸收。如有便秘时，可采用乳果糖口服，必要时可以灌肠通便。

（5）限制蛋白质摄入　根据患者自身的具体情况控制饮食中蛋白质的摄入量，应多食植物性蛋白，少食动物性蛋白。

（6）控制抽取腹水的量和速度　大量排放腹水时，腹腔压力骤降，门静脉淤血，使肝血流减少，导致肝细胞缺血坏死，可诱发和加重肝性脑病。所以一次抽取腹水的量不应太多，边抽腹水边束紧腹带。

3. 肝性脑病与饮食护理的联系

饮食应控制食物的总热量，以糖类为主，昏迷的患者可以鼻饲给葡萄糖，这样可减少机体分解蛋白质产氨；昏迷患者禁用蛋白质，病情较轻或病情好转后可以适当增加蛋白质的摄入，以植物蛋白为主；食物中应富含维生素，水分不宜过多，尤其对于有腹水或脑水肿的患者。

4. 药物的使用

①使用减低血氨的药物，如：谷氨酸、精氨酸等。②口服乳果糖，降低肠道内的pH 值，减少肠道内氨的产生，并有利于氨的排出。③可应用肠道内抗生素以抑制肠道内细菌的生长、繁殖，从而降低肠道内蛋白质的过多分解，减少肠道内氨的产生。

目标检测

一、名词解释

1. 消化性溃疡

2. 肝硬化

3. 假小叶

4. 肝性脑病

二、填空题

1. 消化性溃疡的主要临床表现为_____和_____。

2. 病毒性肝炎是指由各种肝炎病毒感染引起的以肝细胞_____为主要病变的常见传染性疾病，属于_____性炎。

3. 门脉性肝硬化正常肝小叶被破坏，取而代之的是_____。

三、单项选择题

1. 与消化性溃疡密切相关的病原体是
   A. 链球菌 　　　　　　　　　　B. 大肠杆菌
   C. 幽门螺杆菌 　　　　　　　　D. 葡萄球菌
   E. 以上都不是

2. 消化性溃疡最常见的并发症是
   A. 癌变 　　　　　　　　　　　B. 穿孔
   C. 出血 　　　　　　　　　　　D. 幽门梗阻
   E. 以上都不是

3. 在我国引起肝硬化的主要原因是
   A. 病毒性肝炎 　　　　　　　　B. 慢性酒精中毒
   C. 药物损害 　　　　　　　　　D. 营养不良
   E. 寄生虫感染

4. 下列哪项不是门脉高压症的表现
   A. 脾肿大 　　　　　　　　　　B. 胃肠淤血、水肿
   C. 蜘蛛痣 　　　　　　　　　　D. 腹水
   E. 侧支循环形成

5. 肝性脑病最常见的诱因是
   A. 感染 　　　　　　　　　　　B. 摄入过多的蛋白质
   C. 抽取腹水不当 　　　　　　　D. 上消化道大出血
   E. 滥用镇静剂

6. 肝硬化的特征性病变是
   A. 肝细胞增生 　　　　　　　　B. 肝细胞变性坏死
   C. 假小叶形成 　　　　　　　　D. 纤维结缔组织增生
   E. 小胆管增生

7. 以下对肝性脑病的概念叙述正确的是
   A. 是继发于严重肝脏疾病的脑水肿
   B. 肝脏疾病并发脑损伤
   C. 肝衰竭导致的昏迷
   D. 继发于严重肝脏疾病的神经精神综合征
   E. 由于肝脏疾病而引起的精神异常

8. 以下哪项不是肝功能障碍的表现

    A. 出血倾向   B. 激素灭活不全

    C. 血浆白蛋白合成障碍   D. 黄疸

    E. 腹水

9. 肝硬化最严重的并发症是

    A. 上消化道出血   B. 肝性脑病

    C. 肝肾综合征   D. 黄疸

    E. 感染

四、简答题

1. 简述消化性溃疡的结局及并发症。

2. 简述病毒性肝炎的基本病理变化。

3. 简述肝硬化门脉高压症的表现。

4. 肝硬化肝功能障碍的表现是什么?

五、病例分析题

某患者,45 岁,男性,确诊慢性肝炎 11 年。近日因乏力、腹胀、食欲不振 2 周就诊。查体:面部、前胸部可见数个蜘蛛痣,巩膜中度黄染,腹部膨隆,肝脏轻度肿大,质地偏硬,脾中度肿大,移动性浊音(+)。实验室检查:白细胞、红细胞、血小板均降低,血清白蛋白降低,白/球比例降低。

讨论题:

1. 该患者的诊断结果可能是什么?

2. 根据患者的表现应该采取哪些护理措施?

(杜丽娟)

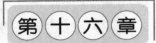

第十六章

泌尿系统疾病

学习目标

掌握：几种常见肾小球肾炎和急、慢性肾盂肾炎的病理与临床护理联系。

熟悉：常见肾小球肾炎和急、慢性肾盂肾炎的基本病理变化。

了解：肾小球肾炎和肾盂肾炎的病因及发病机制。

引导案例 患儿，女，8 岁，少尿、血尿、蛋白尿、面部浮肿 4 天入院。3 周前曾有发热，咽痛，扁桃体肿大。4 天前发现尿颜色较深，呈洗肉水样；尿量减少，每天 160～210 ml；面部浮肿。体格检查，面部浮肿，尤以下眼睑浮肿明显，血压升高（158/100 mmHg）。尿常规显示尿蛋白（＋＋＋），白细胞 4～7/HP，尿红细胞满视野；血肌酐高值升高（172 μmmol/L），尿素氮偏高（9.6 μmmol/L）。

讨论题：

1. 推测患者的肾脏有何病理变化？并作出病理诊断。

2. 患儿为什么会出现少尿、血尿、蛋白尿、面部浮肿、高血压？

3. 在护理该患儿时应注意哪些事项？

泌尿系统由肾、输尿管、膀胱和尿道组成。肾脏是泌尿系统中最重要的脏器，除排泄代谢废物、调节水、电解质和酸碱平衡的主要功能外，还能分泌肾素、促红细胞生成素和前列腺素等生物活性物质。

泌尿系统疾病种类甚多，常见有炎症、肿瘤、代谢性疾病、尿路梗阻、血管疾病和先天性畸形等。本章主要介绍肾小球肾炎、肾盂肾炎和肾功能衰竭等内容。

第一节　肾小球肾炎

肾小球肾炎（glomerulonephritis，GN）简称肾炎，是一组以肾小球损伤和改变为主的变态反应性疾病。肾小球肾炎可分为三类：①原发性肾小球肾炎，是原发于肾脏的独立疾病；②继发性肾小球肾炎，是由免疫性、血管性或代谢性的系统性疾病所致的肾小球病变；③遗传性肾小球肾炎，是一组以肾小球改变为主的遗传性家族性疾病。

本节只叙述原发性肾小球肾炎。

一、病因及发病机制

肾小球肾炎的确切病因和发病机制尚未完全阐明，但研究已证实大部分是由抗原抗体结合形成的免疫复合物沉积于肾小球引起（图 16-1）。

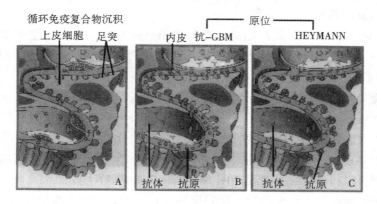

图 16-1　肾小球损伤由循环免疫复合物沉积（A）和原位免疫复合物形成而引起（B、C）
（采自 Bobbins）

与肾小球肾炎有关的抗原分两大类：①内源性抗原，包括肾小球性抗原（肾小球基膜抗原、内皮细胞膜抗原等）和非肾小球性抗原（核抗原、免疫球蛋白和肿瘤抗原等）；②外源性抗原，包括生物性抗原（细菌、病毒、寄生虫、真菌和螺旋体等）和非生物性抗原（药物和异种血清等）。

抗原抗体反应是肾小球损伤的主要原因，其损伤机制主要有两种。

1. 原位免疫复合物形成

肾小球的固有成分（如肾小球基膜）在感染或某些因素作用下结构发生改变而形成自身抗原，或病原微生物与肾小球基膜具有共同抗原性，或经血液循环到达肾小球内的抗原（如细菌、病毒、药物等）与肾小球某一成分结合形成植入性抗原等，均可刺激机体产生相应的抗体，抗原抗体在肾小球内结合形成原位免疫复合物，引起肾小球肾炎。免疫荧光检查显示连续的线性荧光或不连续的颗粒状荧光。

2. 循环免疫复合物沉积

外源性抗原或非肾小球性抗原刺激机体产生相应的抗体，抗原抗体在血液循环中结合形成免疫复合物，随血液流经肾脏时沉积于肾小球的不同部位（如系膜区、内皮细胞与基膜之间、基膜与足细胞之间等），引起不同类型的肾小球肾炎（属Ⅲ型超敏反应）。免疫复合物在电镜下显示为高电子密度的沉积物。免疫荧光检查可显示沉积物内的免疫球蛋白或补体，呈不连续的颗粒状荧光。

二、常见病理类型

本节将介绍几种常见的病理类型。

(一) 急性弥漫性增生性肾小球肾炎

急性弥漫性增生性肾小球肾炎 (acute diffuse proliferative glomerulonephritis) 是临床最常见的类型,以弥漫性毛细血管内皮细胞和系膜细胞增生,伴中性粒细胞和巨噬细胞浸润为主要病理特征。临床简称急性肾炎,好发于儿童,预后较好,多数患儿在数周或数月内痊愈。

1. 病因和发病机制

本型肾炎的发病多与 A 族乙型溶血性链球菌感染有关,通常发生于咽部或皮肤链球菌感染 1~4 周后,链球菌或其他病原体的抗原成分,刺激机体产生相应抗体,二者在血循环中结合形成免疫复合物,沉积于肾小球内,引起损伤。

2. 病理变化

(1) 大体观察 双肾轻、中度肿大,被膜紧张,表面充血,颜色鲜红或有散在出血点,故称"大红肾"或"蚤咬肾"。

(2) 组织学观察 病变肾小球体积增大,毛细血管内皮细胞和系膜细胞肿胀、增生,伴中性粒细胞和单核细胞浸润 (图 16-2)。近曲小管上皮细胞水肿,管腔内出现蛋白管型、红细胞或白细胞管型等。肾间质充血、水肿,少量炎细胞浸润。

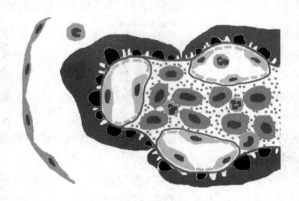

图 16-2 急性弥漫性增生性肾小球肾炎示意图
毛细血管内皮细胞和系膜细胞增生,中性粒细胞和
单核细胞浸润,脏层上皮细胞下见驼峰状电子致密物沉积

3. 病理与临床联系

临床主要表现为急性肾炎综合征,即少尿、血尿、蛋白尿、水肿和高血压。

(1) 尿的变化 肾小球内细胞数的明显增生使毛细血管腔狭窄或闭塞,肾小球血量减少,滤过率下降,而肾小管重吸收功能无明显障碍,可出现少尿,严重者可出现氮质血症。由于肾小球毛细血管损伤,可见镜下或肉眼血尿、轻度蛋白尿和管型尿。

(2) 水肿 一般为轻到中度,以疏松结缔组织如眼睑和面部较明显,严重者波及全身。原因主要是肾小球滤过率降低引起的水、钠潴留。此外,超敏反应引起的全身毛细血管通透性增高可加重水肿。

(3) 高血压 原因主要是钠、水潴留引起血容量增加。

4. 预后

儿童患者预后良好，多数患儿在数周或数月内痊愈。不到1%的患儿转为急进性肾小球肾炎。少数患者，且多为成年人病变缓慢进展，转为慢性肾小球肾炎。

（二）快速进行性肾小球肾炎

快速进行性肾小球肾炎（rapid progressive glomerulonephritis，RPGN），又称急进性肾小球肾炎，是病情急速进展的一种类型，以肾球囊壁层上皮细胞增生，形成大量新月体（crescent）为主要病理特征，故又称新月体性肾小球肾炎（crescentic glomerulonephritis，CrGN）。该型较少见，多见于青壮年，预后差。

1. 病理变化

（1）大体观察　双肾弥漫性肿大，色苍白，皮质表面可有点状出血。

（2）组织学观察　多数肾小球球囊内有特征性的新月体形成。新月体主要由增生的壁层上皮细胞和渗出的单核细胞堆积成层，附着于球囊壁层呈新月形或环状结构（图16－3）。早期新月体为细胞性新月体，之后随胶原纤维增多，逐渐转变为纤维－细胞性新月体和纤维性新月体。

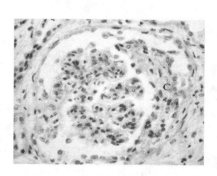

图16－3　新月体性肾小球肾炎
球囊壁层上皮细胞增生形成新月体（C）

2. 病理与临床联系

临床主要表现为快速进行性肾炎综合征，即血尿、蛋白尿、少尿或无尿、氮质血症、水肿、高血压。

（1）尿的变化　肾小球毛细血管壁纤维素样坏死，基膜损伤，常出现明显血尿，伴红细胞管型和中度蛋白尿。大量新月体的形成，使毛细血管丛受压迫和球囊腔阻塞，患者迅速出现少尿、无尿和氮质血症。

（2）水肿　肾小球滤过障碍引起钠、水潴留，出现不同程度水肿。

（3）高血压　肾小球缺血，肾素－血管紧张素系统活性增加，加上钠、水潴留，使血容量增加而导致高血压。随大量肾小球纤维化、玻璃样变，肾单位功能丧失，最终发生肾衰竭。

3. 预后

本病发展迅速，预后较差。患者的预后与新月体形成的数量相关，80%以上的肾小球出现新月体者，在数周或数月后死于尿毒症。

（三）膜性肾小球肾炎

膜性肾小球肾炎（membranous glomerulonephritis）是引起成人肾病综合征最常见的类型，以肾小球毛细血管基膜弥漫性增厚为主要病理特征。本病早期光镜下炎性改变不明显，故又称膜性肾病（membranous nephropathy）。膜性肾小球肾炎为慢性免疫复合物性肾炎。肾小球内原位免疫复合物形成（占多数）或循环免疫复合物沉积，通过补体介导致使基膜损伤。

1. 病理变化

（1）大体观察　双肾肿大，颜色苍白，故称"大白肾"（图16-4）。

（2）组织学观察　早期肾小球病变不明显，之后毛细血管基膜弥漫性增厚，呈接种环（样）状改变。六胺银染色显示基膜外侧有许多钉状突起（称钉突），与基膜垂直相连形如梳齿状。

2. 病理与临床联系

临床常表现为肾病综合征，即大量蛋白尿、低蛋白血症、明显水肿、高脂血症。

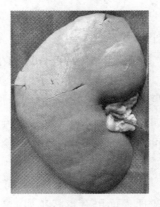

图16-4　膜性肾小球肾炎

（1）大量蛋白尿　由于基膜严重损伤，滤过膜通透性显著增高，引起非选择性蛋白尿，每天尿蛋白超过3.5g。

（2）低蛋白血症　由于大量蛋白随尿排出，导致血浆蛋白大量丢失所致。

（3）明显水肿　低蛋白血症使血浆胶体渗透压降低，组织液生成增多，引起水肿；同时，血容量减少，使醛固酮和ADH分泌增加，引起水钠潴留而加重水肿。

（4）高脂血症　低蛋白血症刺激肝脏内合成脂蛋白增多，使血中胆固醇、三酰甘油增多，出现高脂血症。

3. 预后

起病隐匿，慢性经过，病程较长。少数患者早期治疗，病情可缓解或得到控制；多数患者蛋白尿等症状持续存在，最终发展为慢性肾功能衰竭。

（四）慢性肾小球肾炎

慢性肾小球肾炎（chronic glornerulonephritis）为各种类型肾小球肾炎发展的终末阶段，以弥漫性肾小球发生玻璃样变、纤维化和硬化为主要病理特征，又称慢性硬化性肾小球肾炎（chronic sclerosing glomerulonephritis）。慢性肾小球肾炎多由不同类型的肾炎发展而来，最终以肾小球玻璃样变、纤维化和硬化为结局。临床主要表现为慢性肾炎综合征。

1. 病理变化

（1）大体观察　双肾对称性缩小，颜色苍白，质地变硬，表面呈弥漫性细颗粒状，称为颗粒性固缩肾（图16-5）。切面皮质与髓质分界不清。肾盂周围脂肪组织增多（图16-6）。

（2）组织学观察　早期肾小球分别具有相应类型肾炎的改变。随病变进展，大量肾小球发生玻璃样变和纤维化，所属肾小管萎缩、消失；间质纤维化，出现肾小球集中现象；病变轻的肾单位代偿性肥大；间质有淋巴细胞、浆细胞浸润（图16-7）。

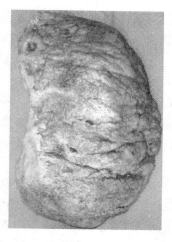

图 16 - 5 慢性肾小球肾炎

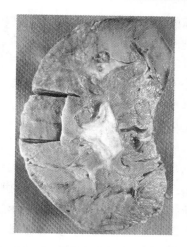

16 - 6 慢性肾小球肾炎（切面）

2. 病理与临床联系

临床主要表现为慢性肾炎综合征，即多尿、夜尿、低比重尿、高血压、贫血、氮质血症和尿毒症。

（1）尿的变化 由于大量肾单位破坏，功能丧失，血液流经残留肾单位时速度加快，肾小球滤过率显著增加，远超肾小管和集合管的重吸收、尿浓缩能力，患者出现多尿、夜尿和低比重尿。

（2）高血压 由于大量肾单位破坏，肾内细小动脉硬化，使肾组织缺血严重，肾素分泌增多，导致血压持续增高。

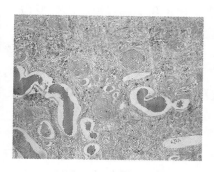

图 16 - 7 慢性肾小球肾炎

（3）贫血 由于肾单位大量破坏，促红细胞生成素分泌减少，同时体内代谢产物堆积抑制骨髓造血、促进溶血，导致贫血。

（4）氮质血症和尿毒症 随病变进展，残存肾单位越来越少，代谢产物不能及时排出，水、电解质和酸碱平衡失调，导致氮质血症和尿毒症。

3. 预后

慢性肾小球肾炎病程进展的速度差异很大，若早期积极合理治疗可控制病变进展；但晚期预后极差，如不能及时进行血液透析或肾移植，患者最终多因尿毒症或由高血压引起的心力衰竭或脑出血而死亡。

三、病理与临床护理联系

1. 尿的变化与临床护理的联系

各型肾炎肾小球的病变导致肾小球血流量减少，滤过率下降，患者可出现少尿，甚至无尿；肾小球滤过膜的损伤，患者可出现血尿、蛋白尿。慢性肾小球肾炎时，因残留肾单位的血流速度快，肾小球滤过率显著增加，远超肾小管和集合管的重吸收、尿浓缩能力，患者出现多尿、夜尿和低比重尿。应密切观察患者的尿量和尿性状的变化，准确记录 24 h 排尿次数及尿量。指导患者合理饮食，控制患者入水量，少尿者禁水、进干食；多尿者，应鼓励多饮水。

2. 肾性水肿与临床护理的联系

各型肾炎肾小球病变导致滤过率下降，水、钠潴留，患者可出现水肿，多发生在组织疏松的部位如眼睑和面部，严重者波及全身。肾病综合征时，低蛋白血症常引起明显水肿。①对于轻度水肿患者，应限制其活动量；严重水肿者应以卧床休息为主。②根据水肿的程度来限制患者的水钠摄入量，隔日测量体重，其变化能有效反映水肿消长情况。对于低蛋白血症引起的明显水肿，应给予优质低蛋白饮食。③对颜面水肿者，应把枕头放高一些，有胸腔积液者易采取半卧位。阴囊水肿者用托带将阴囊托起。④对水肿的皮肤、黏膜，要防破损，保持清洁，如温水擦浴或淋浴，勤换内衣裤，被褥、衣裤应平整、柔软；饭前饭后用漱口液漱口，每日冲洗会阴 1 次。⑤利尿剂治疗时，应密切观察疗效及用药反应，尤其要注意低钾血症。⑥随水肿的出现和加重，患者会出现焦虑、恐惧等心理反应，应积极解释水肿发生原因及各项治疗的目的，并教会他们做自我护理。

3. 肾性高血压与临床护理的联系

各型肾炎肾小球病变致水、钠潴留引起血容量增加，患者可出现高血压。应定时测量患者血压，限制钠盐摄入，重者配合药物降压。同时解除患者思想负担，保持心情愉快，避免大悲大喜。

4. 尿毒症与临床护理的联系

对于尿毒症患者，出现烦躁不安、抽搐时防止舌咬伤，加用床挡。给予高热量、高维生素、优质低蛋白饮食，透析治疗患者应予以优质高蛋白饮食。皮肤瘙痒，可用热水擦浴，切忌用手搔伤皮肤。呼吸有氨味者，应加强口腔护理。患者思想负担重，易失去安全感和信心，护士应对患者加强解释工作，增加战胜疾病的信心，积极配合治疗和护理。

第二节 肾盂肾炎

肾盂肾炎（pyelonephritis）是由细菌感染引起的肾盂、肾间质的化脓性炎症。女性多见，其发病率约为男性的 10 倍。依据病变特点和病程分急性和慢性两类。

一、病因及发病机制

肾盂肾炎主要由肠道革兰阴性菌引起，其中以大肠杆菌最常见（约占 60% ~ 80%），其他细菌和真菌也可致病。急性肾盂肾炎多为单一细菌感染，慢性肾盂肾炎多为几种细菌混合感染。

细菌感染途径主要有两种。

1. 上行性感染（ascending infection）

最常见感染途径，约占 90%。患者下尿道感染时（如尿道炎和膀胱炎），病原菌沿输尿管或输尿管周围淋巴管上行至肾盂、肾盏和肾间质，引起化脓性炎。病变可累及单侧或双侧肾。致病菌主要为大肠杆菌。

2. 血源性（下行性）感染（hematogenous or descending infection）

较少见，约占10%。病原菌从体内某化脓病灶侵入血液，随血流至肾，首先引起肾皮质的化脓性炎，后蔓延至肾间质、肾盏及肾盂。病变多累及双侧肾脏。致病菌主要为金黄色葡萄球菌。

本病的诱发因素如下。①尿道阻塞：下尿道梗阻（如前列腺肥大、泌尿道结石、妊娠子宫或肿瘤的压迫等）引起尿液潴留，影响了尿液的正常冲洗作用，有利于细菌生长繁殖，引起感染。②尿道黏膜损伤：导尿术、膀胱镜检查、泌尿道手术等易损伤尿道黏膜，将细菌带入膀胱引起感染。③膀胱输尿管尿液反流：膀胱输尿管口发育异常、先天性输尿管开口异常及下尿道梗阻时，常可发生尿液反流，含菌的尿液反流入输尿管，甚至反流至肾盂和肾盏，引起感染。

二、类型和病理变化

（一）急性肾盂肾炎

急性肾盂肾炎（acute pyelonephritis）是由细菌感染引起的肾盂和肾间质的急性化脓性炎症。

1. 病理变化

（1）大体观察　肾脏肿大、充血，表面散在大小不等的黄色或黄白色脓肿。有时多个病灶可相互融合形成大脓肿。切面肾盂黏膜充血水肿，表面覆盖脓性渗出物，严重时，可见肾盂内积脓；肾髓质内见黄色条纹，并向皮质延伸（图16-8）。

（2）组织学观察　上行性感染时病变首先累及肾盂，黏膜充血、水肿，并有大量中性粒细胞浸润；炎症沿肾小管及其周围组织扩散，引起肾间质化脓性炎，随后累及肾小管，破坏其结构，脓肿形成；肾小管腔内可见中性粒细胞管型。血源性感染时病变首先累及肾皮质，尤其是肾小球及其周围的间质，逐渐扩展，破坏邻近组织，并沿肾小管和集合管向肾盂蔓延。

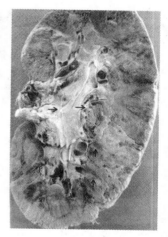

图16-8　急性肾盂肾炎
肾盂内积脓、肾乳头坏死

2. 病理与临床联系

（1）全身表现　起病急，患者常有发热、寒战和白细胞增多等症状。

（2）局部表现　因为肾脏肿大、炎症累及肾周组织，故患者常伴腰部酸痛和肾区叩痛。

（3）尿和肾功能的变化　由于膀胱和尿道的急性炎症刺激，患者常有尿频、尿急、尿痛等尿路刺激征。肾盂和肾间质的化脓性炎可引起脓尿、菌尿、蛋白尿和管型尿，也可出现血尿。白细胞管型尿对肾盂肾炎的临床诊断有意义。急性肾盂肾炎病变呈灶状分布，肾小球通常较少受累，一般不出现高血压、氮质血症和肾功能障碍。

3. 预后

大多数患者经及时、正确治疗，短期痊愈。如果诱因持续存在或治疗不彻底，则容易反复发作转成慢性病变。

（二）慢性肾盂肾炎

慢性肾盂肾炎（chronic pyelonephritis）为肾小管–间质的慢性炎症。多由急性转变而来，也可见病变开始就是慢性经过。据发生机制分为慢性反流性肾盂肾炎（常见）和慢性阻塞性肾盂肾炎两类。

1. 病理变化

（1）大体观察　单侧或双侧肾脏体积缩小，质硬，表面出现不规则的凹陷性瘢痕。切面肾盏、肾盂变形，肾盂黏膜粗糙。双肾病变多不对称。

（2）组织学观察　局灶性的肾小管萎缩，间质纤维化及慢性炎细胞浸润；部分区域肾小管扩张，管腔内可出现均质红染的胶样管型，形似甲状腺滤泡（图16－9）。肾球囊周围纤维化及囊壁呈同心层状纤维化，晚期部分肾小球发生玻璃样变和纤维化（图16－10）。

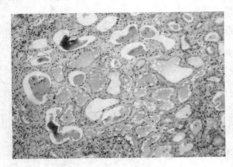

图16－9　慢性肾盂肾炎

部分肾小管扩张，腔内有均质红染的胶样管型，
形似甲状腺滤泡

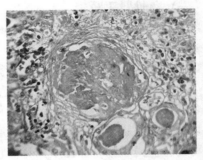

图16－10　慢性肾盂肾炎

肾球囊周围纤维化，肾小球玻璃样变

2. 病理与临床联系

临床病程长，反复发作，迁延不愈。

（1）尿的变化　常有脓尿和菌尿；肾小管损害严重时，尿的浓缩功能下降和丧失，可出现多尿和夜尿。

（2）电解质和酸碱平衡紊乱　大量肾小管损伤，重吸收功能障碍，钠、钾和碳酸氢盐丢失过多，可引起低钠、低钾及代谢性酸中毒。

（3）高血压　肾组织纤维化和间质细小动脉硬化导致局部缺血，肾素、血管紧张素分泌增加，引起高血压。

（4）氮质血症和尿毒症　晚期因大量肾单位破坏，患者最终出现氮质血症和尿毒症。

慢性肾盂肾炎急性发作时，临床表现与急性肾盂肾炎相似。

3. 预后

常反复发作，如能及时去除诱因，尽早彻底治疗，尚可控制病变发展，通过肾功能代偿而不引起严重后果。当病变广泛累及双侧肾脏时，最终可导致患者出现高血压和慢性肾功能衰竭等严重后果而危及生命。

三、病理与临床护理联系

1. 发热与临床护理的联系

急性肾盂肾炎或慢性肾盂肾炎急性发作时，患者因毒血症而出现发热。39℃以下者，无特殊情况，可以等到抗菌药起效后，体温自行下降，但要做好患者及家属的思想工作。39℃以上者，应行冷敷、温水或酒精擦浴等物理降温，必要时给予药物降温。

2. 尿路刺激征与临床护理的联系

急性肾盂肾炎或慢性肾盂肾炎急性发作期，由于膀胱和尿道的急性炎症刺激，患者出现明显的尿频、尿急、尿痛等尿路刺激征。应嘱患者多饮水，每日摄入量 2500 ml以上，以增加尿量，促进细菌、毒素及炎症分泌物排出。要遵医嘱，合理使用抗生素。应指导患者注意个人卫生，保持外阴清洁干燥。留取清洁中段尿送检做细菌学培养。

3. 疼痛与临床护理的联系

急性肾盂肾炎或慢性肾盂肾炎急性发作期，因肾脏肿大、炎症累及肾周组织，患者常出现腰部酸痛和肾区叩痛。应嘱患者卧床休息，采用屈曲位，尽量不要站立或坐立，因为站立时肾脏受到牵拉，会加重疼痛。炎症控制后，疼痛会消失。

第三节 肾功能衰竭

肾脏是人体的重要排泄器官，除具有排泄体内代谢产物、药物、毒物和解毒产物，调节水、电解质、酸碱平衡的功能外，还能分泌肾素、前列腺素、促红细胞生成素、1，25 – 二羟维生素 D_3 等生物活性物质。因此肾脏在维持人体内环境的稳定性中起着重要的作用。

当各种病因引起肾功能严重障碍时，会出现多种代谢产物、药物和毒物在体内蓄积，水、电解质和酸碱平衡紊乱，以及肾脏内分泌功能障碍等一系列病理过程，即肾功能衰竭（renal failure）。

根据病因、发病急缓和病程长短，肾功能衰竭可分为急性和慢性两种。但无论急性还是慢性肾功能衰竭，发展到最严重阶段时，均可导致尿毒症。

一、急性肾功能衰竭

急性肾功能衰竭（acute renal failure，ARF）是指各种病因在短期内引起肾脏泌尿功能急剧障碍，以致机体内环境出现严重紊乱的病理过程。临床主要表现为氮质血症、高钾血症和代谢性酸中毒。多数患者伴有少尿（＜400 ml/d）或无尿（＜100 ml/d），称为少尿型急性肾功能衰竭。少数患者患者尿量不减少（＞400 ml/d），但是氮质血症明显，称为非少尿型急性肾功能衰竭。

（一）原因与发病机制

根据发病原因可将急性肾功能衰竭分为肾前性、肾性和肾后性三大类。

1. 肾前性急性肾功能衰竭

常见于各型休克的早期。由于大失血、脱水、创伤、感染及急性心衰等原因，引起有效循环血量减少，通过交感－肾上腺髓质系统兴奋、肾上腺素合成减少和肾素－血管紧张素系统激活等引起肾血管（尤入球微动脉）强烈收缩，导致肾血流量和肾小球滤过率显著降低。临床出现尿量减少、氮质血症和酸中毒等。因肾小管功能尚属正常，肾实质无器质性损害，故又称功能性急性肾功能衰竭。若肾缺血持续过久，将会引起急性肾小管坏死而转为肾性急性肾功能衰竭。

2. 肾性急性肾功能衰竭

由肾实质器质性病变所引起的 ARF。常见的原因有两类：急性肾小管坏死和肾脏本身疾病。

（1）急性肾小管坏死　最常见原因。主要由肾缺血、肾中毒引起。严重而持久的肾缺血可导致肾小管变性、坏死。肾毒物如重金属（汞、砷、锑、铅等）、药物（新霉素、庆大霉素、先锋霉素、磺胺类、X 线造影剂等）、有机化合物（四氯化碳、酚、甲醇等）、生物毒物（毒蕈、蛇毒等）等经肾脏排泄时，均可引起肾小管变性、坏死。一般认为肾缺血时再加上肾毒物的作用，最易引起 ARF。

（2）肾脏本身疾病　急性肾小球肾炎、急性肾盂肾炎、肾移植排斥反应等。

肾缺血和肾毒物引起肾小管坏死时，肾小管管被坏死脱落的上皮细胞碎片及各种管型阻塞，原尿通过障碍，管腔内压升高，导致肾小球滤过率下降而引起少尿。同时，肾小管内原尿可经上皮细胞坏死脱落处回漏至周围肾间质，称为原尿回漏。其后果直接造成尿量减少，又引起肾间质水肿，肾小管及周围的毛细血管受压，进一步加重肾小管阻塞和肾缺血，使肾小球滤过率进一步下降。

3. 肾后性急性肾功能衰竭

由下尿道（肾盏到尿道口）任何部位的阻塞引起 ARF。常见于双侧尿路结石、盆腔肿瘤、前列腺肥大和前列腺癌等。下尿路阻塞直接导致尿液排出障碍而出现少尿、无尿；同时阻塞处近端尿路内压上升，降低了有效滤过压，使肾小球滤过率降低，引起急性肾功能衰竭。

（二）机体的功能代谢变化

少尿型急性肾功能衰竭发病过程一般可分为少尿期、多尿期和恢复期。

1. 少尿期

为 ARF 的早期阶段，也是病程最危重阶段。此期内环境严重紊乱，持续时间约 5~7 天，短者 1~2 天，长者 1 月，持续时间越长，预后越差。

（1）尿的变化　①少尿或无尿：多数患者发病后迅速出现少尿或无尿，为肾小球滤过率减少、原尿回漏以及肾小管阻塞等多种因素所致。②尿比重低、尿钠高：受损肾小管对原尿的浓缩功能降低，致尿比重低，常固定于 1.010~1.020；受水、钠的重吸收障碍，致尿钠含量 >40 mmol/L。③蛋白尿、血尿和管型尿：由肾小球滤过障碍及肾小管受损所致。

功能性 ARF 与器质性 ARF 少尿期的尿液变化有明显差别（表 16-1）。

表 16 – 1　功能性 ARF 与器质性 ARF 少尿期尿液变化的比较

	功能性肾功能衰竭	器质性肾功能衰竭
尿比重	>1.020	<1.015
尿渗透压	>700mmol/L	<250mmol/L
尿钠含量	<20mmol/L	>40mmol/L
尿沉渣镜检	轻微	蛋白（＋）、RBC（＋）、管型（＋）
尿蛋白	阴性或微量	（＋）～（＋＋＋）
尿/血肌酐比值	>40:1	<10:1

（2）水中毒　由于少尿或无尿、体内分解代谢增强使内生水增多或因水摄入或输入水过多等原因，可发生水中毒。严重者可引起脑水肿、肺水肿及心力衰竭导致患者的死亡。应严格控制 ARF 患者的补液速度和补液量。

（3）代谢性酸中毒　由于肾小球滤过率降低、肾脏的排酸保碱功能下降以及体内固定酸的产生增多，均可使酸性代谢产物在体内潴留而导致代谢性酸中毒。

（4）高钾血症　系急性肾功能衰竭病人最常见、最危险的并发症，是少尿期患者死亡的最主要原因。由于肾排钾减少、组织破坏、细胞分解及酸中毒等使钾从细胞内往细胞外转移；摄入含钾量高的食物或输入库存过久的血液，常导致高钾血症。

（5）氮质血症（azotemia）　由于少尿或无尿，体内蛋白质代谢产物排出障碍，当血液中非蛋白氮（NPN）浓度水平超过正常（25～30 mg/dl）时称为氮质血症。病情严重时往往同时伴有其他毒性代谢产物在体内的潴留，从而发生尿毒症而导致患者死亡。

2. 多尿期

当 24 h 尿量超过 400 ml 时，即进入多尿期。进入多尿期是病情好转、肾功能开始恢复的迹象。随着病程发展，每日尿量可达 3000 ml 以上。

多尿产生的机制主要是：①肾血流量和肾小球滤过功能逐渐恢复；②肾小管阻塞解除，间质的水肿消退；③损伤的肾小管上皮细胞开始再生恢复，但新生的上皮细胞功能尚未成熟，对水钠的重吸收功能低下；④潴留在血液中的代谢废物从肾小球大量滤出，产生渗透性利尿。

多尿期持续约 1～2 周，逐步进入恢复期。

3. 恢复期

多尿期与恢复期之间无明显界限，一般在发病后 1 个月左右开始进入恢复期。在恢复期，肾小管的结构和功能逐渐恢复，尿量基本恢复正常，机体的内环境紊乱得到纠正，临床症状消失。但肾小管的浓缩和酸化功能恢复较慢，通常完全恢复需要数月甚至更长时间。

非少尿型急性肾功能衰竭约占 ARF 的 20%。尿量常在 400～600 ml/d，尿比重低而固定，尿钠低，有氮质血症。肾内病变较轻，肾小管有不同程度损伤。临床症状较轻，病程相对短，并发症少，预后较好。

二、慢性肾功能衰竭

慢性肾功能衰竭（chronic renal failure，CRF）是指各种慢性肾病使肾单位进行性破坏，造成代谢废物潴留，水、电解质与酸碱平衡紊乱和肾内分泌功能障碍的病理过程。

（一）病因和发病机制

1. 病因

（1）原发性肾疾病　慢性肾小球肾炎、慢性肾盂肾炎、肾结核及多囊肾等。其中以慢性肾小球肾炎为最常见，约占50%～60%。

（2）继发性肾疾病　高血压、动脉粥样硬化、糖尿病等引起的肾动脉硬化及全身性红斑狼疮性肾病等。

（3）尿路慢性梗阻　尿路结石、肿瘤、前列腺肥大等。

2. 发展过程

由于肾脏有强大的储备代偿功能，故慢性肾功能衰竭的发展过程可以随着肾实质受损的逐步加重而分为下列四个时期。

（1）肾脏功能代偿期　肾实质破坏尚不严重，内生性肌酐清除率仍在正常值的30%以上。肾脏尚能维持内环境稳定，血液生化指标无异常，无临床症状。但在大手术、休克或严重感染等应激作用下，可出现内环境紊乱。

（2）肾脏功能不全期　肾实质进一步受损，内生性肌酐清除率下降至正常值的25%～30%。肾脏已不能维持内环境稳定，可出现多尿、夜尿、中度氮质血症和贫血等。

（3）肾功能衰竭期　肾脏失去代偿能力，内生性肌酐清除率下降至正常值的20%～25%，机体内环境明显紊乱。有较重的氮质血症、酸中毒、高磷血症、低钙血症、低钠血症、水中毒及严重贫血等。有全身乏力、头痛，恶心等部分尿毒症中毒症状。临床称为氮质血症期或尿毒症前期。

（4）尿毒症期　内生性肌酐清除率下降至正常值的20%以下。血液非蛋白氮在80～100 mg/d 或更高。有明显的水、电解质和酸碱平衡紊乱及多系统器官功能衰竭。临床出现一系列尿毒症中毒症状。

3. 发病机制

慢性肾功能衰竭的发病机制尚不十分清楚，一般认为与健存肾单位进行性减少、肾小管－间质损害、矫枉失衡等有关。

（二）机体的功能代谢变化

1. 尿的变化

（1）夜尿　正常成人白天尿量约占总尿量的2/3，夜间尿量只占1/3。慢性肾功能衰竭患者，早期即有夜间排尿增多的症状，夜间尿量和白天尿量相近，甚至超过白天尿量，这种情况称为夜尿。其形成机制尚不清楚。

（2）多尿　每24 h 尿量超过 2000 ml 称为多尿。其形成机制可能为：①大量肾单位被破坏后，残存肾单位血流量增多，其肾小球滤过率增大，原尿形成增多；②原尿的溶质多、流速快，产生渗透性利尿；③肾间质损伤时，髓袢功能受损，渗透梯度破坏，使尿的浓缩功能降低。

（3）少尿　晚期，当肾单位大量破坏，肾血流量极度减少时，总尿量形成减少，而出现少尿。

（4）等渗尿　慢性肾功能衰竭时，早期因肾脏浓缩障碍和稀释功能正常，尿比重<1.020，称为低渗尿；晚期因肾脏浓缩和稀释功能均障碍，尿比重固定在 1.008 ~ 1.012，称为等渗尿。

2. 氮质血症

当血液中非蛋白氮（NPN）浓度水平超过正常（>40 mg/dl）时称为氮质血症。正常人血中 NPN 为 25 ~ 30 mg/dl；其中尿素氮为 10 ~ 15 mg/dl，尿酸为 3 ~ 5 mg/dl，肌酐为 0.9 ~ 1.8 mg/dl。慢性肾功能衰竭时，由于肾小球滤过率减少，上述 NPN 浓度均有不同程度升高。

3. 水、电解质及酸碱平衡紊乱

（1）水代谢障碍　慢性肾功能衰竭时，对多尿的患者，特别是在伴在呕吐、腹泻时，因肾脏浓缩功能减退，尿量不能相应地减少，故容易发生严重脱水。反之，当静脉输血过多时，又易发生水潴留，甚至引起肺水肿和脑水肿。

（2）电解质代谢障碍　①钠代谢障碍：慢性肾功能衰竭时的肾为"失盐性肾"，由于大量肾单位被破坏，因此残存肾单位维持钠平衡的功能大为降低，致尿钠含量很高，出现低钠血症。②钾代谢障碍：慢性肾功能衰竭患者，只要尿量不减少，血钾可长期维持在正常水平。慢性肾功能衰竭时尿中排钾量固定，与摄入量无关。因此，摄入量超过钾排泄速度，会快速引起高钾血症；反之多尿及反复使用失钾性利尿剂引起的尿钾排出过多，以及厌食、呕吐、腹泻所致的钾摄入不足和丧失过多等还可导致低钾血症。③钙和磷代谢障碍：慢性肾功能衰竭时，钙磷代谢障碍主要表现为血磷升高，血钙降低。在肾功能衰竭早期（GFR>30 ml/min），血磷可在长时间内不升高。这是因为 GFR 减少而引起血磷暂时性升高，但钙磷乘积为一常数，血磷升高可使血钙降低，而血钙降低又可刺激甲状旁腺，引起续发性 PTH 分泌增多，PTH 抑制肾小管对磷的重吸收，可使尿磷排出增多。另外，肾实质破坏后，维生素 D_3 活化障碍及血磷升高刺激甲状旁腺分泌降钙素，使肠道对钙的吸收减少。

（3）代谢性酸中毒　由肾小管泌 H^+ 减少、重吸收 HCO_3^- 减少、肾小球滤过酸性代谢产物（如碳酸、硫酸、磷酸、有机酸等）减少等有关。

（4）肾性高血压　高血压是慢性肾功能衰竭患者的常见症状之一，故称为肾性高血压，其发生机制与钠、水潴留、肾素 - 血管紧张素系统的活性增高、肾脏形成血管舒张物质减少等因素有关。

（5）贫血　97% 的慢性肾功能衰竭患者伴有贫血。其发生机制可能与下列因素的作用有关：①肾脏组织严重受损，形成促红细胞生成素减少；②血液中潴留的毒性物质如甲基胍等对骨髓造血功能具有抑制作用；③毒性物质的蓄积可引起溶血及出血，从而造成红细胞的破坏与丢失。

（6）出血倾向　约有 17% ~20% 慢性肾功能衰竭患者存在出血倾向，主要表现为皮下瘀斑和黏膜出血,如鼻出血和胃肠道出血等。一般认为血小板的功能障碍,是出血的主要病因,可能是体内蓄积的毒性物质(尿素、胍类、酚类化合物等)抑制血小板功能所致。

(7) 肾性骨营养不良 慢性肾功能衰竭时,可见幼儿的肾性佝偻病、成人的骨软化及骨质疏松症等。其发生机制与钙磷代谢障碍和继发性甲状旁腺功能亢进、维生素D_3活化障碍及酸中毒等有关。

三、尿毒症

尿毒症(uremia)是指急性和慢性肾功能衰竭发展到最严重阶段,除水、电解质、酸碱平衡紊乱和肾脏内分泌功能失调外,还出现内源性毒性物质蓄积而引起的一系列自身中毒症状。

(一)病因和发病机制

在肾功能衰竭时,体内许多蛋白质最终代谢产物不能由肾脏排出而蓄积于体内,因而可引起一系列中毒症状,故这类物质称为尿毒症的毒性物质。尿毒症的毒性物质的作用机制,迄今尚未阐明。有资料表明,胍类尤其是甲基胍,以及未知结构的中分子量物质可能是尿毒症时的主要毒性物质,而尿素、肌酐、酚类等也可能和尿毒症某些症状的发生有关。

(二)机体的功能代谢变化

在尿毒症期,除上述水、电解质、酸碱平衡紊乱、贫血、出血倾向、高血压等进一步加重外,还可出现各器官系统功能障碍以及物质代谢障碍所引起的临床表现(表16-2)。

表16-2 尿毒症各器官系统临床表现

系统、代谢	临床表现
神经系统	
中枢神经系统	头昏、头痛、疲乏、记忆力减退、尿毒症脑病
周围神经系统	下肢麻木、刺痛、烧灼感、无力、运动障碍
心血管系统	心律失常、心力衰竭、心包炎
呼吸系统	呼吸加深加快、呼吸有氨味、尿毒症肺水肿、胸腔积液
消化系统	症状出现最早、最突出,消化不良、厌食、恶心、呕吐、胃肠道出血
免疫系统	免疫功能障碍,易感染
皮肤	面色深而萎黄、皮肤瘙痒、干燥、尿素霜
骨	纤维性骨炎、骨软化症、骨质疏松症、骨生成不良
物质代谢	
糖代谢	糖耐量降低,轻度血糖升高
蛋白质代谢	负氮平衡——消瘦、恶病质、低蛋白血症
脂肪代谢	高脂血症

四、病理生理与临床护理联系

（一）急性肾功能衰竭的病理生理与临床护理联系

1. 少尿期与临床护理的联系

少尿期是 ARF 患者病程中最危险的阶段。短时间内出现少尿或无尿，并发水中毒、高钾血症、酸中毒和氮质血症等，出现各个系统器官的功能障碍，严重者可导致死亡。因此，此期要监测肾功能各项指标和水、电解质变化；预防高钾血症；及时纠正酸中毒；严格限制液体进入量；指导患者进行合理饮食，原则上应是适量的优质蛋白质、低钾、低钠、高热量和高维生素的食物。

2. 多尿期与临床护理的联系

多尿期因肾小管重吸收和浓缩功能未完全恢复，会引起脱水、低钾、低钠。因此，此期注意观察血钾、血钠的变化及血压的变化；嘱患者多饮水或按医嘱及时补液和补充钾、钠等，防止脱水、低钾和低钠血症的发生；指导患者饮食要保证足够的热量和维生素，蛋白质可逐日加量，进食含钾多的食物。

3. 恢复期与临床护理的联系

恢复期尿量和尿成分逐渐恢复正常，但肾功能尚未完全恢复。因此要观察用药不良反应，避免食用对肾有损害的食物，定期复查肾功能；给予高热量、高蛋白饮食，提高机体抵抗力；控制及预防感染，防止再度诱发 ARF。

（二）慢性肾功能衰竭的病理生理与临床护理联系

1. 肾功能不全期与临床护理的联系

肾储备代偿能力进一步下降，出现轻中度氮质血症，多尿、夜尿，并发脱水、低钠血症、低钾血症。此期，要密切观察患者病情，记录 24 h 尿量，及时补液、补钾，视排出尿量适当控制钠盐的摄入；清除能增加肾功能负担的诱因，防止肾实质继续破坏。

2. 肾功能衰竭期与临床护理的联系

肾失去代偿能力，出现较重氮质血症，患者出现疲乏、恶心、呕吐、腹泻、代谢性酸中毒、水肿等表现。此期，要密切观察生命体征及水电解质变化，水肿部位、范围、程度，每日测量体重；嘱患者充分休息；给予优质蛋白和充足热量饮食；纠正酸中毒。

3. 尿毒症期与临床护理的联系

尿毒症期，出现少尿，高血压，严重的氮质血症，患者中毒症状明显，出现各系统器官严重的功能障碍。此期，要密切观察病情变化，针对各器官系统功能障碍给予相应处理。若已进行腹膜和血液透析（人工肾），应做好相应护理。

目标检测

一、名词解释

1. 肾小球肾炎

2. 新月体

3. 肾病综合征

4. 肾盂肾炎

二、填空题

1. 慢性肾小球肾炎的主要病变特征为_____。

2. 免疫复合物引起肾小球肾炎的发病机制包括_____和_____两个方面。

3. 肾病综合征临床表现为_____、_____、_____、_____。

4. 急性肾盂肾炎属于_____性炎；最常见的感染途径为_____。

5. 急性弥漫性增生性肾小球肾炎以_____、_____细胞大量增生为特征。

6. 少尿型急性肾功能衰竭的发病过程可分为_____、_____和_____三个阶段。

三、单项选择题

1. 引起急性肾盂肾炎最常见的病原体是

    A. 葡萄球菌   B. 链球菌

    C. 淋球菌   D. 分枝杆菌

    E. 大肠杆菌

2. 急性肾小球肾炎肉眼变化主要呈现

    A. 大白肾   B. 蚤咬肾和大红肾

    C. 多发性小脓肿   D. 多囊肾

    E. 固缩肾

3. 新月体主要由下列哪种细胞增生形成

    A. 系膜细胞   B. 毛细血管内皮细胞

    C. 壁层上皮细胞   D. 间质细胞

    E. 以上均有

4. 膜性肾小球肾炎的肉眼变化是

    A. 大红肾   B. 大白肾

    C. 蚤咬肾   D. 瘢痕肾

    E. 固缩肾

5. 有关肾病综合征的描述，下列哪项除外

    A. 高血压   B. 高脂血症

    C. 明显水肿   D. 低蛋白血症

    E. 大量蛋白尿

6. 急性肾功能衰竭少尿期最严重的并发症是

    A. 水中毒   B. 氮质血症

    C. 高钾血症   D. 代谢性酸中毒

    E. 稀释性低钠血症

四、简答题

1. 简述急性弥漫性增生性肾小球肾炎的病理变化及病理与临床联系。

2. 简述"颗粒性固缩肾"的病理变化及主要的临床表现。

五、案例分析题

1. 患者，男，41 岁，尿频、尿急、尿痛、腰痛和发热 4 天入院。患者 7 天前曾行膀胱镜检查，4 天前开始出现发热，伴腰痛、尿频、尿急、尿痛。查体：T 38.8℃，BP 136/106 mmHg，下腹部轻压痛，双肾区叩痛（＋）。实验室检查：血 WBC 28.9×10^9/L，尿常规显示尿蛋白（＋），WBC 多数/HP，可见脓球和白细胞管型，RBC 5～10/HP，尿培养大肠杆菌（＋）。

讨论题：

（1）推测患者的肾脏有何病理变化？并作出病理诊断。

（2）解释患者为什么会出现尿频、尿急、尿痛、脓尿和菌尿？

（3）在护理该患者时应注意哪些事项？

2. 患者张某，女，29 岁，妊娠反应严重，呕吐频繁，进食困难 7 天急诊入院。患者患慢性肾小球肾炎 7 年。近 2 年来，尿量增多，夜间尤甚。本次妊娠反应严重，呕吐频繁，7 天前开始出现进食困难。入院检查，血清〔K^+〕3.6 mmol/L，内生性肌酐消除率为正常值的 23%，pH 7.39，$PaCO_2$ 5.8 kPa，HCO_3^- 26.4 mmol/L，Na^+ 143 mmol/L。

讨论题：

（1）该患者有无肾功能衰竭、酸碱平衡和钾代谢紊乱？判断依据是什么？

（2）该患者的主要护理要点有哪些？

（舒文环）

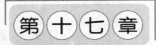

女性生殖系统和乳腺常见疾病

学习目标

掌握：慢性子宫颈炎的常见类型及其病理变化；葡萄胎、侵袭性葡萄胎、绒癌的病理变化特点。

熟悉：子宫内膜异位症、乳腺增生症的病理变化。

了解：女性生殖系统和乳腺常见疾病的病因、发病机制。

引导案例　　患者，王某，女，32岁，农民，近1个月来白带增多，伴腰骶部疼痛、下腹坠胀，于劳累或性生活后加重。妇科检查提示：宫颈肥大并Ⅱ度糜烂。

讨论题：

1. 你考虑患者的初步诊断是什么？

2. 该病常见的类型有哪些？

女性生殖系统和乳腺疾病种类繁多，包括炎症性疾病、肿瘤、内分泌紊乱引起的疾病以及妊娠相关的疾病等。本章主要介绍子宫和乳腺常见的疾病。

第一节　慢性子宫颈炎

慢性子宫颈炎是已婚育龄期妇女最常见的妇科疾病。临床主要症状为白带增多，偶有血性白带、接触性出血，伴下腹坠胀、腰骶部疼痛等。

一、病因和发病机制

慢性子宫颈炎常由急性子宫颈炎迁延而来。多发生于分娩、流产或手术损伤子宫颈后。主要致病菌有葡萄球菌、链球菌、肠球菌等。近年来，由特殊病原体（如沙眼衣原体、淋病奈瑟菌或单纯疱疹病毒）感染引起的慢性宫颈炎病例日益增多。阴道酸性环境被破坏或者长期慢性机械性刺激是子宫颈炎的主要诱因。

二、类型及病理变化

慢性子宫颈炎的基本病理变化：子宫颈黏膜充血水肿，间质内有淋巴细胞、浆细胞和单核细胞等慢性炎细胞浸润（图17－1）。子宫颈腺上皮可伴有增生及鳞状上皮化生，这是炎症修复的表现。

根据临床病理特点慢性子宫颈炎可分为以下几种类型（图17－2）。

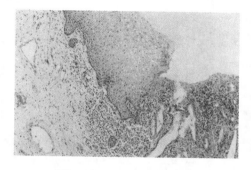

图17－1　慢性子宫颈炎

子宫颈黏膜腺体增生，间质内可见淋巴细胞、浆细胞浸润

1. 子宫颈糜烂

覆盖在子宫颈阴道部的复层鳞状上皮因炎症或损伤而坏死脱落，形成浅表的组织缺损，称为子宫颈真性糜烂，较少见。组织缺损很快被子宫颈管内增生下移的单层柱状上皮取代。由于单层柱状上皮较薄，上皮下血管较易显露而呈鲜红色，病变黏膜看上去像糜烂了一样，故称子宫颈糜烂（图17－2A），这是一种假性糜烂，临床上较多见。目前，西方国家的妇产科教科书已废弃了这一术语，而改称"宫颈柱状上皮异位"，并认为不是病理改变，而是宫颈生理变化之一。

2. 子宫颈息肉

由于慢性炎症刺激，子宫颈黏膜上皮、腺体和间质结缔组织局限性增生，形成带蒂的肿物，称子宫颈息肉（图17－2B）。本质是慢性炎症增生，属良性病变，恶变率很低。

3. 子宫颈腺囊肿

子宫颈的腺腔如果被黏液或化生的鳞状上皮覆盖或阻塞，使黏液潴留，腺体逐渐扩大呈囊状，形成子宫颈腺囊肿（图17－2C），又称为纳博特囊肿。常为多个突出于宫颈的小囊泡，内含无色黏稠分泌物。

4. 子宫颈肥大

长期慢性炎症刺激，使子宫颈的结缔组织和腺体明显增生，整个子宫颈体积增大，称子宫颈肥大（图17－2D）。

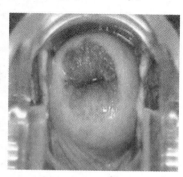

A

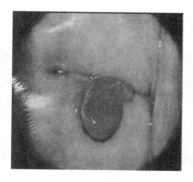

B

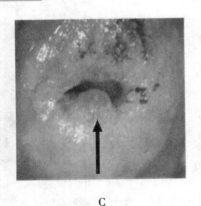
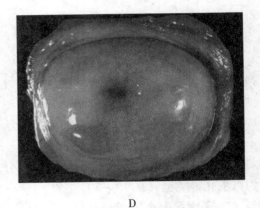

C   D

图 17 - 2   慢性宫颈炎

A. 子宫颈糜烂；B. 子宫颈息肉；C. 子宫颈腺体囊肿；D. 子宫颈肥大

三、病理与临床护理联系

1. 加强卫生宣传教育

从慢性宫颈炎的病因看，病原体感染是关键，宫颈受损是基础，阴道酸性环境被破坏是诱发因素，所以，护士要学会卫生宣传教育，减少子宫颈受损机会，控制病原体入侵，维护阴道酸性环境，从而预防慢性宫颈炎的发生。

2. 注意生活护理

宫颈部炎症常使患者感觉腰骶部疼痛，故应嘱咐患者多休息，注意保暖，增加舒适感。多食水果蔬菜及清淡食物，促进炎症愈合。

宫颈糜烂或者宫颈息肉容易造成接触性出血，加重感染，所以嘱咐患者治疗期间应禁止性生活。

3. 加强病情观察

宫颈糜烂与宫颈癌外观相似，且宫颈糜烂有恶变的可能，所以在治疗前应先做宫颈刮片，排除早期宫颈癌。宫颈糜烂久治不愈者，可接受手术治疗，防止恶变。

第二节　子宫内膜异位症

子宫内膜异位症是指具有生长功能的子宫内膜组织出现在非正常部位。子宫肌壁内的子宫内膜异位症通常称为子宫腺肌病。绝大多数异位于卵巢、子宫骶骨韧带等盆腔内组织。

一、病因

病因未明，种植及移植学说认为，在月经期，经血倒流经输卵管进入盆腔，子宫内膜碎片种植在盆腔及腹膜表面；或经淋巴道、血道到淋巴结和远隔部位；或在子宫手术时将子宫内膜种植在腹壁切口处等等。

二、病理变化

主要病理变化为异位的子宫内膜随卵巢激素的变化而发生周期性出血及其周围组织纤维化，在病变区形成紫褐色斑点或小泡，甚至发展为大小不等的紫蓝色实质结节或包块。病变可因部位和程度不同而有所差异。较为典型的有子宫腺肌病和卵巢子宫内膜异位症。

（一）子宫腺肌病

子宫腺肌病是指子宫壁肌层内出现子宫内膜的腺体及间质。主要临床表现为子宫增大，渐进性痛经及月经过多。

大体观察：子宫均匀增大或不规则增大。切面可见增厚的子宫肌层中散在大小不等的小腔，有些腔内含血性浆液或巧克力样液，有时可见棕色含铁血黄素沉着。组织学观察：子宫肌层中出现子宫内膜腺体及间质，呈岛状分布，其周围有肥大的平滑肌纤维（图 17-3）。

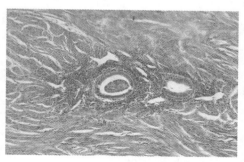

图 17-3　子宫腺肌病

（二）卵巢子宫内膜异位症

狭义的子宫内膜异位症是指子宫内膜异位于子宫以外的组织及器官，如卵巢、子宫直肠陷凹、输卵管、子宫韧带、阴道等，最多见的子宫内膜异位症为卵巢子宫内膜异位症。一般好发于青年妇女和不孕症妇女。主要症状为继发性渐进性痛经。

大体观察：卵巢子宫内膜异位症常见于卵巢表面，形成结节状肿物，多为双侧。异位的子宫内膜在卵巢激素作用下，发生周期性变化，随月经反复出血，在局部可形成大小不等的囊腔，囊内充满陈旧的咖啡色血液，似巧克力色，称巧克力囊肿（图17-4），也称子宫内膜异位囊肿。组织学观察：在其囊壁内可找到子宫内膜腺体及间质。

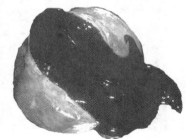

图 17-4　巧克力囊肿

三、病理与临床护理联系

从子宫内膜异位症的发病原因看，应积极治疗原发病，注意经期卫生和保健，避免经期医学检查，防止经血倒流；子宫手术过程中，应严格避免操作引起的子宫内膜种植；宣传提倡适龄婚育和药物避孕，减少子宫内膜的损伤。

从病理特点看，由于经血不断产生和聚集，囊肿可继续增大，内压不断增高，引起渐进性痛经和子宫增大。如果囊肿破裂，可引起腹腔出血和附近组织粘连。所以，应加强对痛经患者的指导。对引起不孕的患者进行耐心细致的心理护理。

第三节 滋养细胞疾病

葡萄胎、侵蚀性葡萄胎和绒毛膜癌是一组以滋养细胞异常增生为病变特点的疾病。病因未明，可能与卵巢功能不足或衰退，使受精卵发育异常或胎盘形成异常有关。患者血清和尿液中人类绒毛膜促性腺激素（human chorionic gonadotopin，HCG）含量高于正常妊娠，HCG 是滋养细胞疾病临床诊断、随访观察和评价疗效的辅助指标。

一、葡萄胎

葡萄胎又称水泡状胎块，是胎盘绒毛的一种良性病变，以胎盘绒毛间质高度水肿，滋养层细胞异常增生为主要特征。20 岁以下和 40 岁以上女性多见，经产妇多于初产妇，东南亚地区高于欧美国家。我国葡萄胎的发病率大约为 1/1500 次妊娠。曾患过葡萄胎的女性再发的风险增加 20 倍。

（一）病理变化

1. 大体观察 病变局限于宫腔内，不侵入肌层。胎盘绒毛高度水肿，形成透明或半透明的薄壁水泡，内含清亮液体，有蒂相连，形似葡萄（图 17-5）。若所有绒毛都呈葡萄状，称为完全性葡萄胎；若部分绒毛呈葡萄状，部分绒毛正常，伴有或不伴有胎儿及其附属器官，称为不完全性或部分性葡萄胎（图 17-6）。

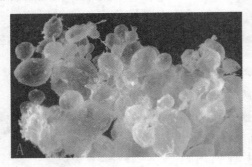

图 17-5 完全性水泡状胎块
扩张的绒毛膜绒毛，典型的"葡萄串"表现

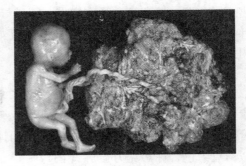

图 17-6 部分性葡萄胎

2. 组织学观察 葡萄胎有以下三个特点：①绒毛因间质高度水肿而增大；②绒毛间质内血管减少或消失；③滋养层细胞有不同程度增生，并具有一定的异型性（图 17-7）。滋养层细胞增生是葡萄胎的最重要的特征。

（二）病理与临床护理联系

胎盘绒毛水肿致子宫明显增大，与妊娠月份不符。由于滋养层细胞增生，产生大量的人绒毛膜促性腺激素（HCG），所以，患者血和尿中人绒毛膜促性腺激素（HCG）明显增高，

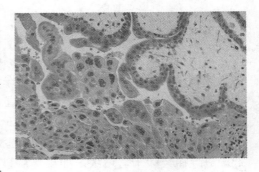

图 17-7 完全性葡萄胎
胎块绒毛呈空腔状，周围的滋养
细胞增生并具有一定的异型性

这是协助诊断葡萄胎的重要指标。由于增生的滋养层细胞侵袭血管能力很强，导致子宫反复不规则流血，偶有葡萄状物流出。大多数患者可经超声检查确诊。

葡萄胎经彻底清宫后，绝大多数能痊愈。约有10%转变为侵蚀性葡萄胎，2.5%左右可恶变为绒毛膜上皮癌。所以患者应密切随访观察，定期监测HCG。应向患者讲清随访的时间和内容。

伴有部分性葡萄胎的胚胎通常在妊娠的第10周死亡，在流产或刮宫的组织中可见部分胚胎成分，其生物学行为亦和完全性葡萄胎有所不同，极少演化为绒毛膜上皮癌。

葡萄胎患者的心理护理很重要，应让患者了解葡萄胎是良性病变，经治疗能恢复正常。同时，让患者了解葡萄胎的治疗过程，以解除顾虑，减轻不良心理反应，增加患者战胜疾病的信心。

二、侵蚀性葡萄胎

葡萄胎组织侵入子宫肌层甚至子宫以外，即侵蚀性葡萄胎，又称恶性葡萄胎，属交界性肿瘤。局部侵蚀能力强，但远处转移能力不如绒毛膜癌。

（一）病理变化

1. 大体观察 子宫肌层内可见侵入的大小不等的水泡状胎块（图17-8A），有的穿透子宫壁引起出血，子宫腔内可见水泡状组织。有些患者可有阴道、外阴及肺、脑转移结节，呈紫蓝色。

2. 组织学观察 子宫壁肌层内可见滋养层细胞浸润、增生，细胞异型性明显，绒毛间质水肿。常见出血坏死，其中可见水泡状绒毛或坏死的绒毛（图17-8B）。

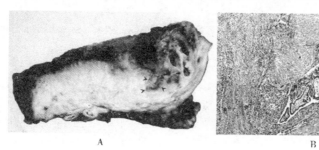

图17-8 侵蚀性葡萄胎
A 切面显示扩张的绒毛并有肌层侵犯（箭头）
B 子宫肌层内的胎块绒毛（V），有水肿的纤维轴心，周围有增生的滋养叶细胞（P）

（二）病理与临床护理联系

临床上，侵蚀性葡萄胎多发生在葡萄胎清宫后6个月内，由于侵入子宫肌层的滋养层细胞仍在增生，患者血、尿HCG持续阳性。需教会患者正确留置晨间第1次尿，以进行尿HCG酶联免疫检测。滋养层细胞侵入血管，患者阴道持续或不规则出血；有血道转移时，可在阴道壁、外阴、肺、脑等处形成转移结节，破溃后可大量出血。护理人员应注意观察出血的量、性质及颜色等，及早发现异常情况，以便及时采取措施。侵蚀性葡萄胎因滋养层细胞侵蚀到子宫肌层，故刮宫不易清除，但侵蚀性葡萄胎对化疗敏感；护理人员应积极做好化疗的准备工作，保证正确执行给药途径，并认真仔细地做好化疗药物反应的护理。还要做好心理护理，消除患者的心理恐惧，使患者能积极配合治疗。

三、绒毛膜癌

绒毛膜癌也称绒毛膜上皮癌，简称绒癌，是起源于绒毛滋养层细胞的恶性程度很高的肿瘤。发病年龄以30岁左右女性多见。绝大多数与妊娠有关，尤其与不正常妊娠关系密切。约50%继发于葡萄胎，25%继发于自然流产，20%发生于正常分娩后，2.5%发生于异位妊娠。和葡萄胎一样，亚非地区的发病率明显高于欧美国家，发病机制不详。

（一）病理变化

1. 大体观察　癌结节呈单个或多个，位于子宫的不同部位，大者可突入宫腔，常侵入深肌层，甚而穿透宫壁达浆膜外。由于出血坏死明显，癌结节质软，色暗红或紫蓝色（图17-9A）。

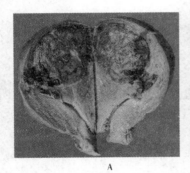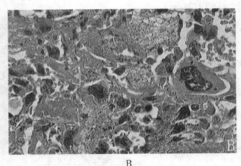

图17-9　绒毛膜癌
A 绒毛膜癌大体观察
B 绒毛膜癌组织学观察：绒毛不存在，明显异型性的胚胎滋养层细胞增殖显著

2. 组织学观察　瘤组织由分化不良的细胞滋养层细胞和合体细胞滋养层细胞两种瘤细胞组成，细胞异型性明显，核分裂象易见（图17-9B）。两种细胞混合排列成巢状或条索状，偶见个别癌巢主要由一种细胞组成。肿瘤自身无间质血管，依靠侵袭宿主血管获取营养，故癌组织和周围正常组织有明显出血坏死。癌细胞不形成绒毛和水泡状结构，这一点和侵蚀性葡萄胎明显不同。

除子宫外，和葡萄胎一样，异位妊娠的相应部位也可发生绒毛膜癌。

（二）扩散

绒毛膜癌侵袭破坏血管能力很强，除在局部破坏蔓延外，极易经血道转移，以肺和阴道壁最常见，其次为脑、肝、脾、肾和肠等。少数病例在原发灶切除后，转移灶可自行消退。

（三）病理与临床护理联系

临床主要表现为葡萄胎流产和妊娠数月甚至数年后，阴道出现持续不规则流血，子宫增大，血或尿中 HCG 持续升高。血道转移是绒毛膜癌的显著特点，出现在不同部位的转移灶可引起相应症状。如有肺转移，可出现咯血、胸痛；脑转移可出现头痛、呕吐、瘫痪及昏迷；肾转移可出现血尿等症状。护士应仔细观察，注意病情变化。

护士应做好症状护理、化疗药物的护理，促进患者治愈。与患者及时沟通，介绍相关的医学知识和治疗手段，使患者积极配合医生的治疗。做好心理护理，增强患者战胜疾病的信心。

第四节　乳腺增生症

乳腺增生性病变是最常见的乳腺疾病，多发于 25～45 岁之间的女性，绝经前达发病高峰，绝经后一般不再进展，极少在青春期前发病。目前认为本病的发生系卵巢内分泌失调所致，孕激素水平下降，雌激素水平升高，刺激乳腺实质和间质过度增生。表现为乳腺肿块或结节（单发或多发），乳房周期性胀痛或刺痛（单侧或双侧）。根据组织增生特点，常见乳腺纤维囊性变和硬化性腺病两种类型。

一、乳腺纤维囊性变

1. 组织学观察　以乳腺小叶末梢导管和腺泡扩张，间质纤维组织增生为主要的病理变化。不伴上皮组织增生者，称为非增生型乳腺纤维囊性变；同时伴有上皮组织增生的，称为增生型乳腺纤维囊性变。增生的上皮组织如果伴有不典型增生，有演化为乳腺癌的可能，属癌前病变。

2. 大体观察　囊肿常为双侧，多灶性分布，触诊边界不清，大小不一，多少不等，相互聚集的小囊肿和增生的间质纤维组织相间交错，可产生斑驳不一的外观。大的囊肿含有半透明的浑浊的液体，外表面呈蓝色，故称作蓝顶囊肿（图 17－10）。

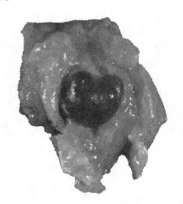

图 17－10　乳腺纤维囊性变

二、硬化性腺病

硬化性腺病是增生性纤维囊性变的一种少见类型。组织学观察：主要特征为小叶末梢导管上皮、肌上皮和间质纤维组织增生，小叶中央或小叶间的纤维组织增生使小叶腺泡受压而扭曲变形，一般无囊肿形成。肉眼观察：灰白质硬，与周围乳腺界限不清。

三、病理和临床护理联系

乳腺增生性病变的发生和内分泌有关，女性应调整好心态，保持乐观情绪。学会进行乳房自我检查，发现肿物或者有周期性胀痛或刺痛时及时就医。护理时注意关心和理解患者的不适，讲解相关的医学知识，消除患者的恐惧心理。

<h1>目标检测</h1>

<h2>一、名词解释</h2>

1. 宫颈糜烂
2. 巧克力囊肿
3. 葡萄胎

<h2>二、填空题</h2>

1. 慢性子宫颈炎常见的病理类型有_____、_____、_____、和_____。
2. 常见的子宫内膜异位症有_____和_____。
3. 葡萄胎镜下诊断依据是_____、_____和_____。
4. 侵蚀性葡萄胎与良性葡萄胎不同之处是水泡状绒毛侵入子宫_____层。
5. 绒毛膜癌具有诊断性特征的两种细胞分别是_____和_____。
6. 子宫绒毛膜癌的主要转移途径是_____，最常转移的脏器是_____。

<h2>三、单项选择题</h2>

1. 慢性宫颈炎的肉眼形态可呈红色糜烂状，其病变本质是
    A. 黏膜缺损
    B. 鳞状上皮层脱落消失
    C. 真性糜烂
    D. 宫颈管内柱状上皮外移取代了宫颈阴道部鳞状上皮
    E. 表面出血

2. 宫颈糜烂伴鳞状上皮化生，提示
    A. 轻度不典型增生
    B. 中度不典型增生
    C. 重度不典型增生
    D. 原位癌
    E. 糜烂愈合过程

3. 子宫外子宫内膜异位症最常见于
    A. 子宫直肠窝
    B. 输卵管
    C. 子宫韧带
    D. 卵巢
    E. 阴道

4. 卵巢巧克力囊肿实质上是
    A. 输卵管卵巢囊肿
    B. 卵巢子宫内膜异位囊肿
    C. 卵巢囊腺瘤合并出血
    D. 卵巢囊性畸胎瘤
    E. 卵巢黄体囊肿合并出血

5. 下列哪一项不是葡萄胎镜下特点
    A. 绒毛间质血管充血
    B. 绒毛间质高度水肿
    C. 绒毛膜的滋养层上皮细胞增生
    D. 绒毛间质血管消失
    E. 绒毛膜滋养层上皮细胞可出现不同程度的不典型增生

6. 与葡萄胎相比，恶性葡萄胎的特征是

    A. 出血坏死明显   B. 可见绒毛水肿

    C. 滋养细胞增生   D. 有侵袭行为

    E. 绒毛间质血管消失

7. 恶性葡萄胎与绒毛膜癌的主要区别是

    A. 出血坏死明显   B. 细胞增生和具有异型性

    C. 转移到远处脏器   D. 有绒毛结构

    E. 浸润肌层

8. 下列哪项不是绒癌的特点

    A. 大多与妊娠有关，高发年龄为 20 ~ 30 岁

    B. 瘤组织出血，坏死明显

    C. 绒毛细小，间质少

    D. 癌细胞异型性明显

    E. 易从血道转移到肺、阴道等

9. 中年女性，一年前有流产史，现阴道流血不止，贫血外观，子宫体积增大。近来咳嗽、咯血。最可能的诊断是

    A. 肺癌   B. 肺结核

    C. 子宫绒毛膜癌   D. 葡萄胎

    E. 子宫内膜癌

四、简答题

1. 慢性子宫颈炎常见的病理类型有哪些？

2. 试比较葡萄胎、侵蚀性葡萄胎及绒毛膜癌的病变的异同点。

五、案例分析题

患者，女，35 岁，曾人工流产 1 次，人工流产术后出现痛经，月经期痛经明显，伴有腰骶部酸痛，经血量多，病情逐渐加重，且月经期前乳房胀痛，烦躁易怒。妇科检查：子宫后倾，较正常稍大，触痛。当日盆腔超声检查证实：子宫增大，边界清楚，肌层增厚，回声不均。

试分析：

1. 你判断该患者有可能是何种疾病？

2. 该病的常见类型有哪些？

（刘新华　游晓功）

第十八章

传染病

学习目标

掌握：各种传染病的病理变化、病理与临床护理联系。
熟悉：各种传染病的病因、病理与主要临床表现。
了解：各种传染病的发病机制、结局、并发症。

引导案例 患者，女，55岁，半个月前无明显诱因出现乏力、食欲减退，无恶心、呕吐。6天前渐感胸痛、咳嗽、咳痰，偶有痰中带血，伴发热，以午后为甚，夜间盗汗。

体检：T 38℃，P 100 次/分，R 24 次/分，BP 105/75 mmHg。急性病容，神志清，全身淋巴结无肿大；右肺呼吸音增粗，可闻及细湿啰音；心率 100 次/分，心律齐，无杂音。

血常规：RBC 4.5×10^{12}/L，Hb 115 g/L，WBC 11×10^9/L，N 54%，L 44%；痰结核菌涂片检查（＋）。

X线胸片：右上肺野有斑片状阴影，密度欠均匀，边缘模糊。

讨论题：

1. 该患者可能是何种疾病，并说明诊断依据。

2. 根据患者的表现应采取哪些护理措施？

传染病是由病原微生物引起的、具有传染性的、在一定条件下能造成流行的一类炎症性疾病。传染病曾在世界各地流行，严重威胁人的健康。本章主要介绍临床上常见的几种传染病。

第一节　结核病

结核病（tuberculosis）是由结核杆菌引起的一种常见慢性传染病，以肺结核最为多见。典型病变是形成结核结节和发生不同程度的干酪样坏死。

一、病因及发病机制

结核病的病原菌是结核杆菌，对人体有致病作用的主要为人型结核杆菌，其次是牛型结核杆菌。结核杆菌的致病力主要与菌体成分脂质、蛋白和多糖类有关。①脂质中的索状因子能使结核杆菌在动物体内具有毒力；腊质 D 能引起强烈的变态反应，造成机体的损伤；磷脂还能使炎症灶中的巨噬细胞转变为类上皮细胞，从而形成结核结节。另外，脂质还可保护菌体不易被巨噬细胞消化。②蛋白质与蜡质 D 结合后能使机体发生变态反应，引起组织坏死和全身中毒症状，并能促进结核结节的形成。③多糖类可引起局部中性粒细胞浸润，并作为半抗原参与免疫反应。

结核病主要经呼吸道传染，少数经消化道感染（食入带菌的食物、含菌的牛奶等），偶可由皮肤伤口感染。

结核病的发生和发展主要与感染细菌的数量、细菌毒力的大小及机体的免疫反应、变态反应有关，尤其是后者在结核病的发病学上起着重要的作用。

用卡介苗接种未感染结核杆菌人（主要是新生儿）的皮内，以代替初次结核杆菌感染，使机体获得免疫力，是目前预防结核病的有效方法。

二、结核病的基本病变

结核病是炎症性病变，具有一般炎症的变质、渗出和增生三种变化，但其基本病变与机体的免疫状态有密切的关系（表 18－1）。

表 18－1　结核病的基本病变与机体的免疫状态

病变	免疫力	变态反应	菌量	毒力	病变特征
坏死为主	低	强	多	强	干酪样坏死
渗出为主	低	较强	多	强	浆液性、浆液纤维素性炎
增生为主	较强	较弱	少	较低	结核结节

1. 渗出为主的病变

出现在结核病的早期或机体抵抗力低下、菌量多、毒性强或变态反应较强时。主要表现为浆液性或浆液纤维素性炎。此型病变好发于肺、浆膜、滑膜和脑膜等处。病变早期局部有中性粒细胞浸润，但很快被巨噬细胞取代。在渗出液和巨噬细胞内可查见结核杆菌。渗出物可完全吸收不留痕迹，或转变为以增生为主或以坏死为主的病变。

2. 坏死为主的病变

在结核杆菌数量多、毒力强，机体抵抗力低或变态反应强烈时，渗出性和增生性病变均可继发干酪样坏死。由于含脂质较多，此种坏死组织呈淡黄色，均匀细腻，质地松软，状似奶酪，故称干酪样坏死。镜下为红染无结构的颗粒状物，多数内含一定量的结核杆菌。干酪样坏死对结核病的病理诊断具有一定的意义。

3. 增生为主的病变

当细菌数量少、毒力较低或人体免疫反应较强时，则发生以增生为主的病变，形成具有诊断价值的结核结节（结核性肉芽肿）（图 18－1）。

结核结节(tubercle）是由上皮样细胞（epi-thelioid cell）、朗格汉斯巨细胞（Langhans giant cell）及外围局部集聚的淋巴细胞和少量反应性增生的成纤维细胞构成。典型的结核结节中央有干酪样坏死。上皮样细胞是由巨噬细胞吞噬结核杆菌后体积逐渐增大转变而成，呈梭形或多角形，胞质丰富，境界不清。核呈圆或卵圆形，染色质甚少，甚至可呈空泡状，核内有1～2个核仁。多数上皮样细胞互相融合或一个

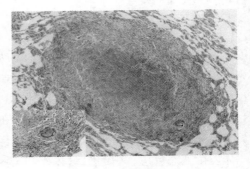

图18-1　结核结节

上皮样细胞，细胞核分裂胞质不分裂形成朗格汉斯巨细胞。朗格汉斯巨细胞为一种多核巨细胞，胞质丰富，核与上皮样细胞核相似，核数由几个、十几个到几十个不等，有超过百个者。核排列在胞质的周围呈花环状、马蹄形或密集在胞体的一端。

变质、渗出、增生三种变化可同时存在，而临床上往往以某一种改变为主，并且可以互相转化。

三、结核病基本病变的转化规律

在机体抵抗力增强时，结核杆菌逐渐被抑制、杀灭，病变转向愈合；反之，则转向恶化。

1. 转向愈合

（1）吸收消散　为渗出性病变的主要愈合方式。渗出物经淋巴道、血道吸收，使病灶缩小或消散。X线检查可见，边缘模糊、密度不均、呈云絮状的渗出性病变的阴影逐渐缩小或被分割成小片，以至完全消失，临床上称为吸收好转期。较小的干酪样坏死灶和增生性病灶如治疗得当也可吸收消散。

（2）纤维化、纤维包裹及钙化　增生性病变和小的干酪样坏死灶可逐渐纤维化，最后形成瘢痕而愈合（发生纤维化的病灶，一般已无结核杆菌存活，可谓完全痊愈）；较大的干酪样坏死灶难以完全纤维化，则有其周边的纤维组织增生将坏死物包裹，以后干酪样坏死物逐渐干燥浓缩，并有钙盐沉着而发生钙化。在包裹、钙化的结核灶内仍有少量结核杆菌存活，此病变临床虽属痊愈，但当机体抵抗力降低时仍可复发进展。X线检查，纤维化病灶呈边缘清楚、密度增高的条索状阴影；钙化灶则为密度甚高、边缘清晰的阴影。临床上称为硬结钙化期。

2. 转向恶化

（1）病灶扩大　病变恶化进展时，病灶周围出现渗出性病变，范围不断扩大，并继发干酪样坏死。X线检查可见病灶周围出现絮状阴影，边缘模糊，临床上称为浸润进展期。

（2）溶解播散　病情恶化时，干酪样坏死物发生溶解、液化，液化物中的结核杆菌可经支气管、淋巴道、血道播散，形成新的病灶。X线检查，可见病灶阴影密度深浅不一，出现透光区及大小不等的新病灶阴影。临床上称为溶解播散期。

四、肺结核病

结核病中最常见的是肺结核病。因初次和再次感染结核杆菌时机体反应性的不同，肺结核病可分为原发性和继发性两大类。

（一）原发性肺结核病

机体初次感染结核杆菌引起的肺结核病称原发性肺结核病（primary pulmonary tuberculosis）。多见于儿童，故又称儿童型肺结核病。

1. 病理变化

原发性肺结核病的病理形态特征是原发综合征的形成。结核杆菌被吸入肺后，常在通气较好的肺上叶下部或下叶上部靠近胸膜处形成炎性实变灶，称原发病灶。

原发病灶通常只有一个，偶尔也有两个甚至两个以上者，以右肺多见。大体观察，原发病灶常呈圆形，直径多在1 cm左右，色灰黄。病变开始时为渗出性病变，继而中央发生干酪样坏死，周围形成结核结节。因初次感染，机体缺乏对结核杆菌的特异性免疫力，原发病灶的结核杆菌很快侵入淋巴管，循淋巴液到达肺门淋巴结，引起结核性淋巴管炎和肺门淋巴结结核，受累淋巴结肿大，发生干酪样坏死。肺的原发病灶、结核性淋巴管炎和肺门淋巴结结核三者合称原发综合征（图18-2）。X线检查病灶呈哑铃状阴影。

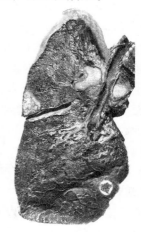

图18-2 原发综合征

2. 病变转归

（1）愈合 绝大多数原发性肺结核病患者由于机体免疫力逐渐增强而自然愈合。小的病灶可完全吸收或纤维化，较大的干酪样坏死灶则发生纤维包裹和钙化。

（2）恶化 少数患儿由于营养不良或合并其他疾病（如流感、麻疹、百日咳、肺炎等），使病情恶化，肺内及肺门的病灶继续扩大，并通过不同途径播散。①淋巴道播散：肺门淋巴结病灶的结核杆菌可沿淋巴管蔓延到气管旁、纵隔、锁骨上下及颈部淋巴结，也可逆行至腹膜后、肠系膜及腋下等淋巴结，引起淋巴结结核病，重者干酪样坏死液化，并穿破局部皮肤，形成窦道；②血道播散：结核杆菌可直接侵入血流或由淋巴道经胸导管入血而引起血道播散。由于进入血流的菌量多少及机体的免疫力强弱不同，可引起全身粟粒性结核病、肺粟粒性结核病、肺外器官结核病等不同类型；③支气管播散：肺原发病灶或肺门淋巴结的结核杆菌可侵入附近支气管，沿支气管播散到肺组织引起渗出性病变。原发性肺结核病支气管播散者较少见。

（二）继发性肺结核病

继发性肺结核病（secondary pulmonary tuberculosis）是指机体再次感染结核杆菌所引起的结核病。多见于成人，故又称成人型肺结核病。因患者对结核杆菌已有一定的免疫力，继发性肺结核病与原发性肺结核病有以下不同：①病变多从肺尖开始；②肺门淋巴结一般不受累；③主要通过支气管播散；④病程较长，病变复杂，病变有时以增生性病变为主，有时则以渗出、坏死变化为主，常新旧病变交杂存在。

表 18 – 2　原发性肺结核病和继发性肺结核病的比较

	原发性肺结核病	继发性肺结核病
结核杆菌感染	初次	再次
好发人群	儿童	成人
特异性免疫力	低	一般较高
起始部位	上叶下部、下叶上部近胸膜处	肺尖部
病变特征	肺原发综合征	病变复杂，常新旧交替
病程	较短	较长
播散方式	淋巴道、血道播散为主	支气管播散为主

继发性肺结核病根据病理变化特点及临床经过可分为以下几种类型。

1. 局灶型肺结核

是继发性肺结核病的早期病变。病变多位于肺尖，右肺较多，直径大小为 0.5～1cm，病变以增生为主，中央也可发生干酪样坏死。如患者免疫力较强病灶常发生纤维化、钙化而痊愈。临床上患者常无明显自觉症状，多在体检时发现。少数患者免疫力降低可发展为浸润型肺结核。

2. 浸润型肺结核

是临床上最常见的类型，属于活动性肺结核。大多由局灶型肺结核发展而来。病变常位于肺尖部或锁骨下区（图18–3）。

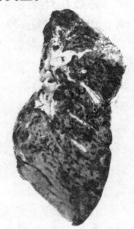

图 18–3　浸润型肺结核

镜下，病变最初以渗出为主，中央有干酪样坏死。X 线检查，在锁骨下区可见边缘模糊的絮状阴影。患者以青年为主，常有低热、盗汗、食欲不振、全身无力、咳嗽、咯血等症状。如能早期发现，合理治疗，渗出性病变多可吸收，增生性病变最后可通过纤维化、包裹、钙化而痊愈。如患者免疫力下降或治疗不及时，则渗出扩大，干酪样坏死大量出现，液化的干酪样坏死物可经支气管排出，局部形成急性空洞。若急性空洞经久不愈，则可发展为慢性纤维空洞型肺结核。

3. 慢性纤维空洞型肺结核

多在浸润型肺结核形成急性空洞的基础上发展而来。病变特点是：①厚壁空洞形成，多见于肺上叶，一个或几个；组织学观察，洞壁可分为三层：内层为干酪样坏死物，内有大量结核杆菌，中层为结核性肉芽组织，外层为增生的纤维组织（图 18–4）；②两肺可见由支气管播散引起的新旧不一、大小不等、病变类型不同的病灶；③空洞的干酪样坏死侵蚀血管，可引起咳血，甚至引起窒息死亡；病变反复进展，可导致肺组织大量破坏，纤维组织广泛增生，形成结核

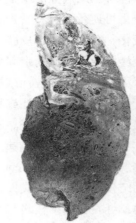

图 18–4　慢性纤维空洞型肺结核

性肺硬化；肺广泛纤维化还可以导致肺动脉高压，引起肺源性心脏病。

4. 干酪样肺炎

可由浸润型肺结核恶化而来，或由急、慢性空洞内的结核杆菌经支气管播散所致。大体观察，病变肺叶肿大变实，切面呈黄色干酪样，坏死物液化排出后可见有急性空洞形成。组织学观察，肺内广泛的干酪样坏死，周围肺泡腔内有大量浆液纤维素性渗出物，内含巨噬细胞等炎细胞。此型结核病病情危重，目前已很少见。

5. 结核球

又称结核瘤。是指有纤维组织包裹的孤立的球形干酪样坏死灶，直径约 2~5cm。多为一个，常位于肺上叶（图 18-5），常无临床症状。结核球因有纤维组织包裹，抗结核药物不易发挥作用；当机体免疫力下降时，病灶可恶化进展，故临床多采取手术切除。X 线检查有时需与肺癌鉴别。

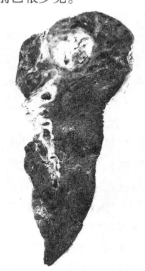

图 18-5 结核球

6. 结核性胸膜炎

按病变性质可分为渗出性和增生性两种。

（1）渗出性结核性胸膜炎 多见于青年。病变主要为浆液纤维素性炎。渗出物较少时可被机体吸收；浆液渗出量多时则引起胸腔积液，也可为血性胸水；如渗出物中纤维素较多，则可发生机化而使胸膜增厚、粘连。

（2）增生性结核性胸膜炎 常发生于肺尖，多为局限性。病变以增生性变化为主，很少有胸腔积液。一般可通过纤维化而愈合，但可使局部胸膜增厚、粘连。

五、肺外结核病

肺外器官的结核病多为原发性肺结核病的结核杆菌，经血道和淋巴道播散到肺外器官引起，多呈慢性经过。

（一）肠结核病

大多数肠结核继发于活动性空洞型肺结核病，因反复咽下含菌的痰液而引起。少数为食入带有结核杆菌的食物如牛奶或乳制品而感染。

肠结核好发于回盲部。结核杆菌侵入肠壁淋巴组织形成结核结节，以后结节逐渐融合并发生干酪样坏死，破溃后形成溃疡。肠结核溃疡长径与肠腔长轴垂直，溃疡愈合后常因瘢痕形成和挛缩引起肠腔狭窄。临床上可有腹痛、腹泻、营养障碍、大便带脓血和结核中毒症状，也可有不完全性肠梗阻表现。右下腹常扪及包块者，需与肠癌相鉴别。

（二）骨与关节结核病

骨、关节结核病多由血源播散所致，常见于儿童和青少年。

1. 骨结核

多侵犯脊椎骨、长骨骨骺等处（图 18-6）。病变常始于松质骨内小结核病灶，逐渐发展为明显的干酪样坏死和死骨形成。病变常累及骨周围软组织引起干酪样坏死，坏死物液化后在骨旁形成结核性肉芽肿，由于局部并无红、热、痛，故又称"冷脓肿"。病变如穿破皮肤可形成窦道。

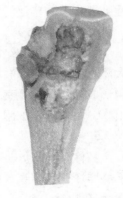

脊椎骨结核病最常见，多侵犯第 10 胸椎至第 2 腰椎。病变起于椎体，常发生干酪样坏死，进而累及椎间盘和邻近椎体。病变椎体常因坏死而塌陷，不能负重，造成脊柱后凸畸形（驼背），压迫脊髓，可引起截瘫。

2. 关节结核

多继发于骨结核，常开始于长骨骨骺或干骺端，发生干酪样坏死。病变发展侵入关节软骨和滑膜引起关节结核。病变过程中由于关节腔内大量纤维组织增生，致使关节强直。

图 18 - 6　骨结核

（三）泌尿生殖系统结核病

1. 肾结核

多为单侧性，结核杆菌主要通过血道播散。病变大多始于肾皮质和髓质交界处或肾乳头内，最初为局灶性结核病变，继而发生干酪样坏死，破坏肾乳头而溃破入肾盂，成为结核性空洞。随着病变在肾内扩大蔓延，肾组织遭广泛破坏，形成多数结核空洞。液化的干酪样坏死物可随尿液下行，常引起输尿管及膀胱结核。临床上可有血尿、脓尿及膀胱刺激症状。

2. 生殖系统结核病

男性生殖系统结核病多由泌尿系统结核病直接蔓延而来。结核杆菌经尿道可感染精囊、前列腺、输精管、附睾、睾丸等处，病变器官有结核结节形成和干酪样坏死。生殖系统结核是男性不孕原因之一。女性生殖系统结核多由血道或淋巴道播散而来，也可来源于邻近器官结核病的直接蔓延，以输卵管结核最多见，其次为子宫内膜和卵巢结核。生殖系统结核是女性不孕原因之一。

六、病理与临床护理联系

1. 防止交叉感染

按呼吸道传染病严格执行消毒隔离制度，防止交叉感染。

2. 对症护理

（1）发热、盗汗的护理　由于毒素的作用，患者临床表现为发热、盗汗，应及时用温毛巾擦干身体和更换衣被；多饮水，必要时给予降温和解热镇痛药，并按高热护理处理。

（2）咳嗽、咯血的护理　当病变累及周围血管时，患者往往会有咳嗽、咳痰甚至咯血，咳嗽患者应给予止咳祛痰剂，喉痒时可用局部蒸气湿化；咯血患者应取患侧卧位，卧床休息，给予心理护理和安慰，必要时给小量镇静剂；大咯血时应采取措施保持呼吸道通畅，给予止血药，必要时做好输血准备。

3. 饮食护理

结核病是一种慢性消耗性疾病，饮食宜高热量、高蛋白质、富含维生素，以增强抵抗力，促进病灶愈合。多食牛奶、豆浆、鸡蛋、鱼、肉、水果及蔬菜等。

4. 健康教育

教育患者了解结核病的传播途径，控制传染源，切断传染途径，增强机体免疫力。

第二节 细菌性痢疾

细菌性痢疾（bacillary dysentery）简称菌痢，是痢疾杆菌引起的一种常见肠道传染病。病变多以结肠大量纤维素渗出形成假膜为特征。临床上常表现为腹痛、腹泻、黏液脓血便和里急后重。儿童发病率较高，其次是青壮年。以夏、秋季最为多见。

一、病因及发病机制

痢疾杆菌是革兰染色阴性的短杆菌，依据其抗原结构和生化反应不同可分为四种，即福氏菌、鲍氏菌、宋内菌和志贺菌。在我国引起痢疾的病原菌主要是福氏和宋内痢疾杆菌。

菌痢患者和带菌者是本病的传染源。痢疾杆菌从粪便中排出后，可直接或间接（苍蝇等为媒介）污染食物、水、日常生活用品或手等，再经口感染给人。食物和饮水的污染有时可引起细菌性痢疾的流行。

痢疾杆菌经口进入消化道后，大部分可被胃酸杀灭，仅有少量未被杀灭的病菌进入肠道，一般不致病。只有当机体抵抗力降低时，痢疾杆菌侵入肠黏膜上皮细胞后，首先在上皮细胞内繁殖，再经基底膜侵入黏膜固有层，菌体裂解后释放的内毒素被吸收入血，引起全身中毒症状和肠黏膜炎症。

二、病理变化及主要临床表现

菌痢主要发生于乙状结肠和直肠。根据肠道炎症特征和临床经过，可分为三种类型。

（一）急性细菌性痢疾

病变初期为肠黏膜的急性卡他性炎，表现为黏液分泌亢进，黏膜充血、水肿，中性粒细胞及巨噬细胞浸润。病变进一步发展成假膜性炎。

1. 组织学观察 黏膜表层坏死，同时大量纤维素渗出，渗出物、坏死组织、中性粒细胞、红细胞和细菌一起形成假膜（图18-7）。

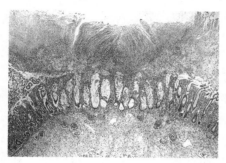

图18-7 假膜（组织学观察）

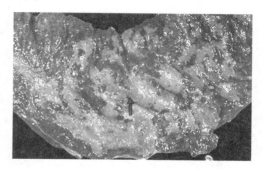

图18-8 假膜（大体观察）

2. 大体观察　假膜呈糠皮状、灰白色，如出血严重或被胆色素浸染时，则可分别呈暗红色或灰绿色（图18-8）。随着病变扩展可融合成片。假膜脱落后，形成大小不等、形状不规则的浅表性溃疡。一周左右，肠黏膜的渗出物和坏死物逐渐被吸收、排出，黏膜上皮再生修复而愈合，一般无明显瘢痕形成。深而较大的溃疡愈合后可形成浅表瘢痕，但很少引起肠腔狭窄。

临床上，由于细菌毒素的吸收，患者可出现发热、头痛、乏力、食欲减退、白细胞增多等全身中毒症状；病变肠管蠕动亢进并有痉挛，引起阵发性腹痛、腹泻等症状；炎症刺激直肠壁内的神经末梢及肛门括约肌，导致里急后重和排便次数频繁。最初为肠黏膜的急性卡他性炎，表现为水样便和黏液便，随后因假膜脱落转为黏液脓血便。严重病例常伴有呕吐，并可引起明显脱水、酸中毒和电解质紊乱，甚至发生休克。急性菌痢的自然病程为1~2周，经适当治疗大多痊愈，很少引起肠出血、肠穿孔等并发症，少数可转为慢性菌痢。

（二）慢性细菌性痢疾

病程超过两个月者称为慢性菌痢，多由急性菌痢转变而来。肠道病变此起彼伏，新旧混杂，原有溃疡尚未完全愈合，新的溃疡又可发生。慢性溃疡边缘不规则，边缘黏膜常过度增生而形成息肉。溃疡多深达肌层，底部高低不平。由于肠壁反复受损，纤维组织大量增生，使肠壁增厚、变硬，甚至引起肠腔狭窄。慢性菌痢的病程可长达数月或数年。

临床上，可出现不同程度的肠道症状，如腹痛、腹胀、腹泻等，有时便秘与腹泻交替出现，常带有黏液或少量脓血。在急性发作期，可出现急性菌痢的症状。少数慢性菌痢患者可无明显症状和体征，但大便培养持续阳性，成为慢性带菌者，是菌痢的传染源。

（三）中毒性细菌性痢疾

为菌痢中最严重的类型。其特征是起病急骤，肠道病变和症状常不明显，但有严重的全身中毒症状。发病后数小时即可出现中毒性休克或呼吸衰竭。多见于儿童，常由毒力较低的福氏或宋内菌引起。其机制尚不清楚，可能与患者为特异性体质，对细菌毒素发生强烈的过敏反应有关。临床上常无明显的腹痛、腹泻及脓血便。

三、病理与临床护理联系

1. 病情观察　观察生命体征变化；观察并记录排便次数、便量、大便性状及24 h出入量。

2. 对症护理

（1）腹痛、腹泻护理　受炎症刺激，病变肠管蠕动亢进并有痉挛，引起腹痛、腹泻等症状；腹痛剧烈者可用热水袋热敷，或遵医嘱使用阿托品或颠茄制剂等；排便次数过多或过频者，应嘱患者排便时不要用力过大，以免脱肛；注意肛门及周围皮肤清洁卫生。

（2）发热护理　由于细菌毒素被吸收，患者出现高热甚至惊厥，对高热患者除采取物理降温、药物降温外，可用2%冷盐水低压灌肠，以达到降温和清除肠内积物的目的；惊厥发作时应专人守护，患者平卧位，头偏一侧，随时清除呼吸道分泌物，及时吸氧。

3. 饮食护理 以高热量、高维生素、易消化流质或半流质饮食为宜，少量多餐，避免生冷、油腻及刺激性食物，保证摄入足够的水分。

4. 健康教育 教育患者了解菌痢的发病及传播途径，注意饮食、饮水及个人卫生。

第三节 伤 寒

伤寒（typhoid fever）是由伤寒杆菌引起的急性传染病。病变主要特点是全身单核－吞噬细胞系统增生，尤以回肠末端淋巴组织的病变最为明显。临床主要表现为持续高热、相对缓脉、脾大、皮肤玫瑰疹及血中性粒细胞减少等。好发于夏秋季，儿童及青壮年多见。

一、病因及发病机制

伤寒杆菌属沙门菌属，革兰阴性杆菌，菌体裂解时可产生强烈的内毒素，是重要的致病因素。菌体"O"抗原、鞭毛"H"抗原及表面"Vi"都能使人体产生相应的抗体，故常用血清凝集试验（肥达反应，Widal reaction）来测定血清中的抗体，以协助临床诊断。

伤寒患者和带菌者为主要传染源。病菌随粪便和尿排出体外，可污染水源和食物，经消化道感染，苍蝇也是重要的传播媒介。

伤寒杆菌进入消化道后，大部分被胃酸杀灭，当机体抵抗力低下或入侵病菌多时，可经胃进入小肠淋巴组织。在这些淋巴组织内，病菌被巨噬细胞吞噬，并在其中生长繁殖进入血液，引起菌血症、败血症和毒血症，使肠黏膜淋巴组织坏死、脱落形成溃疡。病菌随脱落的坏死组织和粪便排出体外，粪便细菌培养呈阳性。随着机体免疫力逐渐增强，血中抗体滴度升高，多在发病两周以后肥达反应呈现阳性。

二、病理变化及主要临床表现

伤寒病变特征为全身单核－吞噬细胞增生为主的急性增生性炎症。增生的巨噬细胞体积大，吞噬功能十分活跃，巨噬细胞吞噬伤寒杆菌、淋巴细胞、红细胞及坏死细胞碎屑，称为伤寒细胞，是伤寒病的特征性细胞。伤寒细胞常聚集成结节状，称为伤寒肉芽肿或伤寒小结（图18－9），具有病理诊断价值。

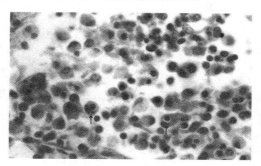

图 18 － 9 伤寒肉芽肿

（一）肠道病变

病变以回肠下段的集合和孤立淋巴小结最为明显，按病变发展过程可分为四期，每期约一周。

1. 髓样肿胀期

发病的第 1 周，回肠下段淋巴组织明显增生、肿胀，凸出于黏膜表面，色灰白，质软，表面凹凸不平，状似脑回，故称髓样肿胀期（图 18－10）。

临床上，体温梯形上升，可达 40℃，并伴有头痛、食欲不振、全身乏力、肝脾肿大、相对缓脉和中性粒细胞减少等。

2. 坏死期

发病的第 2 周，肠壁内淋巴组织明显增生，压迫周围血管，导致局部组织缺血，加上细菌的毒素作用，引起淋巴组织中心部发生小灶性坏死，并逐步融合扩大，累及黏膜表层（图 18－11）。坏死组织呈灰黄或黄绿色。组织学观察：坏死组织呈一片红染无结构物质，可见典型的伤寒肉芽肿。

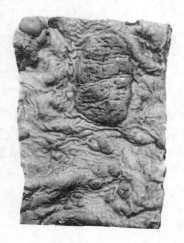

图 18－10　髓样肿胀期

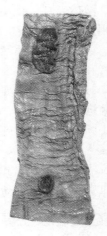

图 18－11　坏死期

临床上，由于内毒素的作用，患者中毒症状更明显，体温可持续在 39～40℃ 之间，多呈稽留热。皮肤常出现玫瑰疹，胸腹壁皮肤较明显，一般数日内消失。可有腹部不适、腹胀、便秘等。肥大反应阳性。

3. 溃疡期

发病的第 3 周，坏死组织脱落形成溃疡（图 18－12）。溃疡呈圆形或椭圆形，边缘稍隆起，底部高低不平。其溃疡的外形与淋巴小结的分布及形态一致，溃疡的长轴与肠管长轴平行，此为肠伤寒溃疡的特点。溃疡深浅不一，常深及黏膜下层，严重者可深达肌层及浆膜层，甚至引起肠穿孔（图 18－13）。如累及小动脉，可引起肠出血。

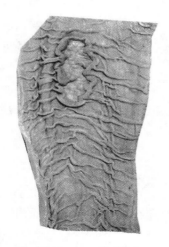

图 18－12　溃疡期

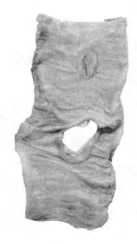

图 18－13　肠穿孔

临床表现与坏死期基本相同。

4. 愈合期

发病的第 4 周，坏死组织完全脱落，增生的肉芽组织逐渐将溃疡填平，溃疡边缘由肠黏膜上皮组织再生而愈合。

临床上，患者体温逐渐下降，并伴有出汗，其他症状和体征逐渐消失。

（二）其他组织的病变

1. 淋巴器官

伤寒杆菌进入肠系膜淋巴结、肝、脾、骨髓等，由于巨噬细胞增生而使相应组织器官肿大。镜下可见伤寒肉芽肿形成，严重者可有灶状坏死。

2. 胆囊

大多数患者胆囊无明显病变或仅有轻度炎症。但由于胆汁是良好的培养基，患者临床痊愈后，细菌仍可在胆汁中生存，并通过胆汁由肠道排出，在一定时期内仍是带菌者，有的患者甚至可成为慢性带菌者或终身带菌者，成为伤寒病的主要传染源。

3. 心脏

心肌纤维高度水肿，重症患者可出现心肌坏死及中毒性心肌炎，毒素对心肌的影响或毒素导致的迷走神经兴奋性增高，是临床上出现特征性重脉或相对缓脉的原因。

三、结局及并发症

（一）结局

一般 4~5 周即可痊愈，病后可获得稳定性免疫力。但由于耐药菌株的出现，严重者也会出现并发症，或由于毒血症、肠穿孔、肠出血等引起死亡。

（二）并发症

1. 肠出血

是伤寒常见的并发症。多发生于坏死期和溃疡期，肠小动脉破裂出血，严重者可致出血性休克。

2. 肠穿孔

是伤寒最严重的并发症。穿孔多为一个，有时也可多个，多发生在溃疡期，穿孔后常引起急性弥漫性腹膜炎。

3. 支气管肺炎

小儿患者多见。常由于抵抗力下降，继发肺炎球菌或其他呼吸道细菌感染所致。

四、病理与临床护理联系

1. 隔离护理

按消化道传染病隔离患者，由于患者临床痊愈后，细菌仍可在胆汁中生存，并通过胆汁由肠道排出，在一定时期内仍是带菌者，所以应待临床症状、体征消失，连续两次大便培养阴性方可解除隔离。

2. 对症护理

（1）发热护理　由于伤寒杆菌的内毒素大量吸收入血和组织的坏死，患者体温可持续在 39～40℃之间，宜物理降温，如头部冷敷、温水或乙醇擦浴等，尽量避免服解热药，以免发生虚脱。擦浴时避免在腹部加压，以免引起肠出血或肠穿孔。

（2）腹胀、便秘的护理　由于细菌及毒素的作用，肠壁出现肿胀、坏死，形成溃疡，患者感到腹部不适、腹胀、便秘等症状，腹胀患者应停止易产气食物的摄入，如牛奶、豆浆、含气饮料等；便秘患者，用开塞露或低压盐水灌肠，忌用泻药或高压灌肠，避免引起肠穿孔。

（3）肠出血、肠穿孔的护理　溃疡侵蚀肠壁小动脉时可引起肠出血，肠出血患者应严密观察大便颜色和量，选用止血药或输新鲜血液；肠伤寒溃疡较深者可引起穿孔，穿孔患者要尽早禁食，密切监测生命体征，做好术前准备。

3. 健康教育

教育患者了解带菌者是伤寒病的传染源，有效切断伤寒的传播途径。

第四节　流行性脑脊髓膜炎

流行性脑脊髓膜炎（epidemic cerebrospinal meningitis）简称流脑，是由脑膜炎双球菌引起的脑脊髓膜的急性化脓性炎症。临床引起寒战、高热、头痛、呕吐、颈项强直、皮肤瘀点或瘀斑等。多见于儿童。好发于冬春季。

一、病因及发病机制

脑膜炎双球菌主要存在于患者和带菌者的鼻咽部，借飞沫经呼吸道传播，细菌进入上呼吸道后，大多数不发病，成为带菌者。仅少数人由于机体抵抗力低下，细菌从上呼吸道黏膜侵入血流并生长繁殖，引起菌血症或败血症，再进一步到达脑脊髓膜引起化脓性炎症。

二、病理变化及主要临床表现

（一）病理变化

大体观察：脑脊髓膜血管高度扩张充血；蛛网膜下腔充满灰黄色脓性渗出物；脑沟、脑回因脓性渗出物覆盖，以致结构模糊不清；严重时由于炎性渗出物的阻塞，使脑脊液循环发生障碍，引起脑室扩张。

组织学观察：蛛网膜血管高度扩张充血，蛛网膜下腔增宽，其内有大量中性粒细胞，少量单核细胞、淋巴细胞浸润及少量纤维素渗出。脑实质一般不受累。

（二）临床表现

1. 颅内压升高

表现为头痛、喷射性呕吐、小儿前卤饱满等。这是由于脑膜血管充血，蛛网膜下腔渗出物堆积，蛛网膜颗粒因脓性渗出物阻塞而影响脑脊液吸收所致。

2. 脑膜刺激症状

颈项强直和屈髋伸膝征（Kernig 征）阳性。颈项强直是由于炎症累及脊髓神经根周围的蛛网膜、软脑膜及软脊膜，致使神经根在通过椎间孔处受压，颈部肌肉发生保护性痉挛而呈僵硬紧张状态。在婴幼儿，由于腰背肌肉发生保护性痉挛可引起"角弓反张"的体征。Kernig 征阳性，是由于腰骶段神经后根受到炎症波及而受压所致，当屈髋伸膝时，坐骨神经受到牵引，腰神经根因压痛而呈现阳性体征。

3. 败血症

表现为寒战、高热及皮肤瘀点、瘀斑等，由于细菌栓塞或细菌毒素对血管壁的损伤所致。

4. 脑脊液的变化

表现为压力升高，浑浊不清，含大量脓细胞，蛋白含量增加，糖含量减少，经涂片和培养检查可找到病原体。脑脊液检查是本病诊断的一个重要依据。

5. 暴发型脑膜炎

是流行性脑脊髓膜炎的一种特殊类型，多见于儿童。本病起病急骤，脑膜病变轻微，主要表现为周围循环衰竭、休克和皮肤大片紫癜。

三、结局及并发症

本病经及时治疗，大多数患者可痊愈。并发症主要见于因菌血症或败血症期间细菌播散所致的继发感染，如中耳炎、化脓性关节炎、心内膜炎、肺炎、脓胸等，以肺炎最多见。

四、病理与临床护理联系

1. 对症护理

（1）高热　给予物理降温、解热止痛药或亚冬眠疗法。

（2）头痛、呕吐　由于脑膜血管扩张、渗出物堆积、脑水肿等引起颅内高压，患者出现头痛、呕吐。头痛轻者无需处理，重者可遵医嘱给以止痛药或进行脱水治疗。

（3）皮疹　由于细菌栓塞或细菌毒素对血管壁的损伤，患者可出现皮肤瘀点甚至大片瘀斑，应注意皮肤护理。

2. 合理应用抗生素类药物　本病为脑膜炎双球菌感染引起，应使用容易透过血脑屏障的抗生素，如青霉素、磺胺类药物等。

3. 饮食护理　高热量、高蛋白、高维生素易消化的流质或半流质饮食，昏迷患者可鼻饲；呕吐剧烈者，注意维持水、电解质平衡。

4. 健康教育　教育患者了解流脑的发病及传播途径，在流行季节前进行预防接种。

第五节　流行性乙型脑炎

流行性乙型脑炎（epidemic encephalitis B）简称乙脑，是乙型脑炎病毒感染所致的急性传染病。临床表现为高热、嗜睡、抽搐、昏迷等。儿童发病率明显高于成人，尤以 10 岁以下儿童多见。多在夏秋季流行。本病起病急，病情重，死亡率高。

一、病因及发病机制

乙型脑炎病毒为嗜神经性 RNA 病毒，其传播媒介为蚊（在我国主要为三节吻库蚊）。在牛、马、猪等家畜中隐性感染率甚高，成为人类乙型脑炎的传染源和中间宿主。蚊虫叮咬带病毒的家畜，然后再叮咬人引起感染。病毒先在局部血管内皮细胞及全身单核－吞噬细胞系统中繁殖，然后侵入血流引起短暂性病毒血症。在免疫功能低下，血脑屏障功能不健全时，病毒可侵入中枢神经系统而致病。

二、病理变化及主要临床表现

（一）病理变化

本病广泛累及整个脑实质，但以大脑皮质、基底核、视丘最为严重；小脑皮质，延髓及脑桥次之；脊髓病变最轻。

1. 大体观察　脑膜血管充血、水肿，脑回变宽，脑沟变浅；在皮质深层、基底核、视丘等部位的切面上，可见粟粒大小半透明的软化灶，境界清楚，呈弥漫或灶状分布。

2. 组织学观察　①血管变化和炎细胞浸润：血管高度扩张充血，血管周围间隙增宽，形成以淋巴细胞为主的炎细胞浸润，围绕血管周围间隙呈袖套状浸润，称血管套（图 18－14）。②神经细胞变性、坏死：病毒在神经细胞内增殖，导致细胞的损伤，表现为细胞肿胀，尼氏小体消失，胞质出现空泡，核偏位等。病变严重者神经细胞可发生核固缩、核溶解。在变性、坏死的神经细胞周围，常有增生的少突胶质细胞环绕，称为神经细胞卫星现象（图 18－15）。此外，增生的小胶质细胞及中性粒细胞侵入变性、坏死的神经细胞内，称为噬神经细胞现象。③软化灶形成：局灶性神经组织坏死、液化，形成疏松的筛网状病灶，称为筛状软化灶。④胶质细胞增生：小胶质细胞增生明显，形成小胶质细胞结节，多位于小血管旁或坏死的神经细胞附近。

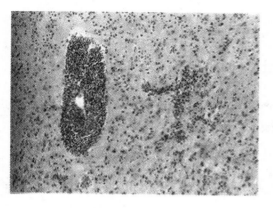

图 18 - 14 血管套

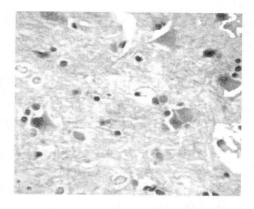

图 18 - 15 神经细胞卫星现象

（二）主要临床表现

1. 全身症状

病毒血症导致患者出现寒战、高热、全身不适等症状。

2. 中枢神经系统功能障碍

神经细胞广泛受累，患者常出现嗜睡、昏迷以及脑神经核受损所致的脑神经麻痹症状。由于脑内血管扩张充血，血管壁通透性增加，引起脑水肿和颅内压升高，患者常出现头痛、呕吐。严重的颅内压增高可引起脑疝。

3. 脑脊液的变化

脑脊液检查呈透明或微浑浊，脑脊液中细胞数轻度增加，以淋巴细胞为主。

三、结局及并发症

（一）结局

本病患者经过治疗，大多数在急性期后可痊愈，脑部病变逐渐消失。病变较重者，可出现痴呆、语言障碍、肢体瘫痪、精神失常等。如积极治疗后可有一定程度的恢复，少数病例病变不能完全恢复而留下后遗症。

（二）并发症

以支气管肺炎最常见，其他为肺不张、败血症等，重症患者也可出现应激性溃疡等。

四、病理与临床护理联系

1. 对症护理

高热患者以物理降温为主，同时也可用药物降温，高热伴抽搐可用亚冬眠疗法。高热、昏迷、惊厥患者极易失水，但每日静脉补液总量应稍低于生理需求量，以免输液过多，加重脑水肿诱发脑疝。脑水肿或脑疝引起惊厥，以脱水给氧治疗为主。清除痰液，保持呼吸道顺畅，必要时使用呼吸兴奋剂。

2. 健康教育

宣传预防知识，积极开展防蚊、灭蚊工作，提倡接种乙脑疫苗，以降低发病率。

对有神经症状者，指导患者坚持康复治疗。

第六节　性传播疾病

性传播疾病（sexually transmitted diseases，STD）是指以性接触为主要传播途径的一类传染病。本节主要叙述淋病、尖锐湿疣、梅毒和获得性免疫缺陷综合征。

一、淋病

淋病（gonorrhea）是由淋球菌引起的急性化脓性炎，是最常见的性传播疾病。临床上以尿痛、尿道口溢脓为主要表现。

（一）病因和发病机制

淋病的病原体是淋球菌，主要通过性行为直接传染，也可经污染的物品间接传染。淋球菌主要侵犯泌尿生殖系统，对柱状上皮和移行上皮有特别的亲和力。

（二）病理变化与临床联系

淋球菌主要引起泌尿生殖系统黏膜的化脓性病变。男性病变从前尿道开始，可上行蔓延至后尿道及其附属腺体，波及前列腺、附睾和精囊腺。大体观察：尿道外口充血、水肿，有脓性分泌物流出。组织学观察：黏膜充血水肿，并有溃疡形成，黏膜下有大量中性粒细胞浸润。脓液涂片在中性粒细胞内找到淋球菌为主要诊断依据。女性病变累及外阴、阴道腺体、子宫颈内膜、输卵管及尿道。少数病例可经血行播散引起身体其他部位的病变。

临床上，患者有尿频、尿急、尿痛等急性尿道炎的症状，局部有疼痛和烧灼感。

二、尖锐湿疣

尖锐湿疣（condyloma acuminatum）是由人乳头状瘤病毒（HPV）感染引起的性传播疾病。好发生于外生殖器、肛门及周围的皮肤和黏膜。临床可有局部瘙痒、烧灼痛。

（一）病因和发病机制

本病主要由 HPV 引起，HPV 属 DNA 病毒，主要与 HPV6 和 HPV11 型有关，人是它的唯一宿主。主要通过性接触传播，但也可以通过非性接触如牙刷、毛巾、浴缸等间接感染而致病。

（二）病理变化与临床联系

本病的潜伏期通常为 3 个月。好发于潮湿温暖的黏膜和皮肤交界的部位。男性常见于阴茎冠状沟、龟头、系带、尿道口或肛门周围。女性多见于阴蒂、阴唇、会阴部、尿道口、宫颈及肛周。

1. 大体观察　早期呈多个小而尖的小乳头状，淡红色或灰白色；晚期可互相融合形成鸡冠状或菜花状，表面有分泌物或渗出物，常易发生糜烂、渗液，触之易出血。

2. 组织学观察　表皮角化不全、棘细胞层高度肥厚，呈乳头状增生，表皮钉突不规则增宽和延长，甚至呈假上皮瘤样改变。最具有诊断价值的是颗粒层和棘层上部出现大量凹空细胞（挖空细胞）（图 18－16）。此细胞核增大居中，圆形、椭圆形或不规则形，染色深，核边缘不整齐，核周有空晕，整个细胞呈空泡状。真皮层可见毛细血管和淋巴管扩张，大量慢性炎细胞浸润。

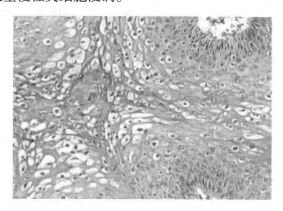

图 18 – 16　挖空细胞

本病可在几个月内自然消退，也可持续多年不消退。应用免疫组化方法可检测 HPV 抗原，用原位杂交、PCR 技术检测 HPV 的 DNA 有助于临床诊断。

三、梅毒

梅毒（syphilis）是由梅毒螺旋体感染引起的慢性传染病。流行于世界各地，我国解放后曾基本消灭，但近年来又有新的病例发现，并有逐渐蔓延的趋势。病变早期主要累及皮肤和黏膜，晚期则累及全身各脏器，特别是心血管和中枢神经系统。

（一）病因和发病机制

梅毒螺旋体是梅毒的病原体。95% 以上通过性传播，少数可经输血、接吻、母婴传播。梅毒患者为唯一的传染源。

机体在感染梅毒后第 6 周可产生特异性抗体，该抗体具有血清学诊断价值。随着抗体产生，早期梅毒病变有不治而愈的倾向。部分患者可出现复发梅毒、晚期梅毒和隐性梅毒。

（二）基本病变

1. 闭塞性动脉炎和小血管周围炎

闭塞性动脉炎指小动脉内皮细胞及纤维细胞增生，使管壁增厚、血管腔狭窄闭塞。小血管周围炎指围管性单核细胞、淋巴细胞和浆细胞浸润。浆细胞恒定出现是本病的病变特点之一。此病变可见于各期梅毒。

2. 树胶样肿

树胶样肿又称梅毒瘤。病灶灰白色、大小不一、质韧而有弹性，似树胶，故名树胶样肿（gumma）。镜下结构颇似结核结节，中央为凝固性坏死，形态类似干酪样坏死，但坏死不如干酪样坏死彻底，弹力纤维尚保存。坏死灶周围肉芽组织中可见大量淋巴细胞和浆细胞，而上皮样细胞和朗汉斯巨细胞较少，且常有闭塞性小动脉炎和动脉周围炎。

（三）类型

1. 后天性梅毒

后天性梅毒分一、二、三期。一、二期梅毒称早期梅毒，有传染性。三期梅毒又称晚期梅毒，因常累及内脏，故又称内脏梅毒。

（1）一期梅毒 病变特点是硬下疳形成。梅毒螺旋体侵入机体后，3周左右侵入部位发生炎症反应，形成下疳（chancre）。下疳常为单个，直径约1cm，表面可发生糜烂或溃疡，溃疡底部及边缘质硬，称硬下疳。病变部位镜下见闭塞性小动脉内膜炎和血管周围炎。下疳发生1~2周后，局部淋巴结肿大。经1个月左右多自愈，仅留浅表的瘢痕，局部肿大的淋巴结也消退。临床上处于静止状态，但体内螺旋体仍可继续繁殖。

（2）二期梅毒 病变特点是出现梅毒疹。下疳发生7~8周后，体内螺旋体大量繁殖，入血引起全身性非特异性淋巴结肿大，同时全身皮肤、黏膜出现广泛暗红色小丘疹，即梅毒疹。镜下呈典型的血管周围炎改变，病灶内可找到螺旋体。此期梅毒传染性大。梅毒疹也可自行消退。

（3）三期梅毒 又称晚期梅毒，病变特点是形成树胶样肿。常发生于感染后4~5年，病变常累及皮肤黏膜和内脏，特别是心血管和中枢神经系统，并形成特征性的树胶样肿。由于树胶样肿纤维化、瘢痕收缩，引起严重的组织器官破坏和功能障碍。

2. 先天性梅毒

根据被感染胎儿发病的早晚分早发性和晚发性先天性梅毒。早发性先天性梅毒系指胎儿或婴幼儿期发病的先天性梅毒，突出病变为皮肤、黏膜广泛的梅毒疹、大泡形成和大片的剥脱性皮炎。晚发性先天性梅毒一般为2岁以后发病者，患儿发育不良，智力低下，其病变与后天性梅毒基本相同，但无硬下疳。

四、获得性免疫缺陷综合征

获得性免疫缺陷综合征（acquired immunodeficiency syndrome，AIDS）又称艾滋病，是由人类免疫缺陷病毒（HIV）感染引起的以全身严重免疫缺陷为主要特征的致死性传染病。自1981年首次报告以来，在世界各地迅速传播。病死率极高。

（一）病因及发病机制

本病病原体为人类免疫缺陷病毒，是一种逆转录病毒。淋巴细胞、巨噬细胞、神经细胞是HIV感染的靶细胞。

艾滋病患者及无症状HIV携带者是艾滋病的传染源，主要传播途径为：①性行为传播，最为常见；②血液传播，通过输血、血制品、注射针头或医用器械等传播；③母婴传播，母体HIV通过胎盘和哺乳感染婴儿。儿童AIDS病例中多数是由垂直传播引起。

现已证实HIV是嗜T淋巴细胞和嗜神经细胞病毒。它对辅助T细胞（CD_4^+）细胞免疫系统有很明显的抑制作用。另外，组织中单核－吞噬细胞也是具有CD_4^+受体的细胞群，也为靶细胞。HIV对神经细胞有亲和力，能侵犯神经系统，引起脑组织的破坏，或者继发条件性感染而导致中枢神经系统的病变。

（二）病理变化与临床联系

1. 病理变化

（1）淋巴结病变 早期淋巴结肿大，滤泡增生，生发中心活跃，有"满天星"现象，髓质出现较多浆细胞。晚期淋巴结一片荒芜，淋巴细胞明显减少，几乎消失，仅残留巨噬细胞和浆细胞。

（2）继发性感染 是指在人体免疫功能遭到严重破坏、发生免疫缺陷的特定条件下引起的感染，是艾滋病常见的死亡原因。感染范围广，可累及多器官，以中枢神经系统、肺最常见。卡氏肺囊虫性肺炎是本病最常见的死亡原因之一。

（3）恶性肿瘤 本病常伴有 Kaposi 肉瘤，该瘤起源于血管内皮，以下肢多见。大体观察肿瘤呈暗蓝或紫棕色结节。是艾滋病常见的死亡原因。

2. 临床表现

临床上常表现为发热、全身淋巴结肿大、体重下降、腹泻和神经系统症状等。后期还会出现严重的机会性感染和恶性肿瘤。

五、病理与临床护理联系

1. 对症护理

（1）加强口腔和皮肤护理 协助患者进行口腔、皮肤护理，保持呼吸道畅通等。

（2）合理用药 合理应用抗生素及抗病毒药物，注意给药剂量、次数、间隔时间、疗效及不良反应等。

2. 饮食护理

高热量、高蛋白、高维生素及易消化饮食，食物避免过热过硬。不能进食者给予静脉输液，维持水电解质平衡。

3. 心理护理

给予心理安慰，解除患者的孤独、焦虑、恐惧、抑郁等心理障碍，同时，动员其亲属及朋友关怀、同情、支持患者，使其以积极的心态面对现实，树立治疗信心。

4. 健康教育

大力宣传性病尤其是 AIDS 的预防知识，让患者了解传染源、传播途径，认识性病对个人、家庭及社会造成的危害，了解自我保护措施。

第七节 狂犬病

狂犬病（Rabies）是由狂犬病病毒（Rabies Virus）侵犯中枢神经系统引起的一种人兽共患病。临床表现为特有的狂躁、恐惧不安、怕风、流涎和咽肌痉挛，其特征性症状是恐水现象，故又名"恐水症"。

一、病因及发病机制

狂犬病是由狂犬病病毒引起的急性传染病。病毒主要通过咬伤传播，病犬是主要传染源。

狂犬病的潜伏期从 10 天到几年不等，一般为 30～60 天。狂犬病病毒对神经组织有特强的亲和力，自咬伤部位侵入人体，主要通过神经逆向性向中枢神经传播，再从中枢神经向各器官扩散而引起临床症状。病毒一般不入血。

二、病理变化及主要临床表现

（一）病理变化
狂犬病的病理学特征是在神经细胞胞质内查见嗜酸性病毒包涵体，即内基小体（存在于 80% 狂犬病患者的神经细胞胞浆中的一种嗜酸性包涵体），内基小体现已证实为病毒的集落。

（二）临床表现
狂犬病的临床表现分为三期。①前驱期：患者出现全身不适、发烧、头痛、烦躁、恐惧不安、感觉异常等症状。②兴奋期：全身肌肉痉挛，怕光、怕声、怕水、怕风，恐水症状是本病的特征性症状，患者常因咽喉部肌肉痉挛而窒息死亡。③麻痹期：患者深度昏迷，狂犬病的症状不再明显，此期的大多数患者最终死亡。

三、结局及并发症

（一）结局
狂犬病病死率极高，一旦发病几乎全部死亡，全世界仅有数例存活的报告。但被狂犬咬伤后，若能及时进行预防注射疫苗，则几乎均可避免发病。

（二）并发症
狂犬病病毒主要侵犯中枢神经系统，临床上患者可出现颅内压增高、尿崩症等并发症。

四、病理与临床护理联系

1. 患者隔离 患者住单人房间；被患者唾液沾染的用品均应消毒；预防患者在痉挛发作中抓伤咬伤；医护人员如有皮肤破损，应戴乳胶手套。

2. 肌肉痉挛护理 由于病毒侵犯支配吞咽肌和呼吸肌的迷走神经核、舌咽神经核和舌下神经核，患者恐水、怕风、怕光，咽喉肌痉挛，应保持病室安静、光线暗淡，避免风、光、声的刺激。避免水的刺激，不在病室内放盛水容器，不使患者闻及水声，不在患者面前提及"水"字，输液时注意将液体部分遮挡，操作过程勿使液体触及患者。

3. 饮食护理 因患者恐惧、烦躁，能量消耗大，故应给予高热量饮食，尽量避免流质、辛辣、粗糙、过硬的食物。由于咽喉肌痉挛，患者可出现吞咽困难，应先予镇静剂后再给予鼻饲，必要时咽部用 0.5%～1% 丁卡因喷雾后鼻饲。

4. 心理护理 狂犬病病死率高，对患者应倍加爱护与同情，要尽最大的努力减少患者的痛苦。对待患者应关心体贴、语言谨慎，专人护理，做好治疗，使患者有安全感。

5. 健康教育 宣传狂犬病的危害并进行预防狂犬病的教育；被犬咬伤后要及时、

有效地处理伤口，并进行预防接种。

第八节 手足口病

手足口病（hand－foot－mouth disease，HFMD）是由多种肠道病毒引起的常见传染病。大多数患者症状轻微，以发热和手、足、口腔等部位的皮疹或疱疹为主要特征。常发生于学龄前儿童，3岁以下婴幼儿多发。一年四季均可发病，以夏秋季多见。

一、病因及发病机制

引发手足口病的肠道病毒有20多种（型），其中以柯萨奇病毒A16型（Cox A16）和肠道病毒71型（EV 71）最为常见。

人是肠道病毒唯一宿主，手足口病患者和隐性感染者均为本病的传染源。肠道病毒主要经粪－口和（或）呼吸道飞沫传播，亦可经接触患者皮肤、黏膜、疱疹液而感染。

二、病理变化及主要临床表现

（一）病理变化

病变主要侵犯手、足、口、臀四个部位。口腔溃疡、口腔黏膜疹出现比较早，黏膜疹起初为粟粒样斑丘疹或水疱，周围有红晕，主要位于舌、两颊部及唇齿侧。随后手、足等远端部位出现或平或凸的斑丘疹或疱疹，斑丘疹在5天左右由红变暗，然后消退；疱疹呈圆形或椭圆形扁平凸起，常在1周后消退，一般无疼痛及痒感，愈合后不留痕迹。光镜下斑丘疹水疱内可见中性粒细胞、嗜酸粒细胞碎片。

（二）临床表现

起病急，发热；口腔黏膜出现散在疱疹，由于溃疡疼痛，患儿流涎拒食。部分患儿可伴有咳嗽、流涕、恶心、呕吐、头痛等症状。该病为自限性疾病，多数预后良好，不留后遗症。极少数患儿可引起脑膜炎、脑炎、心肌炎、弛缓性麻痹、肺水肿等严重并发症。

三、病理与临床护理联系

1. 对症护理

（1）发热　患儿体温一般为低热或中度发热，无需特殊处理，可让患儿多饮水，有助于散热。

（2）疱疹　由于病毒感染，患儿口腔、皮肤等形成疱疹，避免患儿用手搔抓疱疹，以免引起破溃感染。应注意每天用生理盐水清洁口腔及保持皮肤清洁，防止感染。患儿衣着要舒适、柔软，经常更换。皮疹处可涂炉甘石洗剂或0.5%碘伏。

2. 饮食护理　给患儿易消化、温性的流质或半流质饮食。饮食宜清淡，忌食冰冷、辛辣等食物。温度不宜过高，以免刺激破溃处引起疼痛，不利于口腔溃疡的愈合。

目标检测

一、名词解释

1. 结核结节
2. 原发综合征
3. 艾滋病

二、填空题

1. 结核病的传播途径主要为_____、_____，少数经_____感染。
2. 原发性肺结核的病变特点是_____，由_____、_____、_____组成。X线检查形成_____阴影。
3. 伤寒是由_____引起的急性传染病，病变特点是形成_____。
4. 肠伤寒最重要的并发症是_____和_____，多发生于_____期。
5. 细菌性痢疾病变主要累及_____，尤以_____和_____为重。
6. 流脑的病变性质_____，乙脑病变性质_____。
7. 淋病是由_____感染引起的_____传播疾病，主要病变部位在_____。
8. 梅毒是由_____感染引起的一种慢性_____传播疾病。

三、单项选择题

1. 结核病典型病变常表现为
   A. 大量浆液和纤维素渗出　　　　　　B. 大量中性粒细胞浸润
   C. 结核结节形成和发生干酪样坏死　　D. 纤维化
   E. 钙化

2. 病理诊断结核病的主要依据是
   A. 渗出性改变　　　　　　　　　　　B. 结核结节
   C. 坏死为主的改变　　　　　　　　　D. 异物巨细胞
   E. 成纤维细胞、淋巴细胞增生

3. 原发性肺结核病原发灶的部位常出现在
   A. 肺上叶的下部、下叶上部靠近胸膜处　B. 右肺上叶近肺门部
   C. 左肺尖部　　　　　　　　　　　　D. 右肺尖部
   E. 左肺底部

4. 肺结核干酪样坏死液化经支气管咳出后局部可形成
   A. 空洞　　　　　　　　　　　　　　B. 溃疡
   C. 糜烂　　　　　　　　　　　　　　D. 窦道
   E. 瘘管

5. 肠伤寒的病变主要发生在
   A. 空肠淋巴组织　　　　　　　　　　B. 回肠末端淋巴组织
   C. 结肠淋巴组织　　　　　　　　　　D. 肠系膜淋巴结

E. 阑尾淋巴组织

6. 一初二学生，男，学校查体见右肺哑铃状阴影应诊断为

    A. 原发综合征   B. 局灶型肺结核

    C. 浸润型肺结核   D. 肺粟粒结核

    E. 干酪性肺炎

7. 一患者 25 岁，男性，因腹痛、腹泻、黏液脓血便伴里急后重来院就诊，取大便镜检见大量脓细胞，伴有少量红细胞应诊断为

    A. 肠伤寒   B. 细菌性痢疾

    C. 肠结核   D. 阿米巴痢疾

    E. 急性肠炎

8. 尖锐湿疣的病原菌是

    A. 淋球菌   B. 新型隐球菌

    C. 组织胞浆菌   D. 人乳头状瘤病毒

    E. 白色念珠菌

9. 淋病的病变性质是

    A. 浆液性炎   B. 出血性炎

    C. 化脓性炎   D. 纤维素炎

    E. 肉芽肿性炎

10. 艾滋病是由何种病毒引起

    A. 柯萨奇病毒   B. 埃可病毒

    C. 巨细胞病毒   D. 腺病毒

    E. 人类免疫缺陷病毒

11. 诊断淋病的主要依据是

    A. 性接触史   B. 体格检查

    C. 病理活体组织检查   D. 脱落细胞学检查

    E. 病原体检查

四、简答题

1. 简述结核病的基本病变。

2. 简述继发性肺结核病的类型。

3. 简述肠伤寒病变发展过程。

4. 列表比较原发性、继发性肺结核病。

五、案例分析题

患者，女性，43 岁。腹泻、腹痛 3 天。3 天前，患者于餐馆就餐后出现腹泻、腹痛，每日排便 5～10 次，为黄色稀便，混有少量脓血，伴左下腹及脐周阵发性绞痛，排便后缓解，里急后重明显。无恶心、呕吐。既往体健。

查体：T 38℃，P 110 次/分，R 24 次/分，BP 100/60mmHg。神志清，急性病容，未见皮疹，浅表淋巴结不大。口唇干，双肺检查无异常。心率 110 次/分，心律齐，心音有力。

腹平软，肝脾未触及，左下腹压痛，无反跳痛。肠鸣音 13 次/分。

实验室检查：白细胞 $16.5 \times 10^9/L$，中性粒细胞 90%。粪便：外观为黏液血便，镜检：白细胞 15~25 个/HP，红细胞 5~7 个/HP，大便潜血阳性。

讨论题：

1. 该患者可能是何种疾病，并说明诊断依据。

2. 根据患者的表现应采取哪些护理措施？

（杨先梅）

选择题参考答案

绪论

1. C 2. C 3. E 4. C

第一章　疾病概论

1. C 2. D 3. A 4. C 5. D 6. C 7. D 8. A 9. B 10. E

第二章　应激

1. E 2. C 3. C 4. C 5. C

第三章　细胞、组织的适应、损伤与修复

1. C 2. A 3. A 4. C 5. B 6. C 7. D 8. D 9. D

第四章　局部血液循环障碍

1. E 2. B 3. B 4. D 5. D 6. B 7. A 8. A 9. C

第五章　水、电解质代谢紊乱

1. E 2. D 3. B 4. A 5. D 6. D 7. B

第六章　炎症

1. E 2. B 3. A 4. D 5. D 6. D 7. D

第七章　肿瘤

1. C 2. E 3. A 4. D

第八章　酸碱平衡紊乱

1. E 2. A 3. A 4. B 5. C 6. B 7. B 8. C 9. C

第九章　发热

1. C 2. B 3. D 4. A

第十章　缺氧

1. B 2. D 3. C 4. D 5. D 6. B 7. A

第十一章　弥散性血管内凝血

1. B 2. E 3. D 4. A 5. B 6. C 7. C

第十二章　休克

1. E 2. D 3. B 4. B 5. C 6. D 7. A 8. E 9. D 10. E

第十三章　呼吸系统疾病

1. E 2. A 3. C 4. C 5. D 6. A 7. E 8. B 9. B 10. D 11. D 12. B

第十四章　心血管系统疾病

1. C 2. B 3. D 4. D 5. B 6. E 7. C 8. E 9. E 10. A 11. D 12. C
13. D 14. B 15. A 16. A

第十五章　消化系统疾病

1. C 2. C 3. A 4. C 5. D 6. C 7. D 8. E 9. B

第十六章　泌尿系统疾病

1. E　2. B　3. C　4. B　5. A　6. C

第十七章　女性生殖系统和乳腺常见疾病

1. D　2. E　3. D　4. B　5. A　6. D　7. D　8. C　9. C

第十八章　传染病

1. C　2. B　3. A　4. A　5. B　6. A　7. B　8. D　9. C　10. E　11. E

参 考 文 献

［1］ 金惠铭，王建枝．病理生理学．第7版．北京：人民卫生出版社，2008.

［2］ 李贵源．病理生理学．第2版．北京：人民卫生出版社，2010.

［3］ 王斌，陈命家．病理学与病理生理学．第6版．北京：人民卫生出版社，2009.

［4］ 王志敏．病理学．第2版．北京：人民卫生出版社，2008.

［5］ 肖献忠．病理生理学．北京：高等教育出版社，2008.

［6］ 吴继锋．病理学．第2版．北京：人民卫生出版社，2005.

［7］ 陈命家．病理学与病理生理学．第2版．北京：人民卫生出版社，2011.

［8］ 李玉林．病理学．第7版．北京：人民卫生出版社，2008.

［9］ 靳晓丽．病理学基础．第2版．北京：高等教育出版社，2010.

［10］ 张文选．病理学基础．北京：人民军医出版社，2010.

［11］ 刘红，钟学仪．病理学基础．北京：科学出版社，2010.

［12］ 王美芝．传染病护理．北京：人民卫生出版社，2012.

［13］ 肖献忠．病理生理学．北京：高等教育出版社，2008.

［14］ 黄敬堂，黄绪山．病理学．武汉：华中科技大学出版社，2012.

［15］ 吴立玲．病理生理学．北京：北京大学医学出版社，2008.